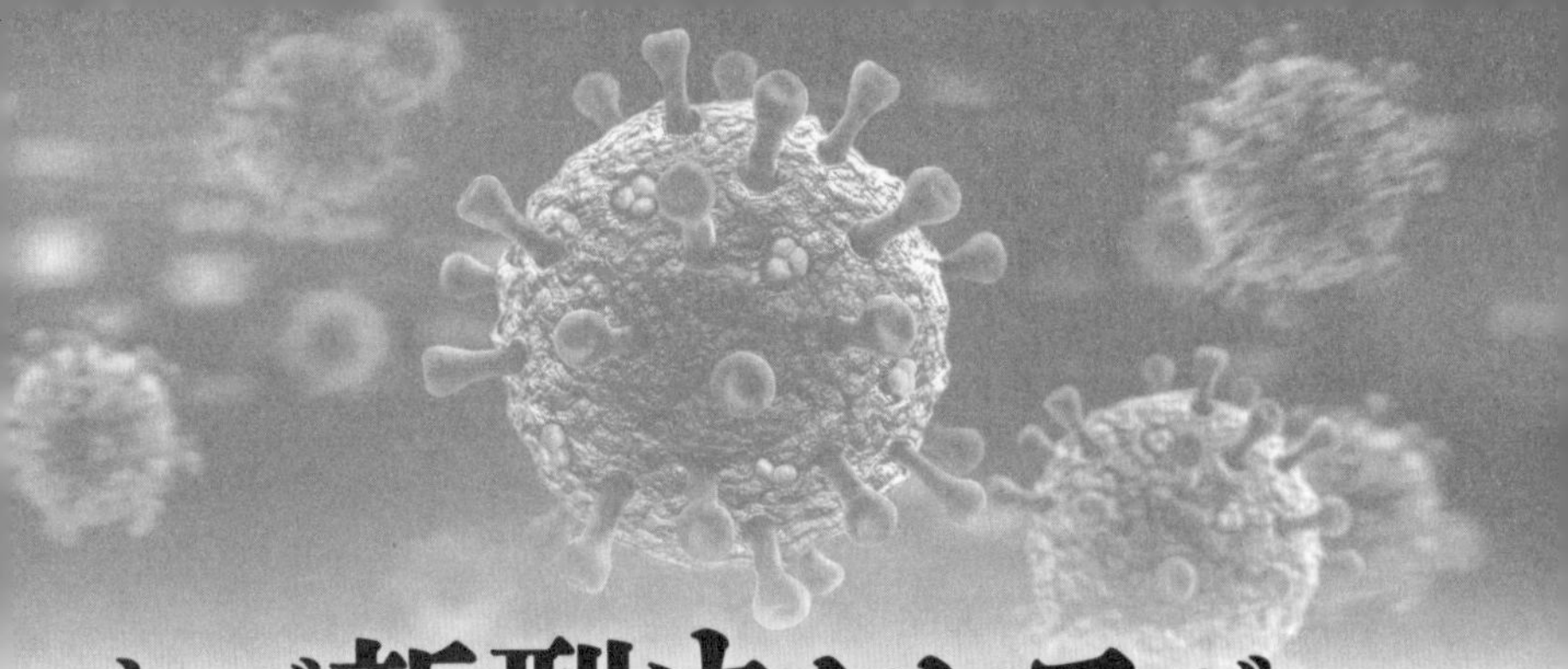

なぜ新型ウイルスが、次々と世界を襲うのか?

パンデミックの生態学

マリー=モニク・ロバン
杉村昌昭［訳］

作品社

なぜ新型ウイルスが、次々と世界を襲うのか？

――パンデミックの生態学

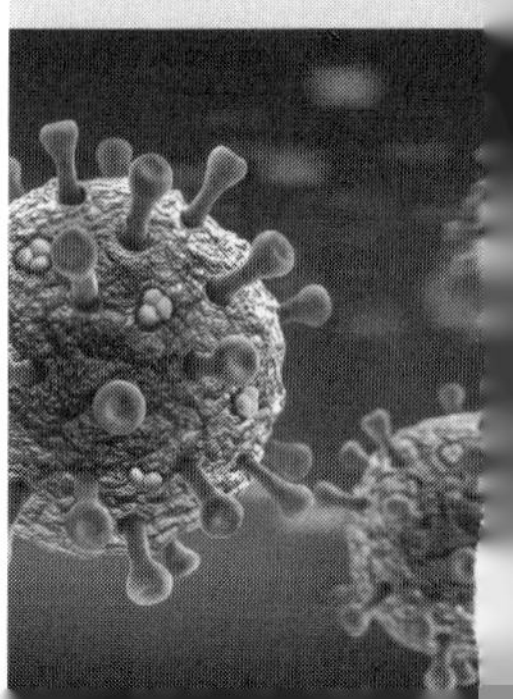

［第5章］免疫システムと〈生物多様性仮説〉 163

［第6章］〈ワンヘルス〉と〈プラネタリー・ヘルス〉――〈地球生態学〉に向けて 197

［おわりに］

すでに新たなパンデミックが迫っている

[主なウイルスなどの略号]

covid-19（新型コロナ感染症）
H1N1（豚インフルエンザウイルス）
H5N1（鳥インフルエンザウイルス）
H7N9（鳥インフルエンザウイルス）
HPS（ハンタウイルス肺症候群）
Mers-CoV（中東呼吸器症候群〔MERS〕ウイルス）
SADS-CoV（豚急性下痢症候群ウイルス）
SARS-CoV-1（重症急性呼吸器症候群〔SARS〕ウイルス）
SARS-CoV-2（新型コロナ感染症ウイルス）

[凡例]

- 本文の◆印は、原注および訳注が付されている語句の合印で、見開きの左端に注を掲載した。［訳注］とあるものは訳注である。
- 本文の▼印と番号は、出典が記されている注の合印であり、出典は巻末の「出典注」（343頁）に掲載した。
- 本文に多出するウイルス名や感染症名、医学・生物学・生態学などの専門用語、人名や大学名・研究機関名・団体名などの固有名詞は、できるだけ定着している訳語や既訳にあわせたが、一部は本書の主旨にあわせて独自の訳語を使用した。
- コラムの執筆者は、セルジュ・モランである。

［序文］

人類がパンデミックに立ち向かうために、真に知っておくべきこと

セルジュ・モラン

＊セルジュ・モラン（Serge Morand）　一九五九年生まれ。進化生態学者・健康生態学者。野生生物が媒介する感染症・寄生虫に重点を置いて、東南アジアにおける地球規模の環境変化に直面している生物多様性と人類の保健との関連を研究している。フランスの国立科学研究センター（CNRS）、国際農業開発研究センター（CIRAD）のディレクターなど務め、現在はタイで研究を進めており、タイ国立カセサート大学獣医学部を拠点に活動し、マヒドール大学熱帯医学部で客員教授を務めている。

二〇一九年、動物（おそらくコウモリ）に由来する新たなコロナウイルスが、中国の武漢に出現した。感染は急速に広がった。二〇二〇年一月一七日、ロンドン・インペリアル・カレッジの研究者たちは、武漢で一七〇〇人以上の人が感染したと推定した。感染のスピードが増す。一月二三日、中国政府は一八〇〇万人の外出禁止を布告する。しかし感染は中国国外にも広がる。二〇二〇年三月一一日、WHOは、この病名を〈covid-19〉（日本では「新型コロナ感染症」と呼ばれる）と名づけ、〈SARS-CoV-2〉というウイルスによって引き起こされた〈パンデミック〉であると宣言する。この文章を書いているのは二〇二〇年一一月三〇日であるが、世界中で六〇〇〇万人以上の人が感染し、一五〇万人ほどが死亡したとされ

ている。

流行の初期から、武漢の〝ウェットマーケット〟（生鮮食品市場）◆が、野生動物――たとえば〈センザンコウ〉――由来のウイルスが発現する場所であると指摘されていた。〈SARS-CoV-1〉（SARS《サーズ》：重症急性呼吸器症候群の病原ウイルス）の場合は、広州の〝動物市場〟の〈ジャコウネコ〉が問題になっていた。しかしながら、センザンコウ、とくにマレーシアから密輸入されたこの動物にかけられた容疑は、その後、はっきり疑問視されるところとなった。

ウイルスの起源には、多くの謎がある

武漢に〈新型コロナ感染症〉（covid-19）が出現して一年以上が経っても、多数の基本的問題に解答が出ていない。とくに、そのウイルス（SARS-CoV-2）の起源や、野生動物由来のウイルスが発現しやすい地域の条件などが解明されていない。また、野生動物の密売の果たす役割や、ウイルスが野生動物から人間に侵入する温床としてのウェットマーケットの役割も明らかになっていない。さらに、これはほとんど忘れられていることだが、齧歯《げっし》目（ネズミ目）の動物、センザンコウ、ジャコウネコ、ミンク、タヌキなどといった動物がどう扱われているか、それが果たす根源的役割もわかっていない。さらにまた、武漢のウイルス研究所（P4実験施設）からウイルスが漏れ出たかもしれないという不安も払拭できない（「新版への補章」301頁参照）。なぜなら生物学者は、そこで理論的には高度な安全設備のある環境のなかで実験をしているとは言っても、潜在的にはきわめて危険な微生物を扱っているからである。

中国南部・南アジア・東南アジアといった地域は生物多様性に富んでいるが、またこの数十年、〈動物由来感染症〉の大きな温床になっている地域でもある。一九九九年のマレーシアにおける〈ニパウイルス〉の出現は、コウモリとブタが媒介生物《ベクター》であり、二〇〇三年の中国南部における〈SARS-CoV-1〉によるSARSの発生もコウモリによるものであり、動物由来ウイルスの出現について多くの研究が、アメリ

カ国際開発庁（ＵＳＡＩＤ）から財政支援を受けたＰＲＥＤＩＣＴ計画（55〜56頁参照）に支えられてはじまった。同時に、新型ウイルスの解明の競争がはじまり、二〇一八年にはあらゆるウイルスのゲノム・シークエンシング［ＤＮＡの塩基配列の解明］をするアメリカのプロジェクトが開始されている。これは「グローバル・バイローム・プロジェクト」（ＧＶＰ）（「おわりに」281頁参照）と呼ばれるものであり、いずれまた世界を襲うかもしれないパンデミックに備えるために、あらゆるウイルスをゲノム・シークエンシングしなくてはならないと、そのウェブサイトで述べている。それに対して本書は、重要なことはむしろ、パンデミックの原因となる農工業の大企業がやっていることをやめさせることであると主張するものである。すなわち、動物の工業的畜産、森林伐採、生物多様性の減少などである。

武漢におけるSARS-CoV-2の出現について、当初、中国では〝バットウーマン〟（コウモリ女）というあだ名で有名な武漢のウイルス研究所の研究者・石正麗《シー・ジェンリー》は、驚きもしなかったようである。彼女は、この新しいウイルスは、彼女のチームによって二〇一三年に発見され、二〇二〇年に同定されたコウモリ由来のウイルスと九六％が同じであると明言した。このチームは、ＰＲＥＤＩＣＴ計画と〈エコヘルス・アライアンス〉（第2章66頁参照）という組織に財政支援されたチームである。この研究所からウイルスが漏出したという疑いは、まず中国国内で沸き起こった。そして彼女は、同国人から〝レディー・オブ・イーヴル〟（禍《わざわい》をもたらす女性）というあだ名をつけられた。

厳重管理のウイルス実験施設の秘密主義、透明性の欠如、利害関係といったものが「漏出説」に拍車をかけ、そこにさまざまな陰謀論が加わる。武漢のＰ４実験施設◆の冷凍庫に何が保存されているかわからないかぎり、またどんなウイルス操作が行なわれているか、これまでいかなる事故があったかなどがわからないかぎり、Ｐ４実験施設で働いている人間が自分では気がつかずに感染したかもしれないという道筋を

◆**ウェットマーケット（生鮮食品市場）**［訳注］中国や東南アジアでは、野生動物も売買している市場もある。
◆**Ｐ４実験施設**［訳注］最高度のセキュリティを備えた微生物・病原体の実験施設。ＢＳＬ－４とも呼ばれる。

排除することはできない。しかし、二月一九日、PREDICT計画に加わっている著名な研究者たちが、世界的医学誌『ランセット』に論文を発表し、漏出説は〝陰謀論〟であるとして退けた。それだけではない。実験施設の事故の可能性については、二〇二〇年七月一三日の〈生物多様性及び生態系サービスに関する政府間科学・政策プラットフォーム〉（IPBES（第3章93頁参照））の〈生物多様性とパンデミック〉に関するワークショップ◆も取り上げなかったし、二〇二〇年一一月末の流行性感染症（エピデミックの段階）の原因について『ランセット』誌によって設置された委員会も、取り上げなかったのである。

われわれ科学研究者としては、単に陰謀論を鎮静しようとするのではなく、陰謀論がなぜ生まれるのか、その原因を見極めなくてはならない。市民の科学に対する信頼を取り戻さなくてはならない。透明性や倫理の欠如、あるいは専門的研究のなかに潜んでいる利害関係の争いによって損なわれた信頼を取り戻さなくてはならない。したがって、P4実験施設からのウイルスの「漏出説」をあっさり一掃してはならないだろう。逆に、この説とまともに取り組まなくてはならない。これはまだなされていない。

しかし、仮にウイルスが実験施設から偶発的に漏れ出たとしても、それはこの数十年のあいだくり返し起きている動物由来感染症についてのわれわれの理解を変えるものであろうか？　もちろんノーである。それは本書の著者マリー＝モニク・ロバンが行なった調査で明証されていることだ。ロバンは、一〇以上にのぼるさまざまな専門分野の科学的見解を見事にまとめている。われわれは、くり返し新たに出現するウイルスや病原体による健康リスクの増大のために、ウイルス学の実験施設を建設する。しかし、だからといって、やみくもにこの種の施設をつくることがもたらすリスクを問いに付すことをやめるわけにはいかない。これまでに起きた多くの事故がそうしたリスクを証明しているからだ。また他方で、ウイルスの自然起源についての議論を再開し、とくに、たとえば中国における野生動物の巨大農場で行なわれているような集約的畜産の役割などについても研究を積み重ねなくてはならない。驚くべきことに、パンデミックの危険は、今よりもはるか以前から研究者によって確認されていたのであり、本書はそれをわれわれに教えてくれる。

専門研究者はパンデミックを予告していた

動物の工業的畜産と結びついた公衆衛生上のリスクが、パンデミックをもたらす病原体の増大の大きな原因になることは、昔から知られていた。このリスクは、すでに二〇〇五年に、国際獣疫事務局（ＯＩＥ）、アメリカ農業庁、ＷＨＯなどの専門家から届けられたレポートのなかで強調されていた。このレポートは「動物によって媒介される感染症の世界的リスク」というタイトルが付いていて、動物の工業的畜産が動物や人間に及ぼす影響を強調していた。そこで引き合いに出されているのは、たとえば二〇〇〇〜〇一年の口蹄疫、二〇〇四年のＨ５Ｎ１（鳥インフルエンザ）であるが、二〇〇九年にアメリカの豚の大規模飼育場に発生したＡＨ１Ｎ１（豚インフルエンザとして知られる）のパンデミックも加えなくてはならないだろう。

しかしながら、パンデミックのリスクに対する公的機関の対策の戦略は、発生を予測する戦略と同様に失敗したのは明らかだ。この失敗は、二〇一四年の西アフリカにおけるエボラ出血熱の流行のときにもくり返された。くり返される公衆衛生リスクへのバイオポリティクス◆的な対応は、こうした戦略を改めるものではなかった。それはむしろ、生物監視《バイオモリタニング》やバイオセキュリティ（生物安全保障政策）を強化するもので

◆**〈生物多様性とパンデミック〉に関するワークショップ**　［訳注］新型コロナウイルスのように動物由来で人間に感染の恐れのあるウイルスは、現在、最大八五万種が存在し、人類が自然界との関係を変えないかぎり、新型コロナ感染症よりも多くの死者を出し、世界経済に深刻な悪影響を及ぼすパンデミックが頻発するようになると、報告書のなかで警告している。

◆**バイオポリティクス**　［訳注］〈バイオパイラシー〉を正当化する政治的枠組み。バイオパイラシーとは、先進国の多国籍企業が、開発途上国の豊かな生物多様性をさまざまな技術や法的手段を行使して搾取していることで、インドの哲学者で環境活動家のヴァンダナ・シヴァによって提唱された概念。

あった。つまり、流行性感染症が現われても、その原因を究明しようとするものではなかった。アジアのどこかのコウモリの群れのなかにいるウイルスが、なぜどのようにして、たった数カ月で地球上の全人類に広がるのかという問題に答えていないのである。

新たな感染症の度重なる出現は、その大半が家畜と野生動物の境界領域に関係していることを、本書のなかで〈健康生態学〉（Health ecology）が明らかにしている。工業的農業の促進（集約的畜産や商業用プランテーション）のための居住環境の変容が、感染症リスクの増大の原因であるということだ。健康生態学者はまた、経済的利益のための動物飼育（家畜牛・家禽類など）のとてつもない増加に不安を表明している。それは遺伝子的な画一化（工業的畜産に適するもの）と、それと並行して進んでいる、地域環境に適合的なローカルな種の多様性を維持する家族経営の消滅とに結びついている。生物文化的多様性は、大企業の工業的農業の収益を生み出すために生理的に適合した、遺伝子的に規格化された商業品種に道を譲ることになった。それだけではない。北米やヨーロッパの家畜の飼料供給のために農地を拡大しなくてはならない。かくしてアマゾンの森林伐採が加速し、多機能な景観を維持する家族経営的農業から、水・エネルギー・殺虫剤などを大量に消費する工業的農業への転換がはかられる。こうした状況はまた、森林伐採が進んだ国々、ヤシ油などの商業用プランテーションの開発が進んだ国々における動物由来感染症の増大をもたらす。したがって農産物のグローバル化は、人類と動物に影響を与えるパンデミックの主な原因となるのである。

マリー＝モニク・ロバンが本書のなかで、科学的証拠や証明に依拠しながら、素晴らしい説得力をもってわれわれに教えてくれるのは、このことにほかならない。現在のパンデミックの危機が、地球の資源を浪費し、気候危機、エコロジー危機、衛生危機、経済危機、エネルギー危機、金融危機の原因となっているグローバル経済に根底的な変革を起こさないかぎり、われわれは、次に来るべきパンデミックにも備えなければならないだろう。

したがって真の解決法は、将来の最悪のパンデミックに備えることよりも、その原因となるものに立ち向かい、これを取り除くということである。すなわち、家畜や野生動物などの人類以外の生物と人類との関係の機能不全に取り組まねばならない。ますます都市化する世界における、商品・農産物・資本・人々・知識といったもののグローバルな移動について考え直し、生物多様性・農業・文化的多様性のみならず、社会的・経済的・衛生的な公正もまた、地球市民とコミュニティの資産であることを重視しなくてはならない。われわれは、われわれの望む未来のために、われわれの社会と自然環境の現在の関係を新たな方向に導かねばならない。健康のための社会生態学を打ち立て、よりよく共生する道を創り出さねばならない。

これが、この有益な本書の大きなメッセージであり、私はそれに全面的に賛同する。この問題に取り組むわれわれ専門的研究者が望むことは、人々に、われわれが何十年も前から公表してきた何千もの科学論文に、耳を傾けてもらいたいということである。マリー＝モニク・ロバンはその優れた技量を駆使して、そうした研究成果へのアクセスを本書によって容易にしてくれた。

［はじめに］

本書は、世界の六二人の専門研究者によって生まれた

「大気汚染や生物多様性と、新型コロナウイルスとのあいだに関係があると考えるのは、科学ではなく、シュルレアリスムの分野に属することである」。

元フランス国民教育大臣のリュック・フェリー◆は、『エクスプレス』誌（二〇二〇年三月三〇日号）で、このように言明している。フェリーは、「生態学者たちは、衛生危機と環境危機を一緒くたにして、政治的に利用しようとしている」として攻撃したのである。

本書は、『エクロジーの新秩序』▼1という著書を書いたこの人物が、〃いかに何も知らない哲学者なのか〃ということを証明するものである。

◆**リュック・フェリー**　［訳注］一九五一年生まれ。仏の哲学者・政治家。シラク政権下で国民教育大臣を務めた（二〇〇二〜〇四年）。著書『エコロジーの新秩序――樹木、動物、人間』（邦訳：加藤宏幸訳、法政大学出版、一九九四年）は、エコロジーの歴史を、ルソー、デカルト、ベンサムなどの著書における動物の権利の問題から、ナチスのエコロジー、現代のディープエコロジーまでを検証した代表作とされ、メディシス賞とジャン＝ジャック・ルソー賞を受賞している。

すべては〝知られてはいたこと〟だった

二〇〇〇年代の半ば頃から、国際的に知られた数十人の科学研究者が次のような警告を発していた。すなわち、人類の活動が生物多様性に及ぼす影響は、セルジュ・モランの言葉を借用するなら「パンデミックにつながる流行性感染症」の条件を醸成する。セルジュ・モランは、感染症・寄生虫と環境変化の関係を研究する進化生態学者・健康生態学者であるが、フランス国立科学研究センター（CNRS）や国際農業開発研究センター（CIRAD）に所属し、二〇一二年からタイで研究を進めている（「序文」参照）。

彼は、本書に「序文」を寄せてくれ、「コラム」も書いてくれたが、それだけでなく、私が本書を執筆するに際して大きな支えになってくれた。感染症の出現を助長する複合的原因は、突き止められ、裏づけられ、説明されている。すなわち、南側諸国において、たとえば大豆のモノカルチャー（単一栽培）のために大規模に行なわれている森林伐採である。このモノカルチャーはヨーロッパの工業的畜産のための動物を飼育するために行われているのである。あるいは、われわれの使う自動車の燃料タンクを満たすためのヤシ油を得るためにも、森林伐採は行なわれている。道路網やダム建設、鉱山開発のみならず都市化のためにも、熱帯雨林や自然の空間が寸断されている。そしてグローバリゼーションは、無数の人間・動物・商品の移動を地球の隅から隅まで促進している。こうしたすべての活動がエコシステムの機能不全や破壊をもたらし、それが人間・動物・植物の生命を危機に陥れているのである。

SARS《サーズ》（重症急性呼吸器症候群）、コンゴ・クリミア出血熱、エボラ出血熱、ラッサ熱、MERS《マーズ》（中東呼吸器症候群。コロナウイルスMers-CoVによる）、ニパ熱、豚インフルエンザ（H1N1）、リフトバレー熱、ジカ熱、チクングニア熱、そして今回のcovid-19（新型コロナ）。これらすべての疾病は〈動物由来感染症〉、つまり動物から人間に感染するものである。これらは「忽然《こつぜん》と現われた新たな疾病」であり、その数はこの五〇年間に激増した。一九七〇年代から、新たな感染症は一〇年から一五年の間隔をおいて発見されていたのだが、二〇〇〇年代以降は、その頻度が加速し、一年間に少なくとも五つの割合で出現している。したがって、二〇二〇年の初めから世界を麻痺させている現在のパンデミックは、氷山の一角でしかない。さらに次なるパンデミックが引き続いて起きるだろう。本書を執筆するためにインタヴューした六二人の科学研究者が、それを明言している。

そうであるがゆえに、その解決法は、感染症から身を守るとされているワクチンの開発を際限なく行なうことではなく（これは世界中の人々を〝恒常的な監禁状態〟に置くことになる）、地球上における人間のあり方、ほかの生命との関係、人類は一つの種にすぎないと認識すること、これらを人類が自らに問うことである、と科学研究者たちは述べているのである。彼らは「知らなかったとは言えない」と声をそろえて訴えている。

それは知られていたことなのだ。地球上の全大陸で、分野の異なる多くの科学研究者たち（感染症学者、寄生虫学者、生態学者、地理学者、数学者、人口統計学者、民族植物学者、医学者、獣医学者など）が、新たな感染症に対する最良の治療薬は〈生物多様性〉の保全であることを明らかにしている。彼らは、豊かな地域的な生物多様性が、その〈希釈効果〉［病原体の感染力を抑止する効果］によって病原体による発病や有病率を制御し、病原体の活動を安定したエコシステムによって低く押さえるというメカニズムを持っていることを明証しているのである。

それは知られていたことなのだ。しかし政治家たちは聞く耳を持たず、技術主義と人間中心主義に基づく健康に関するヴィジョンを推進し続けた。それが多国籍製薬企業やアグリビジネス企業に利益をもたらすからである。そして、これらの企業は同じ株主や年金基金に共有されており、企業の経営者の頭のなかには短期的な利益の追求しかない。この集団的な盲目性は、科学の専門分野や行政機構が細分化され、相互連携なしにタコ壺的にしか機能しない、という現実によって維持されている。本書に登場する証人たちは、社会学者エドガール・モラン[▼2]が告発した〈無知蒙昧主義〉から抜け出すことを唯一可能にするグローバルなヴィジョンの欠如を嘆く。全体的ヴィジョンだけが、ペストの再来に対して有効に行動することを可能にするのである。〈人新世〉の時代が到来し、気候変動、生物多様性の消滅、不平等の爆発的拡大が増幅し、パンデミックのリスクがそれにともなって発生している現在、本書の証人たちは、人間・動物・エコシステムの結合した全体的な健康概念――たとえば〈ワンヘルス〉（第6章197頁参照）や〈プラネタリー・ヘルス〉（第6章222頁参照）――を提起している。

それは知られていたことなのだ。しかし勇気が欠如している政治家は、危険から目をそらしている。しかるべき解決法があるのに、それを採用しようとしない。現在支配的な力を持っている経済モデル――それはエコシステムに対する収奪的支配に依拠しており、地球上の生命の崩壊に行き着くものである――を再審に付すこと、これが唯一の解決策なのだ。本書のなかで発言している科学研究者の大半は、この崩壊はありうることであるばかりか、すでに進行中であることを確信している。

五大陸の六二人の研究者たちが語った〝科学への愛〟

本書を執筆しようと思い立ったのは、二〇二〇年一月二八日付『ニューヨークタイムズ』紙に掲載されたある論説を読んだからである。その論説は「われわれがコロナウイルス感染症をつくり上げた」と題されていた。私は興味をそそられた。この科学ジャーナリスト、デヴィッド・クアメンが、世界経済を跪《ひざまず》かせようとしている流行性感染症の原因をつくった責任は、どうしてわれわれ人間にあることを力説しているのかを理解しようと、インターネットに没入した。そしてその探究過程で、セルジュ・モランの著作と出会ったのである。

二〇二〇年三月一二日、私はスカイプでセルジュ・モランにコンタクトした――〝隔離生活〟のなせるわざである。彼の最初の言葉が忘れられない。「ちょうどいいときに、声をかけてもらいました」。そして彼はこう言ったのである「私は、あなたが制作したドキュメント映画『モンサント』で行なったことを、誰かが、このパンデミックについてやってくれないかと待っていたところなのです。つまり私のように、生物多様性と公衆衛生危機とは直結していることに警鐘を鳴らしているすべての科学研究者を、一つの映像作品のなかに集めてほしいと思っていたのです」。セルジュは、私に知り合いのアドレスを教えてくれ、以降三カ月にわたって、私たちは意見交換を行なうことになった。セルジュの援助のおかげで、私は六二人の科学研究者とコンタクトし、彼らはこのドキュメンタリー映画の制作を支援してくれることになり、撮影は状況が許せば二〇二一年の初めから着手することになった（映画については、322頁参照）。

しかし感染症の広がりによって、私は計画の変更を余儀なくされた。通常、私はまずフィルムを制作し、そのあと書籍版を執筆するというやり方をしていたが、今回初めて順番を逆にすることになった。そしてそれはまた貴重きわまりない経験になった。五カ月間、時差と戦いながら、私はインターネットのディスプレイを介して五大陸の男性・女性と、長時間にわたるインタヴューを行なった。彼ら・彼女たちは私に、研究活動の現場や実験施設から科学への愛を情熱的に語ってくれた。これは正真正銘の科学であり、お金の力との妥協を疑われるような科学ではなく、人類のために役立とうとしている科学である。私は、彼ら・彼女たちが寄せてくれた信頼に、心から感謝したい。

読者の方々が本書を読みはじめる前に、私が年老いた両親に敬意を表することをお許しいただきたい。両親は二〇二〇年の夏に重体に陥り、私は彼らの世話をするために子ども時代を過ごした家に戻ろうと決めた。母は一〇月の夜にこの世を去った。父もあとどれくらい生きるのか、私にはわからない。しかし彼らは、この「隔離生活から生まれた本」を書き終えるための大きな支えになった。本書は「私たちを襲う不安に満ちた混乱のなかに、一条の光を差し込もうとする」ものである。大切な存在が生を終えようとしているときに寄り添うという、必要でありながら苦悩をともなう経験は、本書の科学研究者たちの言葉と強く共鳴するものである。彼らは生への敬意をもって「生命への配慮を学び直しましょう」と言ってくれたのである。これが私にとって、何よりの励ましであった。

（二〇二〇年一一月、グルグレ［フランス中西部の小村］にて）

［第1章］
次々と世界を襲う〝現代のペスト〟

「私は、とことん落ち込んでいます……。あなたがオスのロバの素敵な写真を送ってくれなかったら、あなたのメールにお返事をすることはなかったでしょう」。ステファン・モースはこう言ったあと、長いあいだをおいて、深々と頭を下げた。実際、二〇二〇年六月一五日に行なわれたスカイプによるインタヴューを実現するのに一カ月以上を要した。

私は、彼に最後のメールを送るとき、一か八か「頑固なジャーナリストのインタヴューのお願い」という見出しをつけた。私はこう書いた。「私はポワトゥー［フランス西部の地域］のロバと同じくらい頑固なので、厚かましくてもうしわけありません。このロバは私が生まれたプロヴァンス地方原産で、とても長い毛に覆われていて、絶滅危惧種の奇蹄目に属しています。〈創発性《エマージング》ウイルス〉◆という表現を考案したのは、あなたですよね。ですから私は、あなたにインタヴューしなくてはならないのです。あなたは、私が執筆している著書（本書）の第1章に登場する主要な専門家になってほしいのです」。これがうまくいったのである！

「このcovid-19（新型コロナ）のパンデミックは、カタストロフです」と、ニューヨークのコロンビア大学で疫学の教授をしているこのアメリカ人のウイルス学者は語りはじめた。「二〇二〇年六月中旬、ウイルスは世界中で、すでに四三万六〇〇〇人の死者をもたらし、アメリカでは一一万六〇〇〇人が死亡しています。私は、わが国の公衆衛生緊急事態に対する準備プログラム――われわれが〈準備体制《プリペアドネス》〉と呼ぶもの――を構想し指導することに、私の人生の多くの時間を捧げてきました。しかしそれは、何の役にも立たなかったのです。私は六八歳で妻とともに三カ月以上も自宅に閉じ込められています。私たちが健康リスクを抱えた人間であるからという理由です。私は「ProMED」◆のサイトで、パンデミックの進行を無力感に襲われながら眺めています。

ステファン・モース（疫学・ウイルス学、コロンビア大学）
パトリック・ジルバーマン（保健衛生史、パリ公衆衛生高等研究院）

感染症は根絶されたなずなのに……

一九八〇年代、若きステファン・モースが、ニューヨークのロックフェラー大学でウイルス学者としての道を歩みはじめたとき、専門分野を変えるように強く勧められた。モースはこういう話をしてくれた。「アトランタの疾病予防管理センター（CDC）で研究を進めていたルース・バーケルマンという同僚がいました。彼女は感染症についての研究をやめるように言われたというのです。その研究は過去の専門分野だからという理由です。当時、医学界は私が〝自己満足〟と呼ぶ状態にありました。というのは医学界は、人類は感染症から完全に解放されるだろうと考えていたからです。

実際、第二次大戦後、かつて人類を大量殺戮した流行性感染症に対する戦いは、勝利しつつあるかに見えた。近代医学の抗生物質やワクチン、そして農工業の殺虫剤といったものが、いたるところでペストの脅威を駆逐しつつあった。一九六〇年にノーベル医学賞を受賞したオーストラリアのウイルス学者、フランク・マクファーレン・バーネット（一八九九～一九八五年）は、一九五一年の『サイエンティフィック・アメリカン』誌に次のように書いている。「北アメリカやオーストラリアの医療の現状を見ると、熱病の治療のための病院は閉鎖されるか、別の使用目的に変えられている。〔……〕主だった感染症のコントロールは、かのポリオウイルスを除いて事実上可能である」▼1。

その一一年後、〈免疫寛容《トレランス》〉◆の発見（これによって臓器移植が可能になった）をしたフランク・マクファーレン・バーネットは、学生時代のステファン・モースに多大の影響を与えた『伝染病の生態学』◆[2]という著書のなかで、次のように断言している。「二〇世紀の半ばには、歴史上最も大きな社会革命の一つが達成されるだろう。すなわち感染症のほぼ全面的な根絶である」。そして一九六七年一二月四日、アメリカ合衆国の公衆衛生局長ウィリアム・スチュアートは、公衆衛生サービスの代表者を前に、「感染症の歴史は幕を閉じた」と述べた。かくして医学研究への予算は、癌や心臓血管病など非伝染性の疾病や慢性病の研究へと向けられることになったのである[3]。実際、この〝自己満足〟によって、この予言は自動的に達成されつつあるように見えた。一九八〇年、感染源のシステマティックな監視と封じ込め計画をとも

◆**創発性（エマージング）ウイルス**　［訳注］「エマージング・ウイルス（emerging virus）」とは、感染症として新たに出現（エマージング）したウイルスのことで、二〇世紀後半以降に出現したエイズやエボラ出血熱、ＳＡＲＳ（重症急性呼吸器症候群）、ＭＥＲＳ（中東呼吸器症候群）、そして新型コロナなどをさし、単純に「新興ウイルス」とも訳される。しかし本書で著者ロバンは、「病気は、人間と自然の複雑な相互作用システムの産物であり、とくに生物多様性に関わるシステムの産物」であること、そして自然環境のあり方の変化によって「このシステムは、連鎖的反応を引き起こ」し、「創発性（エマージング）という特徴が生じ」、その結果、新たな感染症ウイルスの流行が発生する、と述べている（104頁）。したがって、この「エマージング」には、単に「新興」という意味だけでなく、〝各要素の局所的な相互作用が全体に影響を与え、その全体が個々の要素に影響を与えることによって、新たなシステムや現象が発生する〟という意味での「創発性」という訳語が、より適切であると思われる。したがって本書では、「創発性ウイルス」という訳語を採用し、「エマージング」とルビを振った。

◆**ProMED**　Program for Monitoring Emerging Diseases（創発性〈エマージング〉感染症監視プログラム）。疫学的監視の国際ネットワーク。この医学情報システムは、ステファン・モースと緊密に連絡を取りながら一九九四年に創設されたもので、動物や人間、植物の病気を報告する八万人の会員が日常的に活動している。https://promedmail.org/

◆**免疫寛容（トレランス）**　［訳注］免疫システムが有害物質だけを排除して、ほかの物質は排除しないこと。このメカニズムの解明が、臓器移植の拒絶反応の抑制、アレルギー治療などに応用されている。

◆**『伝染病の生態学』**　［訳注］邦訳：Ｆ・Ｍ・バーネット著、新井浩訳、紀伊国屋書店、一九六六年。

なった大々的なワクチン接種キャンペーンのあと、WHOは天然痘が根絶されたと宣言する。二〇世紀の半ばに年間二〇〇〇万人の死者をもたらし、生き残った者の顔に終生消えない痕《あと》をもたらしたこの恐るべきウィルス性の疾病は、一九七七年一〇月二六日、ソマリアで見つかったものが最後のケースとなった。

「それは大きな勝利でした。というのは、感染源が意図的に地球から除去されたのは初めてのことであり、現在までも例がないことだからです」と、二〇二〇年六月二六日、パリ公衆衛生高等研究院の名誉教授で保健衛生史が専門のパトリック・ジルバーマンは、私に説明してくれた。WHOは、アメリカの疫学者ドナルド・ヘンダーソン（一九二八〜二〇一六年）のチームの業績に帰せられたこの成功に気を良くして、結核や感染症を扱う部局を解体しはじめた。またアメリカ合衆国も感染症の研究分野を閉鎖した。しかしその数年後、大西洋の向こう側で、抗生物質に耐性のある結核の最初の症例が出現して、この疾病が過去のものと見られていたため、大きなパニックが起きた。一九八八年、ワシントンのアメリカ科学アカデミー・医学研究所（IOM。現在のアメリカ医学アカデミー）の「公衆衛生の未来」と題されたレポートは警告を発し、アメリカの公衆衛生の奥深い混乱を告発している。

私はこう尋ねた。「つまり、感染症を引き起こす細菌が抗生物質に対して耐性を獲得するということを、誰も考えなかったということでしょうか？」。

「いや、そうではありません。その懸念はすでに一九九〇年代からあったのです」。

「ステファン・モースが告発した〝自己満足〟は、時期尚早だったということですね。天然痘の根絶の時期に、マラリアや黄熱病が南側諸国で多くの人々を大量に殺していたのですから」。

「おっしゃるとおりです。毎年四五万人以上の死者をもたらしていたマラリアという寄生虫病を根絶するという希望は、無期延期の状態に追いやられました。というのは、殺虫剤に対する蚊の耐性が高まっただけでなく、〈マラリア原虫〉のような寄生虫の抗マラリア薬に対する耐性も高まったからです。さらに、天然痘の根絶以前に、新たな感染症が出現するだろうという警告もなされましたが、それはほとんど無視されたのです」。

郵便はがき

料金受取人払郵便

102-8790

麹町支店承認

9781

差出有効期間
2022年10月
14日まで

切手を貼らずに
お出しください

102

［受取人］
東京都千代田区
飯田橋2－7－4

株式会社 作品社
営業部読者係　行

【書籍ご購入お申し込み欄】

お問い合わせ　作品社営業部
TEL 03(3262)9753／FAX 03(3262)9757

小社へ直接ご注文の場合は、このはがきでお申し込み下さい。宅急便でご自宅までお届けいたします。送料は冊数に関係なく500円（ただしご購入の金額が2500円以上の場合は無料）、手数料は一律300円です。お申し込みから一週間前後で宅配いたします。書籍代金（税込）、送料、手数料は、お届け時にお支払い下さい。

書名	定価	円	冊
書名	定価	円	冊
書名	定価	円	冊
お名前	TEL　（　　　）		
ご住所 〒			

フリガナ
お名前

男・女　　　　歳

ご住所
〒

Eメール
アドレス

ご職業

ご購入図書名

●本書をお求めになった書店名

●ご購読の新聞・雑誌名

●本書を何でお知りになりましたか。

イ　店頭で

ロ　友人・知人の推薦

ハ　広告をみて（　　　　　　　　）

ニ　書評・紹介記事をみて（　　　　　）

ホ　その他（　　　　　　　　　　　）

●本書についてのご感想をお聞かせください。

ご購入ありがとうございました。このカードによる皆様のご意見は、今後の出版の貴重な資料として生かしていきたいと存じます。また、ご記入いただいたご住所、Eメールアドレスに、小社の出版物のご案内をさしあげることがあります。上記以外の目的で、お客様の個人情報を使用することはありません。

実際、一九七五年、レジオネラ菌による重篤の肺炎が出現し、これは〈在郷軍人病〉と名づけられた。というのは、この細菌性肺炎の犠牲者たちは、アメリカ遠征部隊の参加者としてフィラデルフィアのホテルに投宿した者たちだったからである。それまで未知だったこの疾病は、建物の空調装置のなかで繁殖した細菌によって引き起こされたもので、一八二人のうち二九人が死亡した。また同年九月、ザイール（一九九七年、コンゴ民主共和国と国名が変更される）で、ある不可解な疾病が出現し、北西部のヤンブクにあるベルギーのカトリック宣教団の運営する病院の修道女が大量に死亡する。この疾病は感染力が極度に強く、八〇％以上の症例において致死性の出血熱を引き起こす。

これを機に本格的な調査がはじまる。コンゴのウイルス学者ジャン＝ジャック・ムエンベは、感染した修道女から血液のサンプルを採取し、それを魔法瓶に入れてアントワープの熱帯医学研究所に送る。二七歳の若い医師ピーター・ピオット◆が、それを受け取る。そして顕微鏡による細胞検査によって、非常に大きなウイルスを見つけ出す。ベルギーの実験施設にはこのウイルスを検査する適切な装備がないので、いくつかの株が補足的検査のためにアトランタ（アメリカ）の疾病予防管理センター（CDC）に送られる。カール・ジョンソン教授は、これはそれまで知られていなかったウイルス〈フィロウイルス〉であると断定し、ヤンブクの北を流れる川の名前にちなんで〈エボラ〉と命名する。他方、ピーター・ピオットはベルギーの医師団とともに感染が発生した地域を訪れ、このエピデミック◆の起源と思われる〝患者第一号〟

◆**ピーター・ピオット**　モナコのアルバート二世に男爵の称号を与えられ、一九九五年のUNAIDS（国連合同エイズ計画）の創設から二〇〇八年まで事務局長を務めた［邦訳書に『ノー・タイム・トゥ・ルーズ――エボラとエイズと国際政治』宮田一雄ほか訳、慶應義塾大学出版会がある］。

◆**エピデミック**　［訳注］感染症の流行の段階の一つ。特定の区域や集団のなかで、通常予測される以上に感染症が増加したのが〈アウトブレイク〉。そして、感染症が最初に急増した区域や集団よりも広い地域に拡大すると〈エピデミック〉。さらに、国境を越えて広がり、複数の国や大陸に拡散し同時流行した状態が〈パンデミック〉〈感染爆発〉とも言われる）。

を突き止める。それは道端で売られていた熱帯の動物の肉（薫製のレイヨウ［羚羊。ウシ科］やサル）を買ったバカンス帰りの四四歳の教師だった。彼はその一週間後に死亡し、多くの人々が葬式に駆けつけた。下痢・発汗・嘔吐を引き起こすこのウイルスは、二つの経路で広がった。まず病院内。病院では、妊婦にビタミンBを注入するための注射器が殺菌消毒されていなかった。もう一つは、葬式で家族が死者の体を清めるときに感染要因と濃厚接触したこと。厳しい予防措置と患者の隔離によって、このエピデミックは一九七六年に抑止された。死者は三〇〇人。しかしエボラの脅威は熱帯の森から流出して、アフリカの人々につきまとい続けることになる（第3章112頁で後述する）。

「エイズの衝撃」

ステファン・モース（疫学・ウイルス学、コロンビア大学）

「エボラ出血熱のエピデミックがはじまったとき、私は生物学専攻の学生でした」と、ステファン・モースは話しはじめた。「しかし当時、この新たなウイルス性の疾病のはらむ問題の大きさを誰もわかっていませんでした。それはおそらく、この問題はサバンナの彼方で暮らす人々にしか関わりのないことだと考えられたからでしょう」。

そこで私はこう尋ねた。「もしベルギーの修道女が犠牲にならなかったら、この問題はまったく気づかれなかったとおっしゃりたいのでしょうか？」。

ステファン・モースは言う。「おそらくそのとおりです。そしてその結果は、恐るべきものだったでしょうね……。アメリカに出現したエイズどころの騒ぎではなかったでしょう。これは〝自己満足〟が感染症にとって、いかに強力な味方であるかを立証する衝撃的事態です」。

ここで、ヒト免疫不全ウイルス（ＨＩＶ）の歴史を詳述する紙幅はない。それは、科学史家ミルコ・グルメクの『エイズの歴史』[◆4]などの素晴らしい著作を参照していただきたい。この類例のないパンデミックの公式のはじまりを告げる出来事を喚起するにとどめたい。一九八一年六月五日、ロサンゼルスの疾病予防管理センター（CDC）が、『週報・罹患率と死亡率』（MMWR）に、「五人の若いアクティブな同性愛者」についての異例の医学レポートを掲載する。彼らは全員、真菌（カビ）によって引き起こされるニューモシスチス症に罹り重度の肺感染症に冒されていた。[5] この疾病はそれまでは、化学療法や器官移植によって免疫抑制された人たちのあいだに見られたものだった。彼らはまた、真菌によって引き起こされる生殖器の感染症であるカンジダ症にも冒されていた。やがて『MMWR』の別のレポートに、これらの多くの同性愛者の病人はヘルペスウイルスによる癌であるカポジ肉腫の罹患率が異常に高いことが報告される。私は本章を執筆しながら、一九八六年にアメリカのアーロン・ライニンガーが撮影した、世界を震撼させた一枚の写真［世界報道写真大賞を受賞］を思い浮かべた。それはロサンゼルスの教師で同性愛者運動の活動家でもあるケン・ミークスが、エイズに冒された末期の写真である。そこに写し出されていたのは、恐るべきほどに痩せさらばえた肉体、紫色に膨らんだゾッとするような斑点に蝕まれた顔や腕であった。この勇気ある写真は、私が拙著『世紀を語る一〇〇枚の写真』[6] で書いたように、この〝奇妙な疾病〟の出現に引き続いて起きた〝同性愛者嫌悪キャンペーン〟や〝集団ヒステリー〟に終止符を打つものであった。

「この疾病は獣医にも知られていなくて、本当に謎でした」とステファン・モースは言う。

「当時、アイスランドのウイルス学者ビョルン・サイガードソンのおかげで、われわれは〈レンチウイルス〉というものを知っていました。これは彼が、動物の脳を徐々に破壊する神経病であるヒツジの痒疹について研究していて発見したものです。HIVは、レンチウイルス科のレトロウイルス属に属しますが、免疫システムを完全に崩壊させることができるのは、今でもこのウイルスだけです。免疫システムが崩壊すると多くの場合、手がつけられない日和見性の疾病◆が出現するのです。この恐るべき疾病が人類全体

◆**『エイズの歴史』**［訳注］邦訳：ミルコ・D・グルメク著、中島ひかる・中山健夫訳、藤原書店、一九九三年。

◆**日和見性の疾病**　正常の宿主（感染者）に対しては病原性を発揮しない病原体が、宿主の抵抗力が弱っているときに病原性を発揮して起こる感染症。

を脅かしているわけですから、まずこのウイルスの正体を突き止めなくてはなりません。パスツール研究所のリュック・モンタニエ教授のチームがこれを行ない、有効な治療（抗レトロウイルス薬の三剤併用療法）を探究するとともに、ワクチンを今も研究し続けています。しかし、エイズの突発的出現の原因については、誰も関心を持っていません。エイズだけでなく、エボラ出血熱、一九六九年にナイジェリア北部の小さな町に出現したラッサ出血熱についても、誰もその原因を究明しようとはしていないのです」。

私は尋ねた。「研究者たちは、ウイルスに取り憑かれていたけれど、なぜウイルスが突然、人間に取り憑いたか理解しようとしなかった、ということでしょうか？」。

「おっしゃるとおりです。研究室では、〈進化過程〉だとか、動物――エボラとエイズの場合は霊長類、ラッサ出血熱の場合は齧歯目《げっし》（ネズミ目）――に由来する〈遺伝子の変化や組み替え〉だとか、おおいに語られてはいました。しかし、このような動物の病因が突然、人間に飛びうつることを可能にする要因についての理解が欠落していました。この欠落を埋めるために、一九八九年にワシントンで〈創発性《エマージング》ウイルス――ウイルスとウイルス性疾病の進化〉と銘打たれた会議が開かれたのです」。

【コラム】

感染源と免疫の人類史

われわれホモサピエンスは、アフリカ大陸を起源とする霊長類のさまざまな系統から生き残った唯一の種である。われわれは祖先から、ヘルペスウイルスのようなウイルス、蟯虫《ぎょうちゅう》のような腸内寄生虫、あるいはシラミのような外部寄生体を受け継いだ。われわれと非人類霊長類との進化上の近接性によって、なぜわれわれが多様な感染源（エイズウイルス、あるいは黄熱・デング熱・チクングニア熱・ジカ熱の原因となる蚊など）と交わり、取り込み続けているかを説明することができる。こうした霊長類由来の病原体や寄生体は、人類の移動にともなって多くの大陸に伝播した。これは一五万年前のアフリカからの旅立ちによってはじまった。

アフリカからの移動は、ネアンデルタール人やデニソワ人といった非人類霊長類との交配による遺伝子の交換をともなった。この交雑《ハイブリッド》は、新たな免疫遺伝子の獲得において、根元的な役割を果たした。それが、われわれの祖先がアジア大陸への進出に際して、新たな環境に順応することを可能にした。こうしてわれわれの種は、一万五〇〇〇年前に地球を制覇するのだが、アメリカ大陸やオーストラリア大陸に渡った人類は、長いあいだ大陸に隔離されることになる。

一万二〇〇〇年前に、定住化と動物の家畜化とともにはじまった新石器革命が、疫学的大革命の起源である。家畜化された動物は、麻疹や天然痘といった人類史上、最も恐るべき感染症をもたらし、他方、齧歯目《げっし》（ネズミ目）のような片利共生◆の生物が、ペストや発疹チフスなどをもたらした。

次いで、史上初のグローバル化の波が起き、アメリカ大陸を〝発見〟した植民者が持ち込んだユーラシアの感染症によって、そしてその後、数百万人のアフリカの〝奴隷〟が居住地から引き離されアメリカに連れてこられ、アフリカの感染症を持ち込んだことによって、アメリカ先住民は感染症によって人口が大幅に減少する。こうしてヨーロッパ人による植民地化は、多くの犠牲者を出すことによって、一九世紀末に人類を疫学的に統合したのである。

◆片利共生　［訳注］一方には利益があるが、もう一方には利害のない共生。

一九八九年の〈創発性《エマージング》ウイルス〉に関するワシントン会議

ステファン・モース（疫学・ウイルス学、コロンビア大学）

「われわれはおおいに驚くことになるでしょう。というのは、われわれの想像力がいかに豊かであっても、自然がわれわれにもたらす、あらゆる成りゆきを把握することはできないからです。私は誇張していると思う人がいるかもしれません。しかしわれわれは、カタストロフを目前にしているのです。これは、微生物、ウイルス、細菌とのわれわれの命をかけた戦いなのです。そして、われわれが生き残ることを保証するものは何一つありません」[▼7]。

『ニューヨークタイムズ』紙によって報じられた、ニューヨーク・ロックフェラー大学学長のジョシュア・レーダーバーグ（遺伝学者で一九五八年のノーベル医学賞の受賞者）による「創発性《エマージング》ウイルス」についての有名な会議（一九八九年三月一日〜三日）の開会挨拶は、このようなものであった。

ステファン・モースが座長を務め、アメリカ衛生研究所（ＮＩＨ）によって支援されたこの会議には、二〇〇人の参加者（主に科学研究者や健康関連組織の代表）が集った。そのなかには、ウイルス根絶キャンペーンを指揮していたドナルド・ヘンダーソンやハワード・テミンなどの「ノーベル賞候補たち」（ステファン・モースの言葉）がいた。

「この会議の発端は何ですか？」と、私はモースに尋ねた。

モースは言う。「私は一九八八年に、ちょっと秘密の集まりを（笑）、私の大学の学長ジョシュア・レーダーバーグと持ったのです。われわれは、来たるべきエピデミックに備えて、われわれが〈創発性《エマージング》ウイルス〉と呼んでいたものの起源についての研究を推し進めなくてはならない、と考えていた科学研究者の小委員会を設立したのです。この委員会のなかには、〈アレルギー・感染症研究所〉（ＮＩＡＩＤ）を指揮していた免疫学者のリチャード・クラウスや、私の同僚でウイルス学者のロバート・ショープ（二〇世紀のウイルス発見者のなかで最も著名な人物）などがいました。この会議は結局、ワシントン・ホテルで行なわれることになりました。というのは、このホテルは当時改装中で借用料が安くて、われわれの都合にあったのです。そのうえ、大きなダンスホールがあって、多くの参加者を受け入れることができたのです。参加者はわれわれの予想を超える大人数でした」。

「〈創発性《エマージング》ウイルス〉という表現が公的に使われたのは、そのときが初めてですか?」。

「そうです。しかし、たとえばライム病のように突発的な疾病には、ウイルス性ではなく細菌（抗生物質に耐性を持つ細菌も含む）によるものもあるので、この表現はやがて〈創発性《エマージング》感染症〉という表現へと移行しました」。

「創発性《エマージング》感染症は、どう定義されるのでしょうか?」。

「あ、その問題ですね。私がこの会議を準備しているとき、ウィスコンシン大学のハワード・テミンが、〝君は定義を提案しなくてはならないよ〟と私に言い続けました。それで、私は次のような定義を選択しました。すなわち〈人々のあいだに突然発生する未知の疾病、あるいは、存在してはいたけれどその分布エリアや波及効果が突然増大する疾病〉とね。他方で私は、鳥インフルエンザはこの定義に完全に合致する、とハワードに言ったのですが、彼は〝そいつは冗談だろう!〟と言ったのです。しかし、そのあと、私の正しさが明らかになるのです……」。

「あなたはこの会議を、どのような仕方で組織したのですか?」。

「まず、多様な分野の研究者に来てもらうようにしました。ウイルス学者、感染症学者、疫学者、分子生物学者、遺伝子学者、歴史学者、生態学者などです。四つのテーマを柱にして、三日間の会期で行なわれました。〈創発性《エマージング》疾病の歴史的教訓〉〈創発過程《エマージング》におけるウイルスの生態〉〈ウイルスの進化〉〈ウイルス創発《エマージング》のファクターを見定めるためのアプローチ〉の四つです」。

「どんな創発《エマージング》的なファクターが論議されましたか?」。

「第一のファクターは、純粋に遺伝子的なものでした。つまり、私の同僚たち、とくに分子生物学者におなじみの、当時注目されよく知られていた〈進化過程〉を強調する説です。簡単に言うと、一般に自然宿主《レゼルボア》◆の動物に由来する病原体が新たな宿主に侵入し、そこで転位や組み替えが起こり、新たな動物群のなかに拡散するというものです。しかしほかのすべてのファクターは、エコロジー的あるいは社会的な性質のものでした。つまり、採掘や森林開発など工業活動や農業活動によって人が野生動物と接触したり、それまで手付かずの自然空間にいた病原体と触れあったりしたということです。たとえば、朝鮮出血熱（朝鮮戦争の際にアメリカ軍が感染した）のハンタウイルスを発見し、エボラウイルスも突き止めたCDC（アメリカ疾病予防管理センター）のカール・ジョンソンは、自然破壊がいかにウイルス性の疾病の創発《エマージング》を促進するかを明らかにしたのです。ほかのファクターは、人口の増大や都市化の進展、国際的な貿易や旅行の増加といったものでした。さらに言うなら、保健衛生の構造の解体、それに気候変動などもあげることができるでしょう。当時こうした問題はあまり取り上げられていなかったのですが、私は、アマゾニア［アマゾン川流域］の専門家で生物多様性の名づけ親と目されていた森林保全を唱える生物学者トーマス・ラヴジョイに参加を要請しました。彼は、気候変動がマラリアなど生物に媒介された感染症に影響を及ぼすことを発表しました。つまり、あれやこれや三〇年前に言われたすべてのことが確証されたわけです。そうしたことを考えると、〝何たる無駄をしたことか！〟と思わざるを得ません」。

パスツール的疾病観の終焉

パトリック・ジルバーマン（保健衛生史、パリ公衆衛生高等研究院）
アンドリュー・レイコフ（社会学、南カリフォルニア大学）

ステファン・モースへのインタヴューは、二時間以上続いた。彼は幾度となく話を中断して、彼の目から見てcovid-19（新型コロナ）のパンデミックに対応できなかった、信じがたい失敗を嘆いた。しかし、医学史家や医学社会学者にとって〈ワシントン会議〉は、パトリック・ジルバーマンの言葉を借りるなら、「認識論的な断絶◆」を示す希有な画期的出来事であった。このフランスの研究者が言うには、「この会議は、新たな科学的認識を打ち立てるものであった」。というのは、それは刷新的な概念を承認するものだったからである。つまり、人間の活動を原因とする〈創発性《エマージング》ウイルス〉という概念を認めたということである。

言い換えるなら、公衆衛生上のリスクの要因は人間の活動である、という認識にほかならない。

私は、ジルバーマンにこう尋ねた。「〈創発性《エマージング》ウィルス〉の概念は、疾病やエピデミックに対する見方を変えたのでしょうか？」。

「それは、〝ウィルス＝疾病〟という単純な等式に依拠していたパスツール的な感染症の概念を超えるものです。人間の存在がその活動をとおして、この等式のなかに導入されたということです。以前は、人間の存在はウィルスや有害微生物と戦うための——否が応でもと言っておきましょう——舞台でしかありませんでした。ルイ・パスツールやロベルト・コッホの時代です。しかしその後、人間はこの等式のなかに引き入れられたのです。今や三つ巴の状態なのです」。

「そうした変化のなかで、エイズはどんな役割を果たしたのでしょうか？」。

「ワシントンの会議は、まさにエイズの流行をきっかけとした動きです。私が自著『微生物の嵐』◆のなかで明らかにしたように、ステファン・モースは長期にわたってミルコ・グルメクと議論しました。それは一九七七年六月、ヴェリエ・デュ・ラックにあるシャルル・メリュー財団によって組織されたエイズついての会議の副産物です。このクロアチア出身のフランスの保健衛生史家が、アメリカのウィルス学者に影響を与えたのです。グレメクがこの会議で行なった発表は、一九八九年に彼が刊行した著書『エイズの歴

◆**自然宿主（レゼルボア）**　［訳注］病原体を保菌している生物や土壌などで、病原体が自然界に存続するための本来の棲処を意味し、〈病原巣〉とも呼ばれる。その生物自体は病気にはほとんどならず、病原体と共存している。〈自然宿主〉の病原体は、〈中間宿主〉〈媒介動物〉を介して、人間に感染する。

◆**認識論的な断絶**　科学的な思考において、個々の認識の前提となっている〝問題の立て方〟や〝問題の構造〟そのものが断絶的な変化をしていることをさす哲学上の概念。フランスの哲学者ガストン・バシュラールやルイ・アルチュセールによって展開された。

◆**『微生物の嵐』**　Patrick Zylberman, *Tempêtes microbiennes: Essai sur la politique de sécurité sanitaire dans le monde transatlantique*, Editions Gallimard, 2013.

史』の第九章（「新たな疾病の歴史的教訓」）にそのまま掲載されています。この発表タイトルは、ワシントンの会議の最初のセッションのタイトル（疾病の突発的出現の歴史的教訓）と酷似しています」。

南カリフォルニア大学の社会学の教授アンドリュー・レイコフも、パトリック・ジルバーマンの分析を共有する。二〇二〇年六月二四日、彼にインタヴューすることができたとき、この「自宅で宿題をしなくてはならない二児を持つ」父は、家のガレージに避難していた。彼はそこに妻とともに〝臨時オフィス〟を設置していたのだ。その日は良くないニュースが入っていた。一二万二〇〇〇人の死者、二三四万二〇〇〇人の感染者という発表で、アメリカ合衆国は「とくにテキサス、アリゾナ、フロリダといった南部の州で、エピデミックが憂慮すべき拡大」を見せていた。

「ちょっと、とんでもない状況ですね。ワシントンの会議のときに人々が見せた冷静さが完全に失われた状態ですよ」と彼は言った。「ステファン・モースによって組織されたあの出来事は、ウイルス学・疫学・公衆衛生といった領域の基軸となるべきものでした」。

「どうしてですか？」。

「というのは、あの会議では、疾病の創発《エマージング》についてエコロジー的なヴィジョンが提起されたからです。つまり人類は、生活様式の変化、旅行や移住などによって自然環境のなかに組み込まれ、そのことがそれまで無害だったウイルスを〈創発性《エマージング》ウイルス〉に変えているのです。この変化したウイルスは、人間の共同体のなかに浸透して急速に広がることができます。モースが集めた専門家の大半が、エイズの出現はある危険な世界を予示するものだと言っています。つまり、エイズよりも致死的な疾病が出現する可能性があるのであり、それに対する準備を整えなくてはならないということです。一九八九年の会議は、公衆衛生と安全保障の結合のための〈準備体制《プリペアドネス》〉を整える必要性を告知していたのです」。

【コラム】

エイズは、森林伐採と植民地拡大が生み出した

エイズは、アフリカの非人類霊長類を起源とするHIV－1やHIV－2のウイルスによって引き起こされる疾病で、二〇世紀の初めにわれわれ人類の世界に出現した。HIV－1は、カメルーン南部のチンパンジーの免疫不全ウイルス（SIV）に由来し、HIV－2は、アフリカ西部のミドリザルに棲み着いた別の免疫不全ウイルスに由来する。ウイルスの遺伝子的研究によると、HIV－1のグループの最も共通の祖先は一九一〇年までさかのぼる。一九五九年から保存されている血液の分析によると、HIVは数十年前からキンシャサ（コンゴ民主共和国の首都）で広く見られた。

霊長類から人類へのウイルスの反復的移行は、狩猟者やブッシュミート（野生の肉）の販売者の活動と結びついている。しかし本当は、一九世紀からはじまった植民地の拡張と密接に関連している。象牙や木材、さらにはゴムなどの需要が森林伐採を促進し、それと結びついたプランテーションや鉄道の建設のための村人の強制労働がエコシステムや伝統的社会を変化させ、新たなウイルスの伝播をもたらした。また、注射針の再利用によるワクチン接種、ならびに植民地の都市における売春の増大がウイルスの伝播を増幅したと考えられている。HIVは一九六〇年代にハイチとアメリカ合衆国に到達し、その後、一九八〇年代の初めに〈免疫不全症候群〉が発生し注目を浴びるようになったのである。

最悪の事態に備える〈準備体制《プリペアドネス》〉とは？

アンドリュー・レイコフ（社会学、南カリフォルニア大学）
ステファン・モース（疫学・ウイルス学、コロンビア大学）

〈準備体制《プリペアドネス》〉という言葉は、イギリスやアメリカでの緊急事態（サイクロンなどの自然災害であれ、軍事的なもの、あるいは公衆衛生的なものであれ）に備えるために、国家によって構築された体制を意味する。アンドリュー・レイコフによると、「市民生活保護や国家安全保障と結びついたこのドクトリンは、第二次世界大戦時に生まれた」。「それは工業システムを急速に再編成することによって、戦争体制を支えるためにアメリカが発動した動員計画なのです。戦車や飛行機、弾薬などを大量かつ一気に生産しなくてはならなかったからです。それはまた、政府を機能的に構築することでもありました。政府が、政府の機能や国民を危険にさらすような、いかなる緊急事態にも有効かつ柔軟に対応することができるようにするためです。あらかじめやるべきこと想定して来たるべき破局に先手を打つこのやり方は、冷戦の初期から再び構築され拡大されました。目的はアメリカにとって前例のない出来事、すなわち核戦争に備えるためです。何が起きるかわからなかったので、あらゆる可能性を想定し、われわれの欠けている点や取り組むべきことを明確にしなければならなかったのです」。

「具体的にはどういうことでしょうか？」。

「たとえば、アメリカ人は全員、放射線量計を所持して自らの被爆量を計ることなどが提案されました。また貯蔵庫をつくってヨウ素・薬・食料などを備蓄するとともに、核による大量死から生き延びる準備をすることが提案されもしました。この〈準備体制《プリペアドネス》〉は一九六〇～七〇年代に徐々に普及し、その対象は、自然災害、テロリストによる攻撃、産業事故、エコロジー的変動など、あらゆるカタストロフィー的な出来事をも包摂するものとなりました。この〝体制〟が、創発性《エマージング》疾病という概念によって公衆衛生リスクを組み込むことになったのは、ワシントンの会議のあとのことです」。

実際、この会議で、参加者たちは新たなパンデミックを回避するための行程について長時間にわたって意見を交わした。ステファン・モースは言う。

「この考えは、まったく予想に反して、天然痘根絶計画を先導したドナルド・ヘンダーソンによって推進されました。彼は、エイズがわれわれの〝自己満足〟に終止符を打った、と公言したのです。これを彼が言ったということは、たいへんなことです。彼は、創発性《エマージング》の疾病を見つけ出し監視する計画を提案しました。これは、朝鮮戦争のときにアトランタのCDC（疾病予防管理センター）の指導者であったアレクサンダー・ラングミュアが創設した〈エピデミック情報サービスセンター〉の存在から着想されたものです。この情報機関は、バイオテロリズムによる攻撃への恐れから設立されたのですが、幸いなことに、今までのところそうした事態は起きていません。ともあれ結局、アメリカ科学アカデミー・医学研究所（IOM。現在のアメリカ医学アカデミー）に対して、公衆衛生システムによって創発性《エマージング》の感染症を予見しコントロールすることができる研究をするように提案することになったのです」。

　IOMとの交渉は、ジョシュア・レーダーバーグとロバート・ショープによって行なわれ、一九九一年、ステファン・モースが加わった委員会が設立された。ステファン・モースは翌年、「創発性感染症《エマージング・インフェクションズ》——米国の保健衛生に対する微生物の脅威」[8]というタイトルで公表されたレポートの調整役を担う。この文書は、感染症の出現を助長するエコロジー的ファクター（土地利用の変化や森林伐採など）に多くのページを割いているが、そこにはワシントン会議のレポートには見られなかった変更が見られた。サブタイトルに「脅威」という言葉が使われていることからも明らかなように、このレポートの執筆者たちは、公衆衛生リスクの予防という領域から、アメリカが外部からの危険にさらされることからの予防という国家安全保障の領域への移行を密かに行なっていたのである。ジョシュア・レーダーバーグとロバート・ショープは、このレポートの「序説」のなかで、こう書いている。「エイズのパンデミックが教えてくれたように、感染症から遠く隔たり分離されている場所は、世界のどこにもない。世界中の人々に被害をもたらす感染症は、近代的な交通機関、貿易、社会的・文化的モデルの変化など世界的規模の相互依存に脅威をもたらすがゆえに、アメリカにとって潜在的な脅威なのである」。

ねた。

「〈予防体制〉と〈準備体制《プリペアドネス》〉との違いは、何なのでしょうか？」と、私はアンドリュー・レイコフに尋ねた。

「〈予防体制〉というのは、すでに認識されている疾病に対するものです」と、このアメリカの社会学者は答えた。「したがってそれは、政治指導者に対して正当化するのが容易なきわめて具体的な行動をともなうものです。たとえば、この疾病は一年間にこれくらいの死者や入院患者をもたらすけれども、ワクチン・キャンペーンや衛生手段を講ずれば、それにかかるコストを削減することができる、といったようなことです。それに対して、〈準備体制《プリペアドネス》〉は、まだ存在していない疾病、そして今後も存在しないかもしれない疾病を対象としているのです。予見できず目に見えない脅威のために予算を出させることを政治家に説得する唯一の方法は、あえて言うなら最悪のシナリオを売り込むことです。それは純然たるフィクションであっても、恐怖を引き起こすことによって決定権を持つ人々を説得することができるわけです」。

恐怖を煽るための「最悪のシナリオ」

ステファン・モース（疫学・ウイルス学、コロンビア大学）
パトリック・ジルバーマン（保健衛生史、パリ公衆衛生高等研究院）

ステファン・モースは、私との会話の最中に、一九六九年に刊行されたマイケル・クライトンのSF小説『アンドロメダ病原体』◆を幾度となく取り上げた。▼9 この小説は、一九七一年にロバート・ワイズが監督した映画の原作である。物語は、ニューメキシコの村の近くに衛星が落下して、「文字どおり空から降ってきた」病原体が増殖し、人類を絶滅の危機にさらすさまを描いたものだ。「マイケル・クライトンは、これをラッサ熱の出現から着想したのです」と、このアメリカのウイルス学者は言う。「この作品は、医学界や市民の関心を喚起し引き込むための計画を作成するために重要な役割を果たしました」。

ジャーナリストのローリー・ギャレットは、一九九五年、著書『カミング・プレイグ――迫りくる病原体の恐怖』◆▼10 のなかで、公衆衛生のための〈準備体制《プリペアドネス》〉の構築における「最悪のシナリオ」の役割を明らかにしている。彼女は、アメリカの週刊誌『ニューズデイ』に掲載したザイールのエボラ出血熱についてのルポルタージュでピュリッツァー賞を受賞しているが、一九八九年のワシントン会議も取材している。その六カ月後、ちょうどクリスマスの数日前、彼女はホノルルで開かれた〈アメリカ熱帯医学衛生学会〉（ASTMH）のための年次総会に立ち会い、「途方もない戦争ゲームのシナリオ」を知る。八〇〇人の熱帯医学専門家が出席したこの「シミュレーション」は、「アフリカの架空地域で恐るべきエピデミック」が起きたことを想定している。それはエボラが変異したもので、呼吸管を通じて伝染するようになった新たな変異株によって引き起こされるエピデミックである（これはcovid-19と同様で、八〇％以上の致死率のエボラとは異なる）。アトランタのCDC（疾病予防管理センター）のアメリカ人ウイルス学者カール・ジョンソンは、この〝戦争ゲーム〟の序論のなかで、このシナリオは『アンドロメダ病原体』から着想を得たものだと述べている。地政学的観点からすると、このシナリオはルワンダの悲劇に驚くほど似ている（悲劇というのは、このシナリオから五年後、一〇〇万人近くのツチ族の人々を虐殺した民族的なジェノサイドのことである）。シナリオは、民族紛争、大量の死者、集団移住者を想定する。そのとき、国連が管理する難民キャンプにエピデミックが広がる。空気感染（あるいは呼吸管感染）する致死率一〇〇％（念入りなことに！）の得体の知れないウイルスがアメリカ合衆国まで到達し、やがて地球全体に広がる。ローリー・ギャレットは、「このシナリオを作成した者たちは、そこにおけるロールプレイングゲームが公的緊急衛生システムの弱点を明るみに出し、それを是正するきっかけになると期待したのである」と書いている。

しかし、方法は乱暴であった。すなわち、〝ゲーム〟が進むにつれて、不安の声が関係者のあいだに広

◆『**アンドロメダ病原体**』［訳注］邦訳：マイクル・クライトン著、浅倉久志訳、ハヤカワ文庫、二九一二年。映画の邦題は『アンドロメダ…』で、字幕付きのDVDがユニバーサル・ピクチャーズ・ジャパンから販売されている。

◆『**カミング・プレイグ——迫りくる病原体の恐怖**』［訳注］邦訳：ローリー・ギャレット著、山内一也監訳、河出書房新社、二〇〇〇年。

がり、五時間後には「陰鬱で緊張した神経症的な」雰囲気が広がる。ローリー・ギャレットが言うには、その一カ月前に、サルにとっては致死的でも人間には無害と見なされるエボラウイルスの株が、ヴァージニア州の霊長類の群れのなかで見つかっていた。彼女はこう結論する。「このロールプレイングゲームは、恐るべき準備不足を表わすものです。〈準備体制《プリペアドネス》〉の不具合・欠陥・脱漏はひどいものでした」。

私と同業であるジャーナリストが書いている、この錯乱としか言いようがない〝シミュレーション〟の物語を引用しながら、私は、そこに冷静な態度がほとんど欠けているばかりか、エピデミックの出現に対して〝〈準備体制《プリペアドネス》〉を取る〟合理性というよりも、エピデミックの誘引力に病的なまでに引き寄せられていく傾向を感じとって衝撃を受けた。

保健衛生の歴史家パトリック・ジルバーマンはこう述べる。「このシナリオの方法は、一九八〇年代末まで優先されていた予防体制から〈準備体制《プリペアドネス》〉への移行を示すものです。八〇年代までは、確率などを推定して既知の公衆衛生リスクを切り抜けようとしていたのですが、以後は、確率などに頼ることはしなくなったのです。というのは、黙示録的状況やカオスは予測することができないからです。それで、確率的な技術に代わって最悪のシナリオが登場するのです。これは合理性を放棄して、フィクションにのめり込むということです。そのことを、私は本に書いたのです」。

この保健衛生史家の言葉は、いささか大袈裟なように私には思われた。とくにステファン・モースの話との齟齬が気になった。モースは、一九九三年に監修した本を私に送ってくれたあと、破滅的なパンデミックを予防するために保健衛生当局があらゆる措置を講じていることを、私に語っていたのだ。たとえば、ＣＤＣはアメリカ科学アカデミー・医学研究所（ＩＯＭ）のレポートを刊行したあと、『創発性《エマージング》感染症』（*Emerging infectious Dideases*）というタイトルの新たな科学雑誌を創刊し、その第一号が一九九五年一月一日に刊行されている。モースがその創刊号に巻頭言を書いているが、そのなかで「エコロジー的変化や人間活動の変化」といったものを「創発性《エマージング》ウイルス出現のファクター」として強調している。これは、ワントンの会議のときに広く検討されたことだ。さらにＣＤＣのディレクター、デヴィッド・シュクターは、彼がアメリカのほかの保健衛生機関と協同して設定した予防計画や研究計画を紹介している。それは「感染症の脅威、アメリカの予防戦略」と名づけられている。この計画は四つの行動分野から成っている。「監視と応答」「応用研究」「予防とコントロール」「基礎部分の発展」の四つである。ここでわれわれの関心を惹く一番目の分野にロードマップが示されている。「新たな病因の出現、それが引き起こす疾病、その出現を助長するファクターといったものを見つけ出し、ただちに調査・鑑定すること」。

「これは、ハッタリだったんですか？」と、私はパトリック・ジルバーマンに尋ねた。

「いや、そうとは言えません」と、彼は答えた。「しかし、冷戦の終結とともに、公衆衛生の問題は国家防衛と安全保障の新たなドクトリンとして補足されるのです。それはベルリンの壁の崩壊とともにはじまりました。その結果、公衆衛生的カタストロフィー論がしだいに勢いを増し、ついにヨーロッパにも伝染するにいたったのです」。

新たなる敵となった〈バイオテロリズム〉

パトリック・ジルバーマン（保健衛生史、パリ公衆衛生高等研究院）
アンドリュー・レイコフ（社会学、南カリフォルニア大学）

アンドリュー・レイコフとパトリック・ジルバーマンの話を聞いていると、〈創発性《エマージング》感染症〉の出現を促す人間活動によるエコロジー的ファクターが、ペンタゴンに先導された国家安全保障の新戦略を優先する〝意思決定者〟のレーダーから徐々に外れていくことが、よりよく理解できる。このことを、われわれは本書を通じて確認することになるだろう。この新戦略は、エボラウイルスやHIVの出現のような自然起源の出来事と、バイオテロリズムのような人間の意図的行為とを一緒くたに取り扱おうとしているのである。

アメリカの社会学者レイコフは、私にこう語る。「一九九一年末にソ連が崩壊したとき、アメリカ軍のトップの座にいたコリン・パウエルは、次のように宣言したのです〝さて、これからどうするか。われわれを脅かすものがなくなった今、いかなる脅威を見つけ出すかだ〟。当時の歴史的文脈に身を置かなくてはなりません。すなわち、四〇年ものあいだ、アメリカは巨大な軍事産業を発展させ、膨大な軍事費を使って、ソ連の脅威を振り払うために世界中で戦争に介入したのです。そして、それがなくなったわけです」。

フランスの歴史家ジルバーマンの方は、私にこう断言した。「超大国アメリカの敵はいなくなりました。それは、北大西洋条約機構（NATO）とその軍事的権力のなかに、正真正銘のアイデンティティ危機を引き起こしたのです。私が著書のなかに書いたように、全体主義の怪物はいなくなったのです。アメリカの軍事指導者のトップ、コリン・パウエルは冗談めかして、〝食べ残しているのは、もうカストロと金日成しかないよ〟と、よく言ったものです。したがって新しい敵を見つけなくてはならず、それが〈バイオテロリズム〉だということです」。

「どんな出来事が、そうした戦略的変化をもたらしたのでしょうか？」。

「第一に、一九九五年三月のオウム真理教による東京の地下鉄襲撃事件ですね。これはサリンガスを使ったもので、一三人の死者と六〇〇〇人以上の負傷者という甚大な被害をもたらしました。アメリカ大統領ビル・クリントンはたいへんな衝撃を受けたのです」。

パトリック・ジルバーマンは、よく調査の行き届いた著書『微生物の嵐』のなかで、日本でこのテロリズムが発生したあと、アメリカ大統領がバイオテロリズムに関する書物や資料をむさぼるように読んだと述べている。そしてその後、一九九八年に、大統領はリチャード・プレストンの新作小説『コブラの眼』◆を読み、防衛担当の側近ジョン・ヘイムリにもこれを読むように勧めた。この流行作家は「ペストの再来」◆について造詣が深く、すでに一九九四年に『ホット・ゾーン――エボラ・ウイルス制圧に命を懸けた人々』というタイトルのノンフィクションの著書を執筆し、さらにこれはドラマ化され大成功を収めていた。そのなかで彼は、エボラや〈マールブルグウイルス〉◆の引き起こす出血熱の話を〝彼流のやり方〟で語っていた。それから四年後、この作家は、今度はSFのフィクションの形をとった作品で同じように成功を収めた。それが『コブラの眼』（映画にもなった）である。そしてこの作品は、天然痘の遺伝子組み替えウイルスがニューヨークにばらまかれるという、テロ攻撃を主題にした戦慄をもよおす話なのだ。

リチャード・プレストンは、ステファン・モースがワシントンの会議に招待した科学研究者たちのなかにうまく入り込んだ。科学研究者たちのなかには、すでに〈バイオセキュリティ〉（生物安全保障政策）の立場に転向したものがいた。そのなかに、天然痘を根絶し、その後、対バイオテロリズムの著名な専門家になったドナルド・ヘンダーソンがいた。彼はジョンズ・ホプキンズ大学に研究センターを開設し、これを〈ヘルスセキュリティセンター〉と名づけた。かくして、一九九七年九月、プレストンとヘンダーソンは〈アメリカ感染症学会〉によって組織された会議に一緒に参加することになる。そしてこの会議の話題は、新たな感染症の出現を助長する人間活動的ファクターではなく、ひとえにバイオセキュリティの話であった。

一九九八年四月一〇日、クリントン大統領はホワイトハウスに主要な科学研究者を呼んで会議を持つ。そのなかには大統領顧問となったジョシュア・レーダーバーグもいた。そこに居合わせた全員が『コブラの眼』を読んでいた。そして科学研究者たちは声をそろえて、アメリカはこうした攻撃から身を守ることはできないであろうと断言した。それも当然のことで、なぜならこの物語は、現実にはおよそ起こりえない話だったからである。しかし、この良識的な判断は楕円形の会議室に招待された参加者全員の意見ではなかったように思われる。そして最後に、ジョシュア・レーダーバーグは重々しい口調でこう宣言したのである。「国家安全保障と公衆衛生について、同じやり方で取り組む時期が来ている▼12」。

◆『**コブラの眼**』［訳注］邦訳：リチャード・プレストン著、高見浩訳、飛鳥新社、一九九八年。

◆『**ホット・ゾーン――エボラ・ウイルス制圧に命を懸けた人々**』［訳注］邦訳：リチャード・プレストン著、高見浩訳、ハヤカワ文庫、二〇二〇年。ドラマ化されたものは、『ホット・ゾーン』ナショナル・ジオグラフィック配信（日本語字幕版）。公式サイト https://natgeotv.jp/tv/lineup/prgmtop/index/prgm_cd/2662

◆**マールブルグウイルス**　一九六七年、ドイツのマールブルグのラボラトリーの研究者たちによって発見されたことが名前の由来であるが、研究者たちはウガンダのミドリサル（緑猿）の腎臓細胞を使って実験したことが知られている。

フランスの保健衛生の歴史家ジルバーマンは、さらに続けて言う。「その一ヵ月後の一九九八年五月二〇日、アメリカの議会でケン・アリベックの聴聞会が行なわれ、彼はアメリカ政府を震撼させたのです。つまりケン・アリベックは、〈テロリスト、情報作戦、アメリカ経済への潜在的影響〉に関する委員会を前にして、自分が指揮した天然痘ウイルスならびにエボラウイルスの軍事化のための極秘研究計画を暴露したのです。ケン・アリベックは微生物学者で、表向きは薬剤研究を旨としているが、六万人もの作業員をかかえて細菌兵器計画を担っているソ連の開発・製造組織〈バイオプレパラト〉（Биопрепарат）の副ディレクターだったのです。一九九二年、アリベックはイギリス経由でロシアから脱出し、アメリカに移住します。そしてアメリカでバイオセキュリティのコンサルタントになります。一九九九年、彼は『バイオハザード』◆というタイトルの著書を書きますが、そのなかで自分の来歴を語っています。また、この本のサブタイトルは、次のような興味をかきたてるものです。“世界最大の極秘生物兵器計画についての身も凍るような真実の物語”▼13。この本には、リチャード・プレストンがレヴューを書いていて、“誰一人も逃れられないバイオ・アルマゲドン”◆という表現をしています。結論部にはこうあります。“真実は、ときにフィクションよりも邪悪である”」。

パトリック・ジルバーマンは、私にこう言った。「一九九九年は、アメリカ保健衛生省でバイオテロリズムに対する特別準備の路線が発進した最初の年です」。さらにこう付け加えた。「一般に考えられているのとは異なって、保健衛生を軍人の支配下に置くこの政策の真の立案者は、ジョージ・ブッシュ・ジュニアではなく、ビル・クリントンなのです」。

国家保障安全政策に組み込まれた“公衆衛生”

パトリック・ジルバーマン（保健衛生史、パリ公衆衛生高等研究院）
アンドリュー・レイコフ（社会学、南カリフォルニア大学）

また、こうした動きの背景には、当然のごとく、二〇〇一年九月一一日、アルカイダのジハディストがニューヨークのワールド・トレード・センターへ“自爆攻撃”を行ない三〇〇〇人近くの死者を出した事件があった。アメリカと世界が衝撃を受けた事件である。その一週間後、炭疽《たんそ》菌爆弾を仕掛けた郵便物が、アメリカの五つの巨大メディアと二人の上院議員宅に送られ、五人の死者が出た。FBIは、犯人はブルース・アイヴィンスというアメリカの研究者であるとした。彼はメリーランド州のフォートデトリックのP4実験施設◆で、生物兵器の研究をしていた人物である。そして彼は、逮捕前日の二〇〇八年七月に自殺した。この〈上級研究者〉は、炭疽に対するワクチン開発に携わっていて、ペンタゴンが最も注目していた人物であるが、明らかに重い精神疾患を患っていた。したがって彼の行為はバイオテロリズムに走る過激派とはまったく無関係であったが、〝タカ派〟（ホワイトハウスを牛耳る超保守主義の共和党員）にとっては、そんなことはたいした問題ではなかった。つまり、この劇的な事件は彼らにとって、二〇〇一年九月二〇日のアメリカ議会におけるブッシュ大統領の〈反テロ戦争〉宣言のなかに、バイオセキュリティ（生物安全保障政策）を組み込む絶好の機会だったのである。

アンドリュー・レイコフは、次のように説明する。「二〇〇一年九月一一日のテロ行為と郵便物爆弾は、国家防衛と安全保障の関係者を活気づけたのです。彼らにとって、バイオセキュリティは何にも増して重要な問題になったのです。副大統領ディック・チェイニーは、サダム・フセインがアメリカに対して、テロ組織を使って天然痘ウイルスによるバイオテロ攻撃を仕掛けることを確信しました。そして二〇〇二年、ホワイトハウスは、文字どおり〈自然災害・パンデミック・バイオテロリズム〉からアメリカ市民を守るために設立された〈公衆衛生緊急準備《プリペアドネス》体制室〉の室長に任命されたドナルド・ヘンダーソンの助言

◆『バイオハザード』［訳注］邦訳：ケン・アリベック著、山本光伸訳、二見書房、一九九九年。文庫版は『生物兵器——なぜ造ってしまったのか？』二見書房、二〇〇一年。

◆**アルマゲドン**　『フランス百科事典』（*Encyclopédie francaise*）には、こう記述されている。「聖書の最後の審判では、アルマゲドンとは善と悪の最後の戦いを示す」。ここから拡大解釈されて、「この言葉［アルマゲドン］は、黙示録的に世界が終わる恐れがあるすべての状態をさす」ようになった。

◆**P4実験施設**　［訳注］最高度のセキュリティを備えた微生物・病原体の実験施設。BSL－4とも呼ばれる。

にしたがって、五〇万人の兵士、医師、看護師を対象に、このすでに根絶されていた疾病に対するワクチン・キャンペーンを発令したのです。これは激しい議論を引き起こしました。というのは、このワクチンは深刻な副作用をもたらす可能性があったからです。誤った認識に依拠しているとして問題視されたこの作戦は、〈バイオ準備体制《プリペアドネス》〉の最初の大規模計画を体現しています。以後、バイオセキュリティ（あるいは〈バイオディフェンス〉）は、あらゆる種類の生物的脅威を、テロ行為のような人為的・意図的なものと、SARSやH5N1（鳥インフルエンザ）のような自然発生的流行感染症（これはちょうど反テロ戦争の最中に発生した）とを区別しないで、その政策のなかに組み込んでいくことになります」。

二〇〇二年一一月、感染性（病原体が感染者のなかで増殖する）であると同時に、伝染性（人から人に伝染する）でもある新たな〈不可解な疾病〉が、中国南部の広東省で見つかる。この疾病は呼吸不全を引き起こし、震えと悪寒、筋肉痛や頭痛をともなう。これはやがてSARS《サーズ》（重症急性呼吸器症候群）と名づけられるが、地球上で直接伝播が観察された最初のエピデミックであった。コウモリ由来のコロナウイルスによって引き起こされたこの疾病は（第3章123頁参照）、香港に達し、そこからさらにアジア、アメリカ大陸、ヨーロッパへと順次広がった。拡大の原因となった〈ペイシェント・ゼロ〉（最初の患者）はすぐに突き止められた。それは中国本土から香港に来た医師で、彼が香港の大病院で多数の人に感染を引き起こしたのであった。彼は、この疾病の三人の〝スーパースプレッダー〟（超感染拡大者）のうちの一人であったが、このエピデミックは、危惧されたほどは広がらず、結果として三〇カ国で八〇〇〇人ほどに感染するにとどまった。

次いで、二〇〇三年一二月、タイの動物園で二頭のトラと二頭のヒョウが突然死する。ウイルス学的研究によって、それは鳥インフルエンザウイルスH5N1の感染によるものであると判明する。この動物間流行病はやがてソウルの工業的養鶏場を襲い、さらに東南アジア全域に広がる。世界第四位の家禽輸出国タイは、予防のため六〇〇〇万羽のニワトリを殺処分することを決定する。人間については、このエピデミックは世界中で一〇五人の犠牲者（一八六人の感染者のうち）しか出なかった（犠牲者のうち一七人はタイ人）。

「このH5N1（鳥インフルエンザ）のエピソードは、九月一一日の襲撃に続く〝熱狂〟となりました」と、パトリック・ジルバーマンは言う。「このウイルスは、一九九七年に香港の養鶏場に出現したのですが、人間には増殖しにくいものだったので、六人の犠牲者しか出ませんでした。しかし六年後、それは再び出現し、とんでもないパニックを引き起こしたのです。WHOは五〇〇〇万人の死者が出ると予測しました。いたるところで、とくにアメリカでは、五〇〇〇万人の死者をもたらした一九一八年の〈スペイン風邪〉の再来だと大騒ぎになりました。二〇〇五年には、〝バイオテロ〟のシナリオが全面展開されようとしていました。この年の夏、真面目な地政学の雑誌『フォーリン・アフェアーズ』（*Foreign affairs*）は〝来たるべきパンデミックに備えるために〟という論説を掲載します[14]。執筆者は、公衆衛生安全保障と創発性《エマージング》感染症の権威マイケル・オスターホルムです」。

「ヨーロッパは、テロリズムとは無関係の本当の原因を隠蔽する、この〝公衆衛生安全保障〟の錯乱的論理のなかに、いつ頃、参入したのでしょうか?」と、私はパトリック・ジルバーマンに尋ねた。

「アメリカより少しあとですね」とフランスの保健衛生史家は答えた。「一九九〇年代の終わりまでは、とくにヨーロッパにおいては、国家安全保障と公衆衛生を一緒くたにすることなど、およそ考えられないことでした。しかしEUは、二〇〇三年一二月一二日、〈ヨーロッパ安全保障戦略〉を採択したとき、この方向に第一歩を踏み出したのです。このときから、公衆衛生はヨーロッパ安全保障計画のなかに組み込まれることになったのです」。

パトリック・ジルバーマンは、著書『微生物の嵐』のなかで〝アメリカの参謀本部の作戦〟がどのように旧大陸に参入してきたかを語っている。「原因や状況が不明の出来事を合理的に制御する[15]」ためのロールプレイングゲームは、すでに二〇〇一年六月に〈ダーク・ウィンター作戦〉［バイオテロ攻撃のシミュレーション］に参加したジョージ・ブッシュとディック・チェイニーのお好みのオモチャであった。この「最悪を想定したシナリオ」は、そのアメリカ－ヨーロッパ版である〈大西洋の嵐〉（Atlantic Storm）の作戦の立案者たちを導くことになる。

二〇〇五年一月一四日、大西洋両岸の一二人の元閣僚や議員がワシントン・ホテルのダンスホールに集まる。このホテルは一九八九年に〈創発性《エマージング》ウイルス〉の会議が催されたホテルである。じつに興味深い符合である……。選り抜かれた一〇〇人ほどのオブザーバーたち（ジャーナリスト、専門家、高級官僚など）が、このスペクタクルに立ち会うべく招待される。〝アクター〟たちは、ビル・クリントン政権の元国務長官マドレーヌ・オルブライト（彼女はアメリカ大統領の役を演じる）、ドイツの議員ヴェルナー・ホイヤー（彼は首相の役を演じる）、WHO元事務局長のスウェーデンのグロ・ハーレム・ブルントラント（彼はWHOにおける自分自身の役割を演じる）、フランスの元保健衛生大臣ベルナール・クーシュネル（彼は大統領官邸エリーゼ宮を代表する役割を演じる）。シナリオは手の込んだものではない。つまり、アルカイダの一分派が天然痘ウイルスによる襲撃をしてくる（なるほど！）。午前九時に、ロッテルダム、ワルシャワ、それにイスタンブールの市場で事件が起きる。午後二時、確認された病人の数は世界中で三三二〇人にのぼる。そして、一カ月で三二万人が感染すると推定される！ワクチンのストックの管理、検疫、隔離、国境封鎖、国際協調、医師・警察・軍隊の動員、食料供給の組織化など、あらゆる戦線が作動する。こうしたロールプレイングゲームの作成と演出のために二五万ドルほどかかるが、それは公的資金でまかなわれる……。

〈準備体制《プリペアドネス》〉の完全な失敗

ステファン・モース（疫学・ウイルス学、コロンビア大学）

「これは完全な失敗ですよ。これほどまで準備不足であるとは想像しませんでした。そして今、われわれは無為無策の高いツケを払っているのです」とステファン・モースは言うが、この言葉は彼の口から出ると、どこか嘘っぽく響く。というのは、もし誰かが〈準備体制《プリペアドネス》〉を体現しているとしたら、それは彼本人であり、また彼のボスでノーベル医学賞を受賞し彼が限りない敬意を払い続けているジョシュア・レーダーバーグにほかならないからだ。広範な資料に裏づけられた著書『グローバルな公衆衛生の警戒』のなかで、共著者であるカナダの社会学者ローナ・ヴェールとエリック・ミカロフスキは、パトリック・ジルバーマンと同じ結論に達している。その結論とは、レーダーバーグとモースは「バイオセキュリティの概念と政策の初期展開のために、手を携えて根元的役割を果たした」ということである。▼16

ロックフェラー大学の元学長が、ビル・クリントンの科学顧問としてふるまう一方、ステファン・モースは一九九六年にペンタゴンの研究機関である〈先進的防衛研究プロジェクト機関〉（DARPA）のバイオディフェンス計画の作戦責任者になる。そして一九九九年、モースはCDC（疾病予防管理センター）の創設したバイオテロリズムへの〈準備体制《プリペアドネス》〉計画局の副局長に任命される。モースはこう説明する。「二〇〇〇年に、私はうんざりして、科学研究をやり直すためにコロンビア大学に戻る決心をしたのです。私はまったく世間知らずだったのです……」。

この疫学教授は、ここで言いよどむ。何はともあれ、彼は、二〇〇九年にアメリカ国際開発庁（USAID）がはじめた疫学研究プログラム、〈PREDICT計画〉のトップリーダーになるのだ。二〇〇九〜一九年の一〇年間にわたって、◆二億ドルの予算が割り当てられたこの計画は、鳥インフルエンザ（H5N1）に対してというよりも、むしろそれが引き起こした途轍もない不安に対応するために構想されたものである。

「USAIDのためにこの計画を構想したヨンナ・マゼ・メイゼットが、〈ワンヘルス〉（第6章197頁参照）と名づけられた研究所を創設するのに、これは十分なお金だったのです」。この研究所は、カリフォルニア大学デーヴィス校の獣医学部のなかに実験施設と研究員を擁するものであった。

◆**二〇〇九〜一九年の一〇年間にわたって**　二〇一九年九月、トランプ政権は、PREDICT計画を継続しないことを決定した。しかし二〇二〇年四月一日、covid-19のパンデミックがアメリカで拡大しはじめると、USAIDがこの計画を六カ月間延長するための特別予算を許可した（二二〇万ドル）。

私は待ってましたとばかりに、「ＰＲＥＤＩＣＴの目的は、何だったのでしょうか？」と尋ねた。

「目的は二つです。一つは、創発性《エマージング》ウイルスの出現リスクが最も高い熱帯諸国（主にアマゾニア、南アジア・東南アジア、それにコンゴの河川流域）の動物相を監視しながら公衆衛生を監視すること。われわれは、コウモリ・哺乳類・齧歯目哺乳類・鳥類などをサンプリングして、そうした動物を自然宿主《レゼルボア》にしているウイルスを見つけようとしました」。

二〇〇九年から一九年にかけて、〈ワンヘルス研究所〉のカリフォルニアチームだけでなく、〈エコヘルス・アライアンス〉――ウイルス学者ピーター・ダスザック（Peter Daszac）（この人物については、第2章66頁・「おわりに」282頁・補章309頁で言及する）によってニューヨークで設立された同種の組織――のチームも加わって、一万匹のコウモリと二〇〇〇頭の哺乳類から、一四万の生物学的サンプリングを行なった。その結果、人獣感染の潜在力を持つ一二〇〇のウイルス（そのうち一六〇はコウモリ由来）が検出された。

「第二の目的は、われわれが介入する南側の諸国に、科学研究者や医学者を養成することでした。彼らが自分自身で、ＰＣＲ◆の技術を用いて病原体の監視や検出をすることができるようにです。こうしてわれわれは、創発性《エマージング》感染症の出現リスクを減少させる手助けができると思ったのです」。

「思った」という言い方には引っかかるものがある。ステファン・モースは言い逃れをしているように思われる。ＰＲＥＤＩＣＴ計画に対してくり返しなされている非難の一つは、この第二の目的がたいていおろそかにされ、〈ワンヘルス研究所〉と〈エコヘルス・アライアンス〉の〝ウイルス収集家〟にとって好都合の第一の目的が優先されたということである。というのは、収集された病原体の確認は、権威ある科学雑誌に公表するのが目的だったからである。そしてこの公表は、ワクチンや薬剤を開発する製薬会社との特許権交渉につながるという仕組みである。

「まあ、これは建て前の話です」と、ステファン・モースは譲歩を見せた。「こうしたやり方には、いろいろと限界があったのです。まず、現地へ行ってコウモリをつかまえて持ち帰り、実験施設で動物を自然宿主《レゼルボア》とする病原体を見つける作業には、多額の費用がかかります。それから、病原体をストックしたとして、それをどうするかということです。たいしたことはできないのです。ウイルスのゲノム・シークエンシング［DNAの塩基配列の解明］は何の役にも立たないのです。というのは、あるウイルスが、元の宿主（たとえばコウモリ）から、人間に感染する可能性のある別の動物に、いつ、どうやって突然うつるのかを予見することはできないからです。それに既存の病原ウイルスは膨大な数にのぼるので、なおさらこの予見は難しいのです。新たな感染症を予防するには、ウイルスが生息する環境、そしてウイルスが新たな疾病の原因になるリスクを助長するエコロジー的・人間的ファクターを知らねばならないのです」。

私は会話の成りゆきに少し驚きながら、「ということは、あなたが一九八九年の〈ワシントン会議〉でおっしゃったことに戻るわけですね」と指摘した。

「そのとおりです。あれから三〇年後、多くの研究によって、おそらく生物多様性の破壊が創発性《エマージング》感染症の要因であることがわかってきたのです。われわれを本当に助ける科学研究は〈病気の生態学〉と呼ばれるべきでしょう。というのは、それは野生動物と家畜とのあいだの、そしてエコシステムと人類の欲求とのあいだの相互作用を理解することを可能にするからです」。

「〝ウイルスに対する戦争〟は、〝癌に対する戦争〟〝麻薬に対する戦争〟あるいは〝テロに対する戦争〟といったアメリカを象徴する戦争と、共通点を持っているのでしょうか？」。

これが私の最後の質問だった。ステファン・モースは長いあいだ考え込んだあと、「それはたいへん費用がかかり、果てしない戦争であるという共通点を持っています。というのは、そうした戦争は原因に立ち向かわないからです……」。

◆**PCR**　ポリメラーゼ連鎖反応。アメリカの研究者キャリー・マリスが完成し、分子生物学に革命を起こした。この〝実験室での〟遺伝子増幅技術は、DNAやRNAの一部を無限に増殖させてウイルスを分析することを可能にした。

［第2章］

人間の活動が〈新型ウイルス〉を出現させている

「私は子どもだった頃、探検家になりたかったのです。だけど学校で理科の先生が、すべては探検しつくされているから、それは何の意味もないと言ったので、がっかりしたのです」と言って、セルジュ・モランは大笑いした。二〇二〇年三月一二日にスカイプでインタヴューをしてから、一〇月に本書を執筆終えるまでのあいだ、私はCIRAD（国際農業開発研究センター）◆の研究者で、八年前からタイで研究活動をしているこの人物と幾度となく意見交換をした。そのなかで、一つ確かなことがある。それは、われわれの会話が冗談まじりで行なわれなかったことは一度もないということだ。とくに研究（者）の世界の話になると、爆笑もあり、ときには辛辣な嘲笑も交じることがあった。六〇歳になるまでに科学論文を四五〇本発表し、自称〈病気の生態学者〉のこの人物は、この世界でないがしろにされるよりも、反逆することを選んだ。

◆CIRAD（国際農業開発研究センター）　熱帯地方や地中海地方の持続的発展のための農業研究と国際協力を目的とする、フランスの機関。

〈病気の生態学〉と〈健康生態学〉

セルジュ・モラン（進化生態学・健康生態学）

「〈病気の生態学者〉って何ですか？」と私は尋ねた。

「フランスには、二人のパイオニアがいます。モンペリエにあるＩＲＤ（フランス開発研究所）の研究ディレクターのジャン＝フランソワ・ゲガンと、私です（笑）。病気の生態学は、英米圏では感染症の起源と伝播における環境的要因を研究する科学です。生態学の一つであり、免疫学・疫学・遺伝子学の交差した知識に依拠します。私がフランス語で講演するときは、これを〈健康生態学〉と呼んでいます」。

「フランスでは長いあいだ無視され、〝生態学者の気紛れ〟などと揶揄されてもいた研究分野の代表に、どうしてなったのでしょうか？」。

「それには、フランス共和国の学校の話にまつわる長い歴史があります。私は、学校で純粋培養された〝学校の申し子〟なんです。私の父方の祖父は、ブルターニュの農民で六人の子持ちでした。しかし誰も農場を引き継ぎませんでした。それは農村から人口流出が続き、工業的農業の到来を画した整理統合の時期でした。叔父や叔母たちは、海軍・警察・保険会社・自動車工場・建築企業などで働きました。私の父は農業労働者をやったあと、軍隊に入りました。そしてスエズ戦争に参加し、アルジェリア戦争にも加わりました。私の母親は婦人服のお針子さんでした。私がレンヌで生まれたあと、母と私はサハラ（アフリカ）のコロン＝ベシャールの軍事基地にいた父親の元へ行き、アルジェリアが独立した一九六二年までそこにいました。そしてその後、父が〈ＳＤＥＣＥ〉（対外治安総局。フランスの情報機関）の職員に任じられたため、パリ地域に居住することになりました。私は一人息子で、父や母は私が軍の科学研究者になることを望んでいました。これは正直、嫌だったですね（笑）。私は技術バカロレアを取得しましたが、技術者の学校に行くことを拒否しました。工業デザインとか工作機械など、ようするにテクノロジー全般を嫌悪していたのです。当時私は、フィニステール県のプロゴフの原子力発電所建設の反対運動に参加していました。一九七〇年代末のことです。エコロジスト的心情が生まれたのはそのときです。一八歳のとき、ある大工場に雇用されました。そのとき私は、私よりも愚かな者によって命令されるという職業生活には耐えられないことがわかったのです（笑）。そして私は、あの理科の先生の断固たる判断を無視して、自然科学の研究者になることを決意し、パリ第四大学の生物学科に登録したのです（笑）。それ以後は、すべてスムーズにいきました。生物学の博士号を取って、進化生物学、寄生体学、動物学という領域の研究者になったのです」。

「それは人間の健康と、どんな関係があるのでしょうか？」。

「何の関係もありません！ 私は最初、人間ではなく寄生生物に関心を持ったのです。もちろん人間もとんでもない寄生生物ですがね（笑）。寄生生物は私を魅了し続けました。というのは、寄生生物の種類はものすごいからです。現在確認されている寄生生物は、せいぜい全種類の一〇％にすぎません。寄生生物は、病原体やウイルスを含めて地上の生き物の半分以上を占めているのです。言ってみれば、地上の生き物の二つに一つがほかの生物を利用して生きているわけです。これはすごいことでしょう（笑）。どうしてこんなに数多くの種類があるのか？ 寄生生物は、宿主にどんな影響を与えているのか？ 私は、寄生生物が宿主にもたらすストレスや免疫効果に興味を持ち、〈進化寄生体学〉とか〈免疫生態学〉と呼ばれる研究をしたのです。最初は、カタツムリのような無脊椎動物の寄生生物を研究し、次に清掃魚について研究しました。こうした多様な寄生生物に宿主がどのように順応するか、寄生生物と宿主がどう協力しあって免疫防禦や行動防禦の戦略を展開するか、といったことを研究したのです。次いで齧歯目《げっし》（ネズミ目）の研究に移りましたが、これは本当に私を魅了しました。ネズミ科の大ファミリーに深く入り込んでいくのは、果てしない物語のなかに入っていくようなものです」。

◆**スエズ戦争**　［訳注］一九五六年のスエズ運河をめぐるエジプトとイギリス・フランスなどによる軍事紛争。第二次中東戦争とも呼ばれる。

「私は長いあいだ、齧歯目の動物と病原体のあいだのダイナミズムを研究し、人間には関心を持ちませんでした。人間は私の最後の関心事だったのです。私は押しも押されもしない寄生体学者だったのです（笑）。やがて二〇〇七年に、同僚たちが齧歯目の引き起こす新たな疾病についてのプロジェクトのためにアジアに行くことになり、私に誘いがかかりました。これは私のキャリアに転機をもたらす大きな経験となりました。ラオスのビエンチャンから、タイ国境のルアンパバンまで車で行ったことを憶えています。山を一つ越えなくてはなりませんでした。緯度は同じなのですが、風景は完全に違うのです。そこで私は、齧歯目の動物があちこちで多様きわまりない生息環境にどうやって順応しているかを理解しようとするなら、風景のダイナミズム、つまり風景を維持したり変えてしまったりする人間に関心を持たねばならないと思いたったのです。こうして私は徐々に人間の健康の方に移行し、〈病気の生態学者〉になったのです。二〇一九年、科学誌『*PloS Biology*』は、世界の六八〇万人の科学研究者の専門分野別の分類を公表しています。そのなかで論文の引用率が多い一〇万人が特記されています。私の順位は、三万七五一八番目です。ですから私は、最も引用の多かった研究者のたった五％しか引用されていないわけです。しかし興味深いことは、私は三つの専門分野に属することになっていることです。〈菌学と寄生虫学〉〈生態学〉〈生物医学研究〉の三つです。つまり私は、まったくユニークな研究者だということです（笑）」。

【コラム】

人類と同じくらい古い齧歯目《げっし》の歴史

ネズミ科の動物は二二〇〇種以上が知られていて、哺乳類の四〇％を占める。高度な社交本能を持つ種類もおり、砂漠から熱帯林にいたるまでの多様な環境に適応してきた。最近では人工的な環境にも適応している。ハツカネズミやネズミは、新石器革命、定住化、農業文明の出現などによる人類の居住環境の変化に、常に同伴してきた。こうしてネズミは片利共生生物となり、人類との共存の時間は、近東のハツカネズミは紀元前一万五〇〇〇年から、南アジアのクロネズミは紀元前一万二〇〇〇年から、南中国の最初の大都市のドブネズミ（ノルウェーネズミ）は紀元前六〇〇〇年からである。アジア起源のこうしたネズミやハツカネズミは、農耕の誕生、農業都市の形成、国際交易などを利用して繁栄し、地球全体に広がっていった。モルモットは、三五〇〇年前に南米のアンデスで食肉や毛皮として家畜化された唯一の種である。ハツカネズミはその白い形から生物学者が実験用に好む動物であり、アメリカ合衆国の実験施設だけでも毎年一億匹以上が実験の犠牲になっている。

齧歯目《げっし》（ネズミ目）の動物は、多くの感染症（最たるものはペスト）の病原体の自然宿主《レゼルボア》である。ペストは、モンゴルのマーモット（リス科）、アメリカ西部のプレーリードッグのように、地下に群居している齧歯目の動物のあいだで流行してエピデミックとなる。こうした齧歯目の風土病に起源を持つペスト菌は、ノミに媒介される。感染したノミと接触すると、病原体がほかの片利共生の齧歯目の動物や人間に伝染するのである。ネズミ科の動物は、多くの病原体の自然宿主《レゼルボア》であり、そのなかには発疹チフスやツツガムシリケッチア症の病原体、あるいはハンタウイルスやラッサ熱ウイルスなど、恐るべきウイルス性出血熱の病原体が含まれる。

〈創発性感染症《エマージング》〉の先駆的研究

ケイト・ジョーンズ（生物多様性研究、UCL）

「あなたは、生物多様性と〈創発性感染症《エマージング》〉との関係を最初に突き止めたときのことを憶えていますか？」と、私はセルジュ・モランに尋ねた。

「もちろんですよ。それはまったく啓示のようなものでした」と彼は即座に答えた。「二〇〇〇年代の終わりまでは、当時、生物多様性の保全を唱える人々に支配的だった考え方を、私も共有していました。今でこそ、そうした考え方に対して猛然と反対していますがね。その考えというのは、地球の一部に覆《おお》いをして生物多様性を守ろうというものです。それ以外の場所は人間に任せればいい。人間がすべてを破損し、互いに殺しあいをしても、われわれの知ったこっちゃない、というわけです」。

「それはちょっと戯画化しすぎじゃないでしょうか」と私は反論した。

「そんなことはありませんよ！ 生物多様性の保全を訴える組織やそれに加担する生物学の専門科学研究者のなかで、そういった潮流が本当に強かったので、主に人間を研究する社会科学との連携がきわめて困難だったのです」とこの研究者は答えた。「私のスイッチが入ったのは、二〇〇八年に『ネイチャー』誌に掲載されたケイト・ジョーンズの研究を読んでからです。この論文は以後、科学研究の分野において二〇〇〇回近く引用されていて、その独創性が証明されています」。

ケイト・ジョーンズは現在、ユニバーシティ・カレッジ・ロンドン（ＵＣＬ）で生態学と生物多様性の講座を率いている女性研究者である。なぜかわからないが、彼女は残念ながら私のインタヴュー申し込みに一度も応じてくれなかった。ステファン・モースと違って、彼女はポワトゥーのロバの写真に無反応だった（第1章27頁参照）。二〇〇八年二月、ピーター・ダスザック（アメリカに定住したイギリスの動物学者）の監修のもとに、彼女は「〈創発性感染症《エマージング》〉の世界的傾向」[1]というタイトルの研究を発表した。そのなかで、一九四〇年から二〇〇四年のあいだに『感染症ジャーナル』に報告された〝三三五例〟の創発性感染症《エマージング》の事例を調査した。[2]そして、そのうち六〇・三％が動物由来感染症であり、そのなかの四分の三ほどがエボラやエイズのように野生動物由来であることを突き止めた。彼女はまた、一九八〇年代のＨＩＶの出現に表わされる「ピーク」に言及している。彼女が言うには、この科学誌に報告された「事例」には三つのタイプがある。

⑴ 既存の病原体の新たな株（抗生物質耐性結核やクロロキン耐性マラリアのようなもの）。

⑵ 最近、人間に現われた疾病（ＨＩＶ、ＳＡＲＳのコロナウイルスのように重篤な呼吸器症候群をもた

らすもの）。

(3) 従来から人間に感染してきたが、それが顕著に増大した病原体（ライム病のようなもの）。

ケイト・ジョーンズは、これをまとめた二つの地図を公表した。一つは、感染事例が最も数多く認められた地理学的地域を示したものである。驚いたことに、それはヨーロッパ、アメリカ、オーストラリアに集中している。

「これをどう説明しますか？」と、私はセルジュ・モランに尋ねた。

「まず、ジョーンズとダスザックには偏りがあるのです」とモランは答えた。「調査された感染事例は『感染症ジャーナル』に発表されたものです。誰がこれを発表したのでしょうか？　主要には〝先進国〟と言われる諸国の科学研究者たちです。これは〈報告効果〉と呼ばれるものです。北側諸国では、公衆衛生監視システムは南側諸国に比べてはるかに発達しています。ですから、在郷軍人病（レジオナラ肺炎）が一例だけ現われただけで、報告対象になりますが、アジアやアフリカの場合はそういうことになりません。さらに、この二人の同僚の参照した基礎データは、調査対象となった事例の二〇・九％を占める抗生物質耐性の細菌を非常に重視しています。耐性ブドウ球菌や院内感染といった希少なケースも北側諸国では記録されていますが、抗生物質耐性というのは、この数十年、北側諸国で公衆衛生の大きな課題になっているものです。それはそれとして、私はこの論文を読んだとき、とくに二番目の地図に関心を持ちました。というのは、その地図は創発性《エマージング》感染症の出現リスクが最も高い地理学的地域を提示しているからです。それはまず南アジア・東南アジアの熱帯諸国で、とくに野生動物の生物多様性が豊かなところですが、同時に人口が多く、また世界経済に強力に統合され、集約的農業のために森林伐採の進んだ場所です。次に中央アフリカ・西アフリカ、とくにアフリカ大湖沼地帯、ケニアの大峡谷、ナイジェリア南部といった場所です。当時、私はタイに滞在していたので、動物由来感染症の最初の温床である齧歯目の動物、霊長類、コウモリなどを、これまでと別の観点から捉えはじめたのです。つまり人間の活動を無視してこうした動物を研究することは、もうできないと考えたのです。ケイト・ジョーンズの論文はまた、〈ウイルス収集〉という新たな専門職をつくりだしました。実際にこの研究は、ピーター・ダスザックがアメリカの上院に資金を要請することを可能にしたのです。アメリカは、国境を軽々と越えてわれわれのところ、つまり北側諸国に感染を広げるアジアやアフリカのウイルスの脅威を強調したからです。アメリカ国際開発庁（ＵＳＡＩＤ）に資金提供を受けたＰＲＥＤＩＣＴ計画は、こうした経緯から生まれたのです。そしてダスザックは、すぐに〈エコヘルス・アライアンス〉を設立しました。この組織は表向きはＮＧＯですが、もっぱら仕事のオファーを受けて活動する私的研究機関なのです」。

セルジュ・モラン（進化生態学・健康生態学）
ヤン・シッパー（保全生物学）

二〇〇八年の国際自然保護連合の研究と〈ニパウイルス〉

セルジュ・モランは続けて言う。「二〇〇八年一〇月、つまりケイト・ジョーンズの論文発表の六カ月後、ヤン・シッパーの研究が公表され、これが私に深い影響を及ぼしました。そこにも地図があり、それは私の研究の仕方を根底的に変えたのです」。

保全生物学者ヤン・シッパーは、当時、ＩＵＣＮ（国際自然保護連合）のエキスパートとして仕事をしていた。ＩＵＣＮは、世界中で絶滅危惧種の動物や植物のリストを定期的に作成することで知られる、一九四八年に創設されたスイスのＮＧＯである。『サイエンス』誌に発表した彼の研究には、一二九人の国際的科学者が共同研究者として署名していた。彼らは、陸海の五四八七種類に及ぶ哺乳類の状態に関して、一三〇カ国の一七〇人の専門家が集めたデータを精査した人たちである。[3]

結果は、二〇〇八年にバルセロナで開かれた世界自然保護会議（ＩＵＣＮ主催）で明らかにされた。それは、世界の報道機関がトップニュースとして伝えた。それによると、充分なデータに基づいて研究した種のうち、二五％が絶滅の危機にさらされており、そのうち三六％が海に生息する哺乳類だった。また、最も危機にさらされているのは霊長類や有蹄類（サイや象）のような大型動物であり、齧歯目やコウモリのような小型の哺乳類は、当時はそれほど問題ではなかった。ともあれ、陸上の哺乳類の四〇％が、生息地の破壊や劣化によって生存を脅かされていて、それは南アジア・東南アジア、アフリカ、南米の熱帯地域であり、原因は森林伐採の拡大であった。このIUCNのエキスパートの論文には、「種の豊かなところ」と題された二つの地図が添えられていた。

一つの地図は、東南アジア・南米・東アフリカの地図で、これは世界で最も多様な哺乳類が生息しているところである。もう一つの地図は、陸海の哺乳類が最も危険にさらされている地域である。「陸上の哺乳類については、二つの地図は重なり合っていました」と、セルジュ・モランは指摘した。「ジョーンズとシッパーの地図を突き合わせてみて、私は人間の活動と創発性感染症《エマージング》とのあいだに関係があることがわかりました。いちばんわかりやすい例は〈ニパウイルス〉です。私は講義をするとき、この例を現在起きているメカニズムの原型としてよく引用します」。

「アブラヤシのプランテーションが、どうして人間の健康を脅かすのか」とでも名づけることができる〈ニパウイルス〉の歴史は、一九九八年にマレーシアの南東部ではじまった。正確に言うとカンプン・スンガイ・ニパ村という場所で、そこに豚を野外の果樹の下で飼育する工業的農場がつくられた。すると、たちまち豚が未知の疾病に侵されて、まるでハエが落ちるように倒れはじめた。この奇妙な疾病は、やがて農業労働者を襲い、彼らは急性脳炎（脳の炎症）で死亡しはじめたが、次いでそれは、シンガポールの屠畜場の従業員にまで広がった。というのは、豚はシンガポールを経て中国に輸出されていたからである。シンガポール陸軍研究所のウイルス学者ブーン・ファン・タンは、犯人の割り出しに取りかかった。彼女は、この致死性ウイルスは、人間の麻疹《はしか》や流行性耳下腺炎（おたふくかぜ）、あるいは家畜の牛ペストなどを引き起こす〈パラミクソウイルス科〉のものであることを発見する。この未知の病原体の自然宿主《レゼルボア》は、果食性の大コウモリ（翼足類）の一種で〝空飛ぶキツネ〟などと称される大コウモリで、アブラヤシのプランテーションを拡大するために引き起こされた山火事によって、ボルネオ島の自然生息地から追い出された動物だった。この空を飛ぶ哺乳類が、大規模養豚場の果樹まで飛んできた。彼らは、果実を食べたり果実に排便をしたりし、その果実が豚の近くに落ちて、豚が〈ニパウイルス〉（村の名前から名づけられた）と呼ばれることになるウイルスに感染することになったのである。そして豚は、農業労働者や屠畜場の従業員に接触をとおして病原体をうつす。この公衆衛生危機はすぐに食い止められたが、二六五人の感染者のうち一〇五人が死亡した。また一〇〇万頭以上の豚が殺処分された。「この物語は象徴的ですね。というのは、そこに〝新たなペスト〟の出現をもたらす、いくつかのファクターが見られるからです」とセルジュ・モランは言う。「まず一つめは、この問題全体を引き起こす根本的なファクターですが、それはモノカルチャー（単一栽培）のための森林伐採です。二つめは、動物相と人間のあいだを架橋する家畜動物です。家畜は、とくに大規模な工業的畜産によって病気の拡大器の役目を果たします。三つめは、この場合、皮肉なことに、イスラム文化によって豚を食べない国がグローバル市場に組み込まれたということです」。

森林伐採――〈創発性《エマージング》感染症〉発生の第一の要因

ニコル・ゴットデンカー（ジョージア大学獣医学病理学研究所）

「まったくとんでもないことが、わかったんですよ」と、セルジュ・モランは興奮気味に、数限りないやりとりをしたあと、二〇二〇年六月初めに私に言った。正直言って、私はこの研究者の旺盛な活動に魅惑されていた。彼は、飽くなき知的好奇心と、生物のメカニズムをどうしても理解したいという強い渇望によって突き動かされていた。その日、この研究者は森林伐採と動物由来感染症の出現との関係を証明する論文の公表を準備していた。そのため彼は、ＦＡＯ（国連食料農業機関）とＧＦＷ（グローバル・フォレスト・ウォッチ）◆のデータを精査していた。ＧＦＷはメリーランド大学によって集められたデータを使用していたが、それは地球上のあらゆる場所における森林伐採を毎日観察することを可能にするものであった。このアプリケーションは、アイフォンで市民や環境団体も使うことができ、それによって政府やメディアに警告を発することもできる。二〇二〇年春、この環境団体は二〇一九年の一年間の総括を公表した。それによると、地球全体で二四〇〇万ヘクタールの森林が消滅したが、そのうち熱帯原生林が三八〇

○万ヘクタールを占めていた。

「ひどい状況が続いています」と、セルジュ・モランはパソコンのディプレイをとおしてこちらを凝視しながら、ため息をついた。「ブラジルだけでも、とんでもない大統領のボルソナロになってから、二二○○平方キロメートルが煙となって消えました。二○二○年に〈森林伐採ゼロ〉という国際目標はあきらめなくてはならないでしょう」。というのは、〈生物多様性条約（CBD）◆〉に署名した諸国は、二○一○年に、生物多様性の衰退を食い止めるための二○の目標（〈愛知目標〉と呼ばれる）の二○一一〜二○年戦略プランを採択していたからだ。「目標5」は次のように規定されている。「二○二○年までに、森林を含む自然生息地の損失の速度が少なくとも半減し、また可能な場合にはゼロに近づき、また、それらの生息地の劣化と分断が顕著に減少する」。〈愛知目標〉は生物多様性条約の第一五回締約国会議（COP15）において評価の対象になることになっていた。しかし二○二○年一○月に中国の昆明で開かれる予定であったこの会議は、covid-19（新型コロナ）のパンデミックのために二○二一年秋に延期された。

「一九九○年、森林面積は地球の三一・七五％を占めていました。しかし三○年後、その比率は三○・七五％に落ちました」と、セルジュ・モランは話を続ける。「この低下はたいへんなものです。砂漠や海の面積の比率がそれだけ大きくなったわけですからね。また別の問題もあります。FAO（国連食糧農業機関）は、パラゴムノキ［天然ゴムの採取できる木］やアブラヤシのモノカルチャーを〝森〟と見なしているのですが、それらはたいてい熱帯林を伐採したあとに植えられたものなのです。いくつかのメタ分析◆によると、これらの

◆**GFW（グローバル・フォレスト・ウォッチ）** 二○一四年、ワシントンの世界資源研究所（WRI）によって創設された国際森林監視プラットフォーム。

◆**生物多様性条約（CBD）** 一九九二年に開催された国連環境開発会議（地球サミット）で採択された。

◆**メタ分析** ［訳注］分析結果の分析という意味で、複数の分析・研究結果を集めて、それらを比較したり統合することによって、より信頼性の高い分析結果を導き出すこと。

プランテーションは、生物多様性、土壌の状態、あるいは感染症などから見て、健全とは言えないのです。こうしたプランテーションは、蚊が媒介するデング熱やジカ熱あるいはチクングニア熱などの生物媒介病◆のエピデミックを助長するのです」。

この研究者は次に、〈gideon〉◆のデータを参照した。このオンラインサービスは、四五カ国の保健衛生の専門家や数百にのぼる医療機関からの情報を満載していて、各国の感染症エピデミックの発生源を日常的にフォローすることができる。これを見るといささか気が滅入る。たとえば二〇二〇年六月四日、このサイトはブラジルで猛威を振るう二七の感染症を掲載している。リーシュマニア症、マラリア、結核、麻疹、住血吸虫症（ビルハルツ住血吸虫）、ジカ熱、そしてもちろんcovid-19などである。各々の感染エピデミックは各国内の地図で場所が提示されている。

セルジュ・モランは言う。「森林伐採の空間的・時間的データと感染症発生のデータを突き合わせると、そこに相関関係があることが明らかにわかります。言い換えると、動物由来感染症のエピデミックは、森林伐採が行なわれた場所で発生するということです。それは一九九〇年から二〇〇二年にかけて絶え間なく増加し、その増加の速度は現在にいたるまではっきりと加速しているのです」。

「森林伐採は、動物由来感染症の出現の第一ファクターです」と、ニコル・ゴットデンカーは私に言明した。彼女は、ジョージア大学（アメリカ）の獣医学病理学研究所を率いている。「私たちは理論的アプローチ（情報シミュレーションによるモデル化）を現地調査と突き合わせて、環境変化の動物相への影響という見地から、生態学や感染症の変化を研究しています」と、この五二歳の女性研究者は言う。彼女は獣医学の研究をしたあと、野生動物の病理学の専門家となり、生態学の博士号を取得した。私が二〇二〇年六月一七日に彼女に接触したとき、彼女はアテネの自分の診察室で獣医としての診療を終えたところで、トランプ大統領に激怒していた。「この大統領はまったく災いのもとです。私たちは、いたるところにいる、ペットのなかにさえいるウイルスをなかなか追い払えないでしょう。行政の対応が完全に混乱しているので、状況は絶望的です」。

二〇一四年、ニコル・ゴットデンカーは「人間による土地利用の変化と感染症」[4]との関係についての研究を公表した。この種のメタ分析は初めてのことで、彼女は三五〇本の科学論文を精査した。そのうち六六・九%が現地調査に関するもの、三〇・八%がモデル化に関するもの、二・三%が自然環境のなかでの実験研究に関するものだった。彼女は言う。「この問題に対する研究者の関心の高まりに驚きましたね。三〇年前には、この問題が科学論文のなかで取り上げられることはありませんでした。私たちが参照した九〇%近くの研究が、土地利用の変化が動物由来感染症の伝播に影響を及ぼしていることを証明しているのです」。

「そこで働いているのは、どういったメカニズムでしょうか?」。

「熱帯林を、丸ごとあるいは部分的にでも破壊すると、そこに生息している動物群集◆の多様性や行動は破壊的な変化をこうむるのです。たとえばジャガーのような大型の捕食動物が消滅します。大型捕食動物と小さな哺乳類とはバランスを保って共存していたわけですが、大型捕食動物がいなくなると小型哺乳類は増殖しはじめます。この小さな哺乳類のなかには病原体の宿主となっている動物がいるのです。これは〈シャーガス病〉の伝染で、パナマで私たちが気づいたことです[5]」。

ブラジルの医師カルロス・リベイロ・ジュスティニアノ・シャーガスが、一九〇九年に発見し、その名前を取って〈シャーガス病〉◆と名づけられたこの疾病は、主に南米で年間六〇〇万人の感染者を出した。

◆**生物媒介病**　［訳注］ベクター伝播疾病。ベクター（媒介生物）によって、動物から人に、そして人から人へ伝播する感染症。世界中で毎年一〇億人以上が罹患し、一〇〇万人以上が死亡している。

◆**gideon**　一九九二年にロサンゼルスで創設された「感染症に対する世界的な取り組みを推進する」ための医学情報のオンラインサービス。https://www.gideononline.com/

◆**動物群集**　［訳注］自然界のある特定の場所において、いろいろな種が混じり合って生活している動物たちを、生態学では一つの集団と見なして〈動物群集〉と呼ぶ。動物に限らず、人間以外の生物の集団をさす場合は〈生物群集〉という。

この疾病は、ナンキンムシが運ぶ原虫である〈クルーズトリパノソーマ〉によって引き起こされ、致死性の心臓障害をもたらす。「寄生体の自然宿主《レゼルボア》であるオポッサムやアライグマは、棲処である〝森の断片化〟［開発によって森林を寸断し、小さな断片にすること］に適応することができます。そしてこの病気を媒介するナンキンムシは、手付かずの森に比べて森林伐採地帯の方がたくさんいるうえに、原虫に感染している割合もはるかに大きいのです。私が共同研究者のクリスチナ・ファウストと行なったモデル化の研究によって、感染症の伝染リスクは、大規模畜産やモノカルチャーのために森林伐採された場所や、その周辺で都市化された地域において増大していることが明らかになったのです▼6」。

ジャン＝フランソワ・ゲガン（寄生体学、ＩＲＤ・ＩＮＲＡＥ）
ロベール・ナッスィ（国際森林研究センター）

〈創発性《エマージング》感染症の発生地域〉の形成

二〇二〇年六月二日に、ＩＲＤ（フランス開発研究所）とＩＮＲＡＥ（フランス国立農業・食料・環境研究所）の研究部長、ジャン＝フランソワ・ゲガンにインタヴューしたとき、彼は次のように言明した。「人類はその活動をとおして、私が〝創発性《エマージング》感染症の発生地域〟と呼ぶものをつくり出しています。森林伐採は動物群集を攪乱し相次ぐ反作用を引き起こして、エコシステムのなかに不可逆的な分断を加えているのです。そしてこれは結局、人類に影響が及んでくるのです。因果応報ですね」。一五〇本以上の科学論文を発表しているゲガンは、寄生体学者で「数値計算プログラムを得意とする生態学者」である。「私は、統計的モデル分析を多数行なっていますが、現場との関係も常に保ってきました。私はセルジュ・モランと同様、自然環境、動物の健康、人間の健康とのあいだの関連を研究するフランスでは稀な一人です」。

「covid-19のパンデミックは、予測可能だったのでしょうか?」。

「〈健康生態学〉を標榜する人は誰しも、感染症エピデミックがいつ発生してもおかしくないと思っていました。というのは、その発生を助長する諸条件がそろい続けているからです。しかし私は、エピデミックの規模がこんなにも大きくなるとは思っていませんでした。それにフランスがまったく対策の準備をしていなかったことにも驚きました。私が全国公衆衛生評議会にいたとき、二〇一〇年に厚生省に依頼されて共同でレポートを作成しました。それはまさしくエピデミックに対する準備態勢についてのレポートでした。しかし今回の事態において、たとえば、マスクのストックがないことなどには唖然としました」。

「あなたは二〇一六年に〈創発性《エマージング》感染症——その予見困難な複雑な過程〉と題した論文を発表しています[7]ね。それはどういうことなのでしょうか？」。

「動物由来感染症の場合、どんな病因が人類に脅威をもたらすかを予想するのはたいへん難しいのです。それは潜在的な感染症の諸要因が増加しているだけでなく、そうした諸要因のあいだに、たとえば自然宿主《レゼルボア》と環境とのあいだに存在する相互作用をつかむことが困難だからです。豊かな生物多様性の存在する熱帯林の破壊や断片化は、ある種の動物に棲み替えを余儀なくさせます。たとえば、ニパウイルスのエピデミックの原因であるコウモリなどがそうです。しかし、こうしたエピデミックの創発《エマージング》は、人間がマンゴーやライチなどの大規模プランテーションを造営しなかったなら起きなかったでしょう。一般的に言って、畜産や農業が発展する都市周辺地帯は、森林の生物多様性のなかに内包されていた微生物を、人間の居住地域に移動させる仲立ちになります。森林空間が減少することによって、動物は共生したり頻繁に遭遇したりするようになります。これが微生物病原体の交換につながるのです」。

「すべての病原体が、異なった種の宿主にうつることができるのでしょうか？」。

「創発性《エマージング》感染症の研究は、正真正銘の革命を起こしました。というのは、それは〈種の障壁〉という神話を吹き飛ばしたからです。私が学生だった一九七〇年代には、一般に病原体が異なった種のあいだで移動するのは不可能であると教えられたのです。ところが、自然界ではあらゆることが起きることがわかったのです。異なった動物種が狭い空間で共生せざるを得なくなり、しかもそこに人間が狩猟のため、また道路をつくるために入り込むと、想像しえなかった新たな感染症が出現することを覚悟しなくてはならな

◆**シャーガス病**　［訳注］寄生性の原虫である〈クルーズトリパノソーマ〉による感染症で、おもに中南米で見られる。

いのです。私が一〇年前から研究しているウガンダやカメルーン、ギアナの〈ブルーリ潰瘍◆〉は、まさにそうしたものなのです。この皮膚病は、熱帯地域の沼に生息している〈マイコバクテリウム・ウルセランス〉（レプラや結核の菌の仲間）によって引き起こされるものです。それは恐るべき皮膚損傷を引き起こし、南米やアフリカの三〇カ国に広がりました。仏領ギアナにあるＣＥＢＡ（アマゾン生物多様性研究センター）のわれわれの優秀な研究所で、われわれは森林伐採が動植物の群集を攪乱してマイコバクテリウムの増殖をうながし、それが徐々に汚染を広げることを証明しました。その影響はすぐに現われるわけではありません。ギアナでは四～五年かかりました。それは攪乱されたエコシステムが再組織化され、私が〈創発地域《エマージング》〉と呼ぶものになるためにかかる時間と同じです。アフリカのエボラウイルスの出現についても、最近の研究で同じことが確認されています」。

事実、二〇一七年に、マラガ大学（スペインのアンダルシア）の研究者ヘスース・オリベロが、ロベール・ナッスィ（Robert Nasi）の指導下に、次のようなタイトルの研究を発表している。「近年の密林の消失はエボラウイルスのエピデミックと関係している」▼8。ロベール・ナッスィは、インドネシアのボゴールにある国際森林研究センター（ＣＩＦＯＲ）の代表である。「インドネシアは森林を破壊し続けているんですか？」と、私は二〇二〇年六月二六日、スカイプで彼にインタヴューした。

「いいえ」と、このアフリカ・アジア・太平洋の熱帯林の研究と管理に邁進している六一歳のフランス人研究者は強く否定した。「インドネシアは森林伐採の速度を落とした唯一の熱帯国です。二〇一九年には、まだ多くの森林が焼かれていました。しかし原生林は焼かれず、昔、伐採され完全に劣化していた部分だけが焼かれたのです」。

「インドネシアでは、パンデミックの影響はどうですか？」。

「たいへん少ないです。今のところ、二億五〇〇〇万人の人口に対して四〇〇〇人の死者という数字です。これは少なめに見積もっているのかもしれませんが、状況はcovid-19（新型コロナウイルス）がほとんど死者を出していない多くのアフリカ諸国と似通っています。したがって、このアジアやアフリカの特殊性をどう理解したらいいかという課題を研究者に与えています」。

「あなたがスペイン人の同僚と一緒に行なった研究の結論は、どんなものですか？」。

「一九七六年にエボラウイルスが出現してから、アフリカで発生した四〇ケースほどのエピデミックを検証しました（そのうち二〇一四年に西アフリカで発生したケースでは、一万人の死者が出ました）。二七のケースにおいて〝感染源となった最初の患者〟とその感染場所を突き止めることができました。次に、ウイルス出現の地理的場所と森林伐採の時間的・空間的データを突き合わせました。同時に、エボラ出血熱の激発が生じなかった二八〇の場所を観察しました。結果は明々白々なものでした。つまりエピデミックは、その発生の二年前に森林伐採が行なわれた地域で起きているということです。われわれの論文の結論はこうです。今後、エピデミックを避けるための最良の方法は、熱帯林の破壊や断片化をやめるということ。これに尽きるのです」。

ギアナの砂金採取と〝謎の疾病Ｘ〟

ロドルフ・ゴズラン（生態学、アマゾン生物多様性研究センター）

「〈創発性《エマージング》の疾病〉の出現を予見することは、できるのでしょうか？」。二〇二〇年七月七日、私はロドルフ・ゴズランにこう尋ねた。

ゴズランは、四年前からギアナのＣＥＢＡ（アマゾン生物多様性研究センター）で、ジャン＝フランソワ・ゲガンとともに仕事をしている生態学者である。「できますよ！」と、彼はためらいなく答えた。五二歳のこのゴズランもまた、〝寄生体に魅せられた〟研究者である。彼は次のように語った。「二〇〇〇年代に、私はイギリスで水のダイナミズムと魚の創発性《エマージング》疾病の出現について研究していましたが、その頃、

◆**ブルーリ潰瘍**　ウガンダのブルーリ地区にちなんで名づけられた。〈マイコバクテリウム・ウルセランス菌〉によって引き起こされる。

カール・ジンマーの『パラサイト・レックス――生命進化のカギは寄生生物が握っていた』◆を読んだんです。このアメリカの科学ジャーナリストは、寄生生物はエコシステムの最大のプレデターであることを証明していました。というのは、寄生体は人間を含むあらゆる生き物の群れをコントロールしているからです。しかし寄生体は極小の微生物なので、取るに足らないものであるとして、ほとんど研究に値しないと考えられてきたのです。私はフランスへ帰国し、フランス開発研究所（ＩＲＤ）に、健康と生物多様性の関係の研究計画を提案したのですが、そのなかに寄生体の研究も含めたのです。二〇一六年、私はＣＥＢＡの複数領域研究室に合流しましたが、そこには私のような生態学者や微生物学者、統計学者、地理学者などが集まっていました。われわれはそこで、医師と密接に連携しながら、ブルーリ潰瘍のような感染症の出現を警告しようとしました。そうした感染症の伝染はとくに砂金採取者による森林伐採と結びついていました。オーストラリアでも同じような現象が確認されています。ヴィクトリア州近くのマレー川流域における砂金採取が、ブルーリ潰瘍の激発をもたらしたのです」。

「もう少し詳しく説明していただけますか？」。

「二つの現象が結びついています」と、ロドルフ・ゴズランは答えた。「ギアナの緑岩地帯に含まれている金を採掘するために、砂金採取者は、水のエコシステム（沼や川）を含んだ熱帯林の裾野全体を破壊します。そこには〈マイコバクテリウム・ウルセランス〉という細菌が棲み着いていますが、その感染力はきわめて低い状態にあります。しかし二〇一六年、私が中心となって『サイエンス・アドバンシス』▼9誌に発表した論文のなかで明らかにしたように、森林破壊がこのエコシステムの食物連鎖の崩壊を引き起こし、寄生体を増殖させるのです。それは以下のようなことが生じるからです。樹木の伐採によって日の光が水にあたるようになり、鳥が容易に魚を取ることができるようになります。魚は、水中の無脊椎の小さな昆虫を食べているのですが、魚という捕食動物が減ると、昆虫が増えて水を汚染しはじめます。そのうえ、日の光があたることによって水の温度の上昇や水に含まれる酸素の量の減少が引き起こされ、水生環境の物理科学的な諸条件が変化することになります。そしてこれが、細菌が自然に棲み着いている〈付着藻類《ペリフィトン》〉

と呼ばれる微細な藻の発育を促進するのです。無脊椎の小さな昆虫は、この小さな藻を食べて〈マイコバクテリウム〉でいっぱいになるのですが、これらの小さな昆虫は〈宿主反応能〉と呼ばれる性質によって、感染要因となるものを受け入れることができるからです。こうして森林伐採は、徐々にエコシステムを変えて、生物多様性が衰退していくのです。そして、水が日陰だった際には見られなかった小さな藻でできた泥が現われるわけです。ようするに、細菌の存在を拡大し感染リスクを増大させる、衰退し単純になった新たなエコシステムがつくりだされるということです。森林伐採の影響は、重金属や毒性の砒素化合物を放出する金の採掘によっても増大します。これらが水の酸性度を高めて酸素を減少させるためです」。

「人間には、どうやって感染するのでしょうか？」。

「水と接触することによってです。人体のどこかに引っ掻き傷があるだけで、マイコバクテリウムは人間の体に侵入して被害をもたらすことができるのです。ブルーリ潰瘍などの感染症も含めて、われわれは創発性《エマージング》疾病の地図を作成し、生態学的ファクターがそうした疾病を発生しやすくしていることを突き止めたのです」。

「それは、どういった手順で行なったのですか？」。

「まず同僚の医師たちが治療した患者についての基本的な地理的データをまとめます。たとえば、Ｘさんという病人が——倫理上、患者の名前は明かせません——、〈リーシュマニア病〉で病院に収容されました。この感染症は、寄生虫が引き起こす、皮膚を極度に変形させる皮膚病ですが、それは〈サンショウバエ〉に刺されると、その寄生虫が体に入って発症するのです。この患者の住所と感染場所を地図の上に記しました。レプトスピラ症◆の二三二の症例、また二〇〇七年から二〇一七年のあいだにギアナの病院に記録されたブルーリ潰瘍の二三六のケースについても、同じような作業を行ないました。次にわれわれは、

◆『パラサイト・レックス——生命進化のカギは寄生生物が握っていた』〔訳注〕邦訳：カール・ジンマー著、長野敬訳、光文社、二〇〇一年。

いくつかのデータ（土地利用の仕方、森林伐採の状況、降水量、高度、気温、地形など）を考慮しながら、その地域の地図を作成しました。さらに、地理的に特定した各々の感染地点を中心に、誤差を見込んで周囲一〇キロほどの緩衝地帯を記しました。この研究の結果は目覚ましいものでした[10]。つまり、こうした疾病の発生は、森林伐採という状態とまぎれもなく結びついていたのです。逆に、森林伐採がない場所では、疾病の発生はありませんでした。この作業によって、医師たちの誤った確信は是正されることになりました。つまり医師たちは、レプトスピラ症の感染者は、主に砂金採取地帯で感染した金採取者であると考えていたのですが、そうではないということです。なぜなら、〈レプトスピラ菌〉の宿主はもっぱら都市のネズミであり、そのネズミは砂金採取者やその家族が暮らす都市の貧しく不衛生な場所で増殖するものだからです」。

「つまり、創発性《エマージング》感染症には、生態学的原因があるということですね」。

「おっしゃるとおりです。しかも生態学的ファクターは、気候変動にも結びついているのです。気候変動とともに常態化しつつある降雨量の増大が、ブルーリ潰瘍の原因であるマイコバクテリウムに対する森林伐の影響を、著しく増大させていることも確認しています。大量に雨が降ると川は増水して金鉱を含む沖積層にあふれます。するとマイコバクテリウムが、人間の居住地帯にまで広がっていくのです。その後、水が引くと、球状包有物というか、小さな水溜りが残り、それが森林伐採と同じような影響を及ぼし、マイコバクテリウムの拡大を促進する条件をつくりだすのです。二〇一四年に公表した論文で[11]、われわれはこの四〇年間の雨量の増大と同時期に記録されたブルーリ潰瘍の発生数とのあいだに相関関係があることを証明しました。われわれは環境データを組み合わせることによって、研究発表以降の五年間に、こうしたケースがどれくらい発生するかを予言したのですが、現実がこの予言を確証したわけです」。

「〈謎の疾病X〉とは何でしょうか？」。

「これはWHOが展開した概念です。WHOは二〇一八年に〈優先的に検討すべき疾病のリスト〉をつくり、研究者たちにそれを研究するように求めました。そのリストに載った疾病はエピデミックをもたらす可能性があり公衆衛生リスクを体現するものでした。このリストには、ニパ熱、マールブルグ出血熱、エボラ出血熱、そして新型コロナなどのウイルス病が含まれていましたが、それだけでなくWHOが〈X病〉と呼ぶものも含まれていたのです。つまり非常に感染力が強く治療できない未知の疾病です。まあcovid-19のようなものですね。われわれはギアナで開発した予言のための道具を使って、これに取り組みました。ただし、今回は、このリストに載っている感染症を世界的視野から見て、さまざまなファクターと突き合わせました。森林伐採の比率、人口密度、気候学的観点などのファクターを組み合わせたのです。この研究は二〇一九年に締め括りをして、二〇二〇年三月二〇日からオンライン化しました。そこには創発性《エマージング》疾病の二つの出現場所が予示されています。中国の武漢とウガンダの一地域です[12]」。

「おお!」――私は、このフランスの研究者の話に感動して声を上げた。そして尋ねた。「でも、相関関係は必ずしも因果関係を意味しない、という人たちがいますが、これにどう答えますか?」

「そういう反論は、この場合は無効です。というのは、われわれは感染が広がるメカニズムを提起しているわけではないからです。われわれはただ、そうした疾病の発生リスクがある場所を特定し、リスクが本当の危険にならないように監視を強化することを提案しているだけです。しかし、われわれは創発性《エマージング》疾病が発生しやすい場所をつくりだす原因となるファクターを明るみに出したわけですが、広範な大衆や政治的決定者にそれを十分に伝えることは難しいと言わねばなりません。というのは、その過程にはさらに多くのファクターが関与していて、いわば生態学的問題そのものだからです。それはパズルのようなもので、一つの小片が動くと全部の小片が動くのです。一種のドミノ効果が創発性《エマージング》感染症を生み出すのです。木を一本切ったら人が病気になる、ということを理解するのは簡単ではありません。しかし、今起きているのはそういうことなのです」。

◆**レプトスピラ症**　齧歯目の動物が排泄する〈レプトスピラ菌〉という細菌によって引き起こされる。致死率は一〇%。〈ワイル病〉とも呼ばれる。

「道路は新たな疾病の出現を促す」

ピエール・イビシュ〈自然環境保全学、エーベルスヴァルデ持続可能開発大学〉

「もちろんわれわれは、道路と必要とします。しかし地球の自然環境の崩壊を避けようと思ったら、人間は残された自然空間にどこまで侵入することを許されるかを、考慮しなくてはならないでしょう」と、ピエール・イビシュは言う。

彼は五三歳、ベルリンの北の小さな町にあるエーベルスヴァルデ持続可能開発大学の〈自然環境保全学〉の教授である。「私にとって、〝巣籠もり生活〟［新型コロナ対策のため］は、どうっていう問題ではありませんでした」と、彼は二〇二〇年六月九日に私のインタヴューで語った。「私は、森のはずれに住んでいます。毎日、森に散歩に出かけるし、大学のキャンパスに行くときに森を横切っています。われわれは首都から三〇分のところにいますが、ここはドイツで最も住民が少なく、最も森の多いところです」。

「あなたの森に対する情熱は、どこから来ているのですか？」。

「私はドイツの北西部、デンマークとの国境近くで生まれました。それは樹木がまったく姿を消した地域で、あるのはただ農業開拓者が良心の痛みを和らげるために残したちっぽけな林だけでした。子どもの頃、両親が森に連れていってくれました。そこで私は蛙や蛇をとって観察しました。そんなかたちで私は生物学の研究をはじめたのです。私はまず動物に興味を持ちました。それから植物に移行しましたが、それは植物の世界の魅力を私に教えてくれた素晴らしい先生と出会ったからです」。

「あなたの研究生活に大きな影響を与えた経験は、何かありますか？」。

「ありますよ。私は博士論文を書くために、ボリビアに長期滞在しました。コチャバンバとウルのあいだにあるアルケという地方です。ドイツの経済協力開発省のプロジェクトに参加したのです。私は食料計画の生態学的評価を行なうという役目でした。そこで私は大学では教えない多くのことを学びました。私は、世界で一番貧しい国の一番貧しい地域にいました。それは環境が極度に悪化したアンデスの谷間です。私はそこから二つの教訓を引き出しました。

(1) エコシステムの悪化がある限界を超えると不可逆的になる。

(2) 貧困問題を解決しないかぎり、環境保全を有効に行なうことはできない。

この二つです。エコシステムの悪化は、同時に深刻な文化的悪化を招くことに、私は衝撃を受けました。一緒に活動していた〝現地の農民たち〟と小旅行に出かけたときのことを思い出します。原生林が残されている谷に行ったのですが、彼らはそれを見て、自分の目が信じられないという表情をしたのです。そのとき私は、生物多様性は自ら体験しないかぎり、その良さは何一つ知りえないし、それを保全しようという考えも持てない、ということがわかったのです。そしてそのために、彼らは貧困から抜け出せないでいるということもわかったのです」。

「covid-19のパンデミックは、予見可能だったのでしょうか?」。

「もちろんですよ！ なぜなら、それはわれわれを非常に脆弱にする、人間活動に由来する一連の出来事の産物だからです。私がいたボリビアの荒廃した谷の農民たちがその見本です。エコシステムの破壊、人口過密、グローバリゼーション、ハイパーモバイルな生活スタイルなどといったものが影響を及ぼすのです。現在のパンデミックは、われわれの自然との関係、環境の執拗な破壊の結果なのです」。

「あなたの論文で、地表の八〇%は道路が通じていないことを知って驚きました。八〇%というのは、非常に多いということではないでしょうか?」。

「その場合、道路はとおっていないけれど、生物学的に見てそれほど生産的ではない広大な土地は、差し引いて考えなくてはなりません。サハラ砂漠、高山地帯、北極やツンドラなどですね。それを除外すると、道路のない場所は六〇万カ所ほどに散在していて、そのうち半分以上が一平方キロメートル以下の面積で、一〇〇平方キロメートル以上の面積を持つ場所はたった七%です。われわれは二〇一六年に研究を公表したあと、[13]〈オープン・ストリートマップ〉◆という地図作成サービスを使って（これはどんな小さな道路の存在をも教えてくれる）、われわれのデータを最新化しました。そうしたら、状況はわれわれが想定していたよりも悪くなっていました。つまり道路のない場所はさらに五％減少していたのです」。

「道路は、生物多様性にどんな影響を及ぼすのでしょうか？」。

「直接・間接の影響があります。第一に、自然な生息環境が失われます。次に、とくにアスファルトの道路は、ミクロな気候的影響を及ぼします。地面が過熱するからです。道路の周囲で多くの樹木が死滅します。さらに道路は、動物群集を寸断し、大型の哺乳類などはいなくなります。一般に動物は道路による環境変化から逃れるために移動を余儀なくされ、ときには行動の仕方まで変えざるを得なくなります。たとえば鳥は大きな声で鳴くようになりますが、それは騒音のため鳴き声が聞き取りにくくなるからです。これは直接的影響ですが、さらに間接的影響があります。道路建設は常に、森を切り開き、鉱山資源を開発したり畜産や農業を進めたりするための森林伐採のプレリュードです。また人間がそこに侵出して、狩猟をしたり密猟をしたりすることも可能にします。それはエコシステムの健康、動物の健康、ひいては人間の健康に悪影響を及ぼす出来事を連鎖的に引き起こす一種の疾病と言わねばなりません」。

「道路と創発性《エマージング》感染症との関係は、どんなものでしょうか？」。

「アフリカ東部の熱帯林に道路を切り開かなかったら、おそらくエイズやエボラ出血熱といったエピデミックは起きなかったでしょう！というのは、人間と動物相との接触を可能にするのは道路であり、道路によって動物の生活空間は縮小されるからです。また、蚊のような吸血性の昆虫（マラリア、ジカ熱、チクングニア熱などの媒介者）は、道路を利用して新たな環境に棲み着くのです。とくに道路の発着点としての都市部にですね。さらに、大きな森林火災のときには煙が風で運ばれて、周辺の都市住民の呼吸器系の疾病を引き起こすことも忘れるわけにはいきません」。

「でも、われわれは道路を必要としますよね」。

「私としては、われわれは歴史上の一時期に道路を必要とした、と言いたいですね。ヨーロッパでは、道路網はすでに十分に発達しているのに、さらに少しの時間を短縮するために道路を造ろうとしています。道路が生物多様性やエコシステムの機能に引き起こす損害を考えると、当惑を感じます……。熱帯地域について言うなら、なお残された道路のない地域を保護することは、絶対に不可欠なことです。そうしないなら、われわれの子どもたちを、生きることさえ不可能にしてしまいかねない深刻な危険にさらすことになるでしょう」。

病原体の伝播における家畜の役割

セルジュ・モラン（進化生態学・健康生態学）
マシュー・ベイリス（獣医疫学、リバプール大学）

「大昔から人間と結びついている家畜動物が、野生動物から人間やほかの家畜動物への病原体の感染に大きな役割を果たしている」[14]。これが、セルジュ・モランとマシュー・ベイリス（Matthew Baylis）（リバプール大学の獣医疫学の主任教授）が、二〇一四年に発表した研究の結論である。

「この研究は、どうやって着想したのですか？」と、私はセルジュ・モランに尋ねた。

「私は、アメリカの歴史家ウィリアム・H・マクニールが一九七六年に発表した『疫病と世界史』◆を読んだんです。これは、人間が感染症に罹るのは、大部分が動物の家畜化によるものであることを示唆した最初の研究です。この本がフランス語に翻訳されていないのは残念なことです。これはじつに興味深い本です。そこには、中世においてペストが、シルクロードをたどってユーラシアの経済をどのように変えていくかが描かれています。さらに、病原体の伝播がアメリカ大陸の植民地化や奴隷貿易にともなってグローバル化されていくさまも描かれています。結局、感染症は人類の歴史において決定的な要素であり、人類の歴史は野生動物の飼い慣らしの歴史と密接に結びついているということです。それで私は、生態学研究は社会科学や歴史学と協力しあって、社会や人間との関係の側面を加えなくてはならないと確信したのです（笑）。とにかく私は、この歴史的確認を科学的に検証しなくてはならないと思ったのです。私はデー

◆オープン・ストリートマップ　［訳注］以下に日本語版のサイトがある。https://openstreetmap.jp
◆『疫病と世界史』　［訳注］邦訳：ウィリアム・H・マクニール著、佐々木昭夫訳、中公文庫、二〇〇七年。

タを集めて並べてみたのですが、これはマジックのようにうまくいきました（笑）」。

「どういうやり方をしたのですか？」。

「イギリスの共同研究者と一緒に、まず三つの基本データをつくりました。一つめは、これまで知られているすべての動物由来感染症の原因を調査したものです。二つめは、すべての確認されている病原体のデータです。そして三つめは、動物考古学者の仕事に依拠したデータです。考古学的文献を通じて、さまざまな動物の飼い慣らしの時期を再構成することができます。その結果、われわれは、どんな病原体が人間とそれぞれの家畜とのあいだで共有されたかを決定することができたのです。そうしてわれわれは、共通の病原体の数は、動物の飼い慣らしの時間に比例して増大するという結論を得たのです」。

「家畜動物は疫学的観点から見て、野生動物と人間の架け橋になります」と、マシュー・ベイリス教授も二〇二〇年六月一九日、私のインタヴューで語った。「それから、豚は人間がさまざまな家畜と共有する感染ネットワークのなかで中心的役割を果たします。動物由来感染症のウイルスがまず豚に入り込み、豚から人にうつるのは一種の王道なのです。また豚やニワトリが集約的に大量飼育されると、病原体が増大して人間にうつるのです。H５N１（鳥インフルエンザ）やH１N１（豚インフルエンザ）はこうして出現したのです」。

【コラム】

家畜動物と人類

野生動物の家畜化は、一万七〇〇〇年以上前の犬からはじまり、ユーラシア大陸でくり返し行なわれたと考えられている。しかし、一万二〇〇〇年前の新石器革命にともなって、大規模な家畜化が、アジア、アフリカ、アメリカ大陸のいくつかの主要な場所でそれぞれ独自に進行した。アジアでは、牛・コブウシ・ヤク・豚・ニワトリ・カモなど、アフリカでは、ロバ・ホロホロ鳥・雁・鳩など、アメリカ大陸では、ラマ・モルモット・七面鳥など、多くの種が家畜化されるが、ヨーロッパではウサギなど比較的少ない。また、トナカイや象などの飼い慣らされた種や、ネズミ・ハツカネズミ・スズメなど片利共生動物の重要性も忘れてはならない。とくに後者は、村や農業都市の出現と結びついている。

〈家畜化シンドローム〉としばしば呼ばれる家畜化のプロセスにおいて、数が少なく遺伝子的多様性が乏しい動物のストレスが高まり、感染を助長することになる。人間の近くに住むこうした新たな同伴者の存在から、感染病原体の人類への移行を説明することができる。たとえば、家畜に棲み着いている牛ペストウイルスに類似したウイルスは、紀元前六世紀に出現して人類に麻疹《はしか》をもたらした。

感染は一方通行ではない。人類も動物を家畜化するときに、動物に感染症をもたらした。たとえば、牛の結核の病原体は人類の結核の病原体に由来する。古代の飼育業者が家畜動物に結核菌をうつし、それが進化して家畜のなかで新種の細菌となっているのである。

SARSウイルスは、いかに突き止められたか？

マリク・ピーリス（公衆衛生学、香港大学）

マリク・ピーリス教授はこう言う。

「正直言って、私はひどく憂うつなのです。われわれは自然や動物との関係を根本的に考え直さなくては、慢性的な〝巣籠もり生活〟の時代に入り、それは経済的にも人間生活にとってもたいへんな犠牲を強いることになるでしょう」。

彼は、七一歳の国際的に著名なウイルス学者である。マリク・ピーリスはスリランカ生まれで、オックスフォード大学で博士号を取得した。デング熱ウイルスのメカニズムについての研究で注目すべき業績をあげた人物である。彼は一九九五年、香港大学の公衆衛生学を指揮するとともに、パスツール研究所の先端研究の共同ディレクターとなった。

「あなたは、常に病原体に魅せられてきたのですね。それを『ランセット 感染症』誌の記事のなかで読みました」と、香港大学の彼のオフィスとインターネットでつながったときに、私は彼に伝えた。二〇二〇年六月五日のことだった。

「そのとおりです」と、彼は満面に笑みを浮かべながら答えた。「一四～一五歳のときに、ルイ・パスツールの伝記を読んで、両親にパスツールのようになりたい言ったのです。ちょっと自惚《うぬぼ》れていたのでしょうが、そういう野心を持ったことを後悔してはいません。私が望んだのは、病原体がどのように機能するのかを研究して、大きな影響力を発揮したいということでした」。

「香港におけるパンデミックへの対策を、どう総括しますか？」。

「今のところ、満足しています。というのは、香港は七五〇万の人口ですが、一〇八〇の症例のうち死者はたった四人です。われわれはすでに、一九九七年にＨ１Ｎ１（豚インフルエンザ）を、そして二〇〇三年にＳＡＲＳ（重症急性呼吸器症候群）を、二〇〇九年にＨ５Ｎ１（鳥インフルエンザ）を経験しています。中国にSARS-Cov-2（新型コロナウイルス）が出現すると、われわれの大学と保健・農業省はただちに対応しました。陽性反応者に対して自動的に入院措置を取りました。家族は、ホテルやそのために接収した休暇センターなどに隔離しました。ペットもです。その結果、われわれは犬が二匹、猫が一匹、コロナウイルスに感染していることを突き止めたのです。人々はすでにＳＡＲＳのエピデミックを経験しているので、政府の求める方策にすぐに対応することができました。マスクの着用、手の消毒、ソーシャル・ディスタンスの確保などです。香港から見ると、ヨーロッパの人々の無防備は理解しがたいものです。われわれの大学は、すでに一月末から、ＷＨＯをとおして五〇カ国に及ぶ追跡調査を行ないました。非常に積極的に追跡調査キャンペーンを行ない、その結果、重症者の数を抑えることができたのです」。

「ＳＡＲＳのウイルスを突き止めたのは、あなたですよね。その感染の連鎖のメカニズムについて、現在どんなことがわかっているのでしょうか？」。

「中国の広東省に出現したこの尋常でない肺炎について、二〇〇三年二月に初めて耳にしたとき、すぐにこれは重大な事態であると判断しました。というのは、香港は地理的にすぐ近くにあるからです。新しいウイルスは二人の患者から見つかりました。で、私はそれがコロナウイルスであると確定したのですが、これは驚きでもありました。なぜなら、それまでコロナウイルスは人間の病因になるとは考えられていなかったからです。そのときから、われわれは追跡調査を行ない、感染者を隔離して、感染ルートを遮断したのです。ＳＡＲＳウイルスは通常、感染者の最初の症状が出てから数日後に感染力を持つもので、感染者の症状が出る前にも感染力を持つ covid-19 ウイルスとは、たいへん異なっています。このような点を考え合わせると、われわれが二月の初めに発表したように、SARS-CoV-2 ウイルスは、インフルエンザウイルスと同じように機能するのであり、これがコントロールをより難しくしているのです」。

「ところで、あなたと共同研究者は、ハクビシンからどうやってウイルスを検出したのでしょうか？」。

「われわれは、このウイルスが実験施設由来のものではなく、動物由来のものであることをすぐに理解したのです。しかし、どんな動物なのかはわかりませんでした。そこで共同研究者がエピデミックの発源地である広東省の省山市のウェットマーケット（生鮮食品市場）に、動物を買いに行きました。それで彼は、三匹のハクビシンと二匹のタヌキからＳＡＲＳに酷似したウイルスを発見したのです」。

ハクビシンはマングースと類似しているが、樹木に住む夜行性の小動物で、南アジアに多く生息している。名前は顔の白い斑紋に由来する。雑食性だが、果物が好きで、中国では〝フルーツの狐〟というニックネームがついている。その肉は伝統的に冬の初めに食される。というのは、ハクビシンの肉は、風邪やインフルエンザを予防すると考えられているからである。食するのは長いあいだエリートに限られていたが、ある時期から大衆的な食べものになった。その結果、その自然分布エリア全域（インド、インドネシア、中国南部）で猟が行なわれるようになり、とくに中国のウェットマーケットに多く姿を現わすようになった。ここは、covid-19が出現して以降、頻繁に話題にのぼった野生動物も売買している市場である。かくして、絶滅の危機に瀕していたこの小さな哺乳類は、市場の需要に応えるために、中国の大都市周辺の農場で飼育されるようになる。

「中国本土の研究者たちは、こうした飼育農場出自のハクビシンを検査しました」と、ピーリス教授は言う。「しかし彼らは、コロナウイルスを見つけられませんでした。それでわれわれは、ハクビシンもタヌキもウイルスの中間宿主にすぎないと結論したのです。そしてその少しあと、私の大学のチームと同業者の石正麗が率いる武漢のウイルス研究所のチームが、コロナウイルスの自然宿主《レゼルボア》は、顔面に馬蹄形の鼻葉を持つキクガシラコウモリ◆であると結論したのです」。

「しかしハクビシンは、中国では数百年も前から食べられていますよね。それが突然、健康に害を及ぼすということを、どう説明されますか？」と私は尋ねた。

「確かにハクビシンは、ヨーロッパ人にとってのイノシシと同じように、ジビエと見なされてきました。しかし、それを食べる地域は限られていました。コウモリと同じで、地方の人たちが少しだけ捕獲して、その場で食べる程度でした。ウイルスに感染したケースや、稀にそれがもとで死んだケースもあったかもしれませんが――それはウイルスの死をも意味します――、そんな程度でした。今日の状況とはまるで違うのです。中国の経済的発展によって膨大な数の人々が広東省に住むようになりました。省都の広東は、中国の工業的・商業的なエンジンの一つですから。かつては自給自足していたような農村地帯出身の人々や家族に食料を供給しなくてはなりません。こうした需要に応えるために食料産業が発展することになり、ウェットマーケットはその柱の一つになったのです。この巨大な市場には無数の小生産者、卸売商、さらには密猟者や密売者などが関わっているのです。そこには、軟体動物、甲殻類、さまざまな魚などが、あらゆる種類の飼育動物、サソリ、両生類、爬虫類、鳥類、ハクビシン、センザンコウなどの野生動物と隣り合わせに置かれているのです。こうした動物は多くが遠方から運ばれてきたものです。途中で手荒く扱われたり、詰め込まれて極度のストレスが生じる劣悪な条件で持ってこられたりしたため、排泄物などをとおして病原体の伝染を助長するわけです。二〇〇三年に、われわれは、こうした市場で働いている人の二〇％がSARSウィルスの抗体を持っていることを確認しました。創発性感染症《エマージング》の原因は、大規模な畜産なのです。鳥インフルエンザもそうです。そこに、環境破壊、貿易のグローバル化を加えれば、世界的パンデミックに行き着くのは不可避的なのです」。

「大規模な集約的畜産がインフルエンザのリスクを増大させる」

マリク・ピーリス（公衆衛生学、香港大学）
バンジャマン・ロッシュ（フランス開発研究所）

マルク・ピーリスとの最初のインタヴューは、きっちり一時間二〇分続いたあと、彼が別の約束があるというので中断した。そして二日後、二回目をした。私は良い気分だった。彼の話の正確さが――これは、セルジュ・モランや本書のために私がインタヴューした研究者の大半も同じだったが――、私を良い気分にさせたのだ。covid-19が出現して以降、支配的となった不安を催させる言説ではなく、彼らは、われわれを襲っている混乱した事態に、一貫した視座を提供してくれたからだ。

「なぜあなたは、鳥インフルエンザとSARSが類似した出現メカニズムを持っているとおっしゃるのでしょうか？」と私は尋ねた。

「まず、インフルエンザウイルスは八つの遺伝子断片を持っていて、それらが多様な仕方で結びつき、H1N1（豚インフルエンザ）、H5N1とH7N9（鳥インフルエンザ）といった異なった株をつくりだすということを念頭に置いてください。このすべての場合において、いくつかの遺伝子は水鳥に由来するものです。つまり野生のカモや雁です。一九九七年に香港からはじまったH1N1の場合、われわれはウイルスの経路を再構成しました。それは、中国最大の淡水湖である八陽湖をとおってきた野生のカモに由

◆キクガシラコウモリ　〔訳注〕ユーラシア大陸、イギリス、日本、モロッコなどに生息するコウモリ。日本では、鼻葉が〝馬蹄形〟ではなく、〝菊の花〟に譬えたられたため、この名で呼ばれた。

来するものでした。毎年、五〇万羽以上の渡り鳥が、中国南部の江西省にあるこの湖で一休止します。そのなかには不運にも捕獲されて、家禽として飼い慣らされたカモや雁と一緒に飼育されるものが一定数います。食肉としての評価が高いからです。この飼育農場で最初のウイルスの伝染が起きるのです。そのあと鳥は卸売商に売られ、卸売商人はニワトリと一緒に保管し、それから中国国内のあちこちにあるウェットマーケットや生きたままの家禽類のマーケットに出されるのです。この混じり合いの過程でウイルスの伝染だけでなく、その増大や人間を含むほかの動物へのウイルスの適応を促進するのです」。

「ニワトリや生きた動物を売るというアジア的習慣は、どこからきているのでしょうか？」。

「香港大学の同僚たちが、その点について調査を行ないました。イギリスの旧植民地の家禽類のマーケットの客たちに、なぜニワトリをスーパーマーケットで買わないのか尋ねたところ、客たちは生きたままの家禽類の方が味がよい、と返事したということです。そうかもしれません。というのは、中国料理では肉にあまり火をとおさないからです。他方で、彼らが同じ質問を広東の客たちにしたところ、返事は異なってました。広東の客にとっては、問題はもっぱら食料の安全性だったのです。これも理解できます。つまり中国では、一般に衛生状態や低温輸送に不安があるからです。それと、私は二〇一八年に発表した研究のなかで、二〇〇八年に香港でインフルエンザのリスクを抑制するために取られた措置の有効性を証明しました▼[15]。つまり、当時、生きた家禽類の市場はあいかわらず許可されていましたが、夜間は動物を市場に置いたままにすることが禁じられたのです。ウイルスの伝染を抑制するには、週に一度、市場を全面封鎖するという方法もあります。これは市場の衛生に非常に有効なのです」。

「ニワトリの大規模な集約的畜産は、インフルエンザのパンデミックにどんな役割を果たすのでしょうか？」。

「それは大きな役割を果たします」と、ピーリス教授はためらいなく答えた。「まず、そうして飼育されたニワトリは、遺伝子的に見てクローンだからです。ウイルスがそうしたニワトリに侵入すると、きわめて容易に伝染していくことになります。さらに、きわめて毒性の高い株に変異しやすくなります。また動物の工業的生産様式では、動物が遠方に輸送されるわけですから、ウイルスも一緒に運ばれていくわけです」。

この見解を、バンジャマン・ロッシュ（Benjamin Roche）も共有する。彼は二〇一七年以来、メキシコを研究拠点にしているフランス開発研究所（ＩＲＤ）――これについては後述（第4章153頁参照）――の研究者である。二〇一九年、ロッシュはアメリカのミシガン大学で、鳥インフルエンザの研究を先導した。同年三月、インフルエンザの発生源が、メキシコのベラクルス州のグロリアにあるメキシコ豚の大規模な工業的畜産場であることが判明した。二〇二〇年五月二六日、ロッシュは次のように私に説明してくれた。「インフルエンザのパンデミックについては、世界でとくに二つの地域が懸念されています。東南アジア（とくにベトナムとタイ）とメキシコです。そこには、人口密集地帯に近接して豚やニワトリの巨大な集約的畜産場があるからです。Ｈ１Ｎ１（豚インフルエンザ）は、メキシコが発源地でした」。

「そのウイルスはどんな特徴を持っていたのですか？」。

「それは、かなり稀な構成のウイルスで、豚インフルエンザ、鳥インフルエンザ、それに人間のインフルエンザの遺伝子配列が結びついて組み替えられたものです。インフルエンザは大昔からある疾病で、ウイルスは徐々に変化していきます。そのため人間は、それまでの季節性インフルエンザの株に感染した際に獲得した〈交差免疫〉◆のおかげで部分的に防御されています。しかしＨ１Ｎ１ウイルスの場合は、〈抗原シフト〉◆と呼ばれるものが起きたのです。つまり、人々が以前から獲得した抗体が役に立たないような変異が、ウイルスの遺伝子構造のなかに生じたのです。このウイルスは、すべてのインフルエンザウイルスと

◆**交差免疫**　［訳注］過去に〝ある病原体〟に感染したことで、その病原体に似ている〝ほかの病原体〟に対しても働く「免疫」のこと。

◆**抗原シフト**　［訳注］複数の異なるウイルス株やウイルスに由来する表面抗原が組み合わさり、新しいサブタイプのウイルスが形成される過程。インフルエンザにおいてよく認められる。〈抗原不連続変異〉ともいう。

同様に、非常に多様化したウイルスの貯蔵庫となっている野生の鳥に由来します。どう考えても、このウイルスはニワトリの工業的畜産のなかに入り込んだとしか思われません。そうやって飼育されたニワトリの遺伝子的画一性が、高い病原性を持つ株をつくりだしたのではないかということです。しかし、それでニワトリが死ぬとしても、有毒性の鳥ウイルスが必ずしも一足飛びに人間にうつるとは限りません。というのは、免疫システムが非常に異なるからです。この伝染が起きるためには、それを媒介する中間宿主が必要です。そしてそれには豚が最適なのです。というのは、豚は鳥にも人間にも機能する抗原受容体を持っているからです。したがって、一九一八年のスペイン風邪、一九六七年・一九七二年・二〇〇九年のインフルエンザのパンデミックのようなものが発生するには、野生の鳥から飼育された家禽類に伝染したウイルスが、次に豚に伝染し、さらに人間に伝染するといった過程が必要なのです。こうしてウイルスが急激に伝播していくことになるのです」。

［第3章］

生物多様性と〈新型ウイルス〉の関係

「地球の四分の三は、人類の支配下にあり、劣化が激しく進んでいるところもあります。科学研究者はこれをたいへん憂慮し落胆しています。というのは、生物多様性の衰退が加速し、多くの種が生き残り不可能なところまで達しているからです。生物多様性が消滅したら人類も消滅するということについて、政治家も市民も自覚がまったく欠如しているのです……」。

こう述べるのは、アンヌ・ラリゴドリーである。六〇歳の彼女は、気候変動に関する政府間パネル（IPCC）をモデルとして、二〇一二年に創設された〈生物多様性及び生態系サービスに関する政府間科学・政策プラットフォーム〉（IPBES）◆の執行事務局長である。二〇一九年五月、五〇カ国の自然科学と

◆**生物多様性及び生態系サービスに関する政府間科学・政策プラットフォーム（IPBES）**　［訳注］生物多様性と生態系サービス（人類が生態系から得ている恵み）に関する動向を科学的に評価し、政策提言を行なう政府間組織。国連環境計画（UNEP）の下で検討され、二〇一二年に設立された。一三七カ国が参加し（二〇二一年三月現在）、事務局はドイツのボン。「IPCCの生物多様性版」とも称される。以下のサイトに環境庁による紹介がある。https://www.biodic.go.jp/biodiversity/activity/policy/ipbes/index.html

社会科学の一五〇人の専門家が、ほかの専門分野の二五〇人の科学研究者の応援も得て、一七〇〇ページのレポートを発表した。それは、生物多様性の現状についての一万五〇〇〇にものぼる文献を集大成したものだった。

「六回目の〝種の絶滅〟が起ころうとしている」

アンヌ・ラリゴドリー（生態学、IPBES）

背筋が寒くなるような大量の資料がある。調査対象となった八〇〇万の動物と植物のうち、一〇〇万もの種が絶滅の危機にあり、哺乳類の四分の一、鳥類の六分の一、両生類・水生哺乳類・珊瑚礁の三分の一が絶滅寸前だというのである。このレポートの執筆者たちは「種の絶滅率は人類史上前代未聞である」と書いている。そして「われわれは生物多様性の消滅の第六期◆に入っている」と言明する。その原因は明らかだと言う。すなわち、人間の活動がすでに陸地の七五％、海洋の六六％、湿地帯の八五％以上を深く損傷し、気候変動を引き起こしているからである。そしてこれが生物多様性の衰退を加速しているのだ。エコシステムへの人間活動による破壊圧力は前例のないものであり、地球を〈人新世〉と呼ばれる新たな地質期に向かわせている。これは〈人間中心期〉ということだ。なぜなら、生物圏への人類の影響が強さを増し、種の多様性をはじめとして、すべての生と生命の領域に影響を与える環境変化を引き起こす〈地学的な力〉として作動しているからである（第６章198頁参照）。

専門家たちによる情報を、ここですべて紹介するのは不可能である。そのうちのいくつかを紹介するにとどめたい。二〇一八年、世界人口は一九七〇年に比べて一〇五％増加した。三七億人から七六億人に増えたわけである。人類は毎年、更新可能・更新不可能な資源を、すべて合計して六〇〇億トンを採取している。これは一九八〇年に比べて一〇〇％増加している。都市の面積は一九九二年から一〇〇％増大している。陸地の三三％、淡水の七五％が農業のために使われている。今から二〇五〇年までに、主として南側諸国において二五〇〇万キロメートルの舗装道路がつくられる。二〇〇二年から二〇一三年のあいだに、世界中で、化石燃料・水資源・食料・土地などへのアクセスをめぐる二五〇〇件もの紛争が起きた。そしてその紛争のさなかに、一〇〇〇人にのぼるジャーナリストやエコロジー活動家が殺害された。

生態学者で植物の専門家のアンヌ・ラリゴドリーは、「これは、とんでもないことなのです」と言う。彼女は、一九九一年に創設された国連のDIVERSITAS（生物多様性国際研究プログラム）の科学委員会を率いている人物である。「しかし」と彼女は続ける。「私たちのレポートは、環境保全の措置を取れば、まだ間に合うことを示しています。たとえば、持続可能な漁業政策の実施により、大西洋やバルト海で乱獲される水産資源の漁獲量を減らすことができるのです。EUの漁獲量は、二〇〇七年に九四％に、二〇一四年には四一％に減少しました。また、ヨーロッパにおける湿地帯の面積は、一九七〇年に比べて半減していますが、その破壊の進行は規制措置を強化すれば改善できるのです」。

「あなたは、IPBESの創設者ですね。どうやってこれを着想したのでしょうか？」。

「同僚の研究者と一緒に、ある確認をしたのです。つまり、一九九二年、ブラジルのリオでの国連環境開発会議で署名された〈生物多様性条約〉には、各国政府に生物多様性についての総合的な知識を提供できる独立した科学的なシステムが用意されていなかったということです。奇妙なことに、同時に署名された気候変動に関する条約〈気候変動枠組条約〉には、それは用意されていました。IPCC（気候変動に関する政府間パネル）がそれです。そして、この組織の専門的な活動によって、合理性のともなった公的な対策のための行動を導くことができました。〝生物多様性の破壊〟という問題は、こうしたグローバルな検証システムがないために、それは〝環境汚染や気候変動のせいだ〟といった推測レベルのものにしかならず、対処行動の可能性が妨げられたのです。しかし生物多様性の問題についての文献は大量に出回っていました。IPBESの目的は、科学と政治の仲介、さらには情報を必要とする市民との仲介です。たと

◆**生物多様性の消滅の第六期**　第五期は、六五〇〇万年前に発生した。おそらくメキシコ湾への小惑星の衝突によって、恐竜を含む種の六五％が消滅した。

えばその例は、二〇一九年、フランスのマクロン大統領によって開催された〈気候市民会議◆〉です。市民は問題の重大さを理解することによって、この問題に関心を深めていくのです」。

「二〇一〇年、あなたは、名古屋（日本）で開催された〈生物多様性条約 第一〇回締約国会議〉（COP10）に登壇して、IPBESの創設を提案しましたね。反響はどうでしたか？」。

「ちょっとしたざわめきがありましたね！」と、アンヌ・ラリゴドリーは微笑みながら答えた。「でも、反対の動きも少なからず起きました。二〇〇五年に、すでに国連の指導の下に〈ミレニアム・エコシステム・アセスメント◆〉が行なわれ、生物多様性の現状が報告されているではないかと主張する政府もありました。しかし私の考えは、国連の旗印の下に眠りこけるのではなく、情報を絶えず評価し直していくことを可能にする、恒久的なシステムをつくりだすことでした。自然保護団体のなかには、こうしたやり方を好意的に見ない傾向もありましたが、なぜかと言うと、彼らが得ている資金の一部を横取りされるのではないかと危惧したからです。悲しいことですが……。しかし結局、一五〇カ国によって綿密に承認されました。私たちの最初の報告書は、大きな反響を巻き起こしました。仲間の専門家たちはアメリカ議会でも証言しました。彼らはテレビやラジオの多くの番組にも参加しました。そうしたなかで、気候問題についてのデモの際に掲げられた幟《のぼり》のスローガンに〈生物多様性〉という言葉が登場したのです。このテーマは、私にとっては最も優先されるべきものでした。というのは、異常気象と生物多様性の消滅は、人間活動という同じ原因によるものだからです」。

「covid-19（新型コロナ）のパンデミックの影響は、どうでしたか？」。

「それは大きいものでした。IPBESはパンデミックと生物多様性の関係について報告してくれ、という要請を一三七もの政府から求められました。私たちは、それらの政府と協力してIPBESの科学委員会の選んだ専門家の名前で声明を出しました。彼らは二〇二〇年七月二七日から三〇日にかけてオンラインで組織された〝ワークショップ〟に参加することになります。テーマは二つです。〈動物由来感染症の原因〉と〈どう行動するか〉。専門家からの聞き取りと既存の膨大な科学的資料に依拠した報告書◆が、二〇二〇年秋に刊行されるでしょう」。

「IPBESに要請した国家の指導者たちの動機は、何だったのでしょう?」。

「彼らは途方に暮れていました。というのは、生物多様性と創発性《エマージング》感染症のあいだに関係があるとは、頭の片隅にもなかったからです。仰天したわけです。近代社会では、健康は医学の領域に属します。ウイルスによる疾病が生じたときには、ワクチン開発に大量の投資をしてコントロールしようとするのです。しかし、この疾病がどこからどうやって、どう発生したのかについては、ほとんど気にかけません。人類の健康が環境と結びついているという考えは、指導層にはほとんど知られていないのです。フランスを例に取ると、セルジュ・モラン、ジャン＝フランソワ・ゲガン、ロドルフ・ゴズランなどの研究が長年にわたって無視され、ほとんど研究資金も提供されなかったのは、そのためです。covid-19のパンデミックは、この閉じた扉が開かれるきっかけになるでしょう」。

「生物多様性なくしては、いかなる生命も地上で生存できないのに、ほとんど価値が認められていないのはどうしてなのでしょうか?」。

◆**気候市民会議**　[訳注]　全国から無作為に抽出された一五〇人の市民が議論を重ね、短距離の航空便の廃止、熱効率の悪い住宅の賃貸の禁止、環境の大量破壊（エコサイド）の罰則化など、六つのテーマ（消費、生産／労働、移動、住居、食、環境保護）にわたって、一四九の提言をまとめ大統領に提出した（二〇二一年から議会で審議が進められている）。その後、イギリスやドイツなど欧米諸国に広がり、日本でも二〇二〇年末、札幌で開かれている。

◆**ミレニアム・エコシステム・アセスメント**　[訳注]　生態系に関する科学的なアセスメントを実施して各国政府などに情報提供するため、国連の呼びかけで発足した世界的プロジェクト。二〇〇一年にはじまり、二〇〇五年に成果が発表された。〈地球生態系診断〉とも呼ばれる。

◆**報告書**　[訳注]「IPBES 生物多様性とパンデミックに関するワークショップ報告書」として二〇二〇年に発表され、以下のサイトにアップされている（https://ipbes.net/pandemics）。また、その概要および解説が日本語で以下のサイトで読める。概要（https://www.iges.or.jp/jp/pub/ipbes-pandemics-1slidesummary-j/ja）、解説（https://www.iges.or.jp/en/pub/ipbes-pandemics-briefingslides-j/ja）。

「生物多様性は長いあいだ、自然科学の領域に属すると考えられてきました。それは自然史博物館のテーマだと見なされてきました。鳥や植物の群生の仕方を調べたりですね。結局のところ私たちの外部の問題だとされてきたのです。ただし、それは必ずしも博物館の指導者の見方ではありませんでしたがね」。

「生物多様性は、永遠に、われわれに与えられているものだと考えられていたのでしょうか？」。

「おっしゃるとおりです。生物学的多様性は、空気や水と同じで、無限の共有物であり、すべての人間が自由に利用することができるのだから価値は持たない、というドグマが支配していたのです。無限の資源の原型たる海のようなイメージですね。ところが、ＩＰＢＥＳの報告によると、手付かずの海はたった三％にすぎないのです。三％ですよ！　私たちは、生物多様性は無限ではなく、それどころか消滅の危機にさらされているということを少しずつ知りはじめているのです。言い換えるなら、生物多様性の持つ価値をほとんど自覚していなかったということです。悲しいことです。今となっては、手遅れにならないために必要な措置を少しでも早くとるしかないでしょう」。

〈生物多様性〉という概念の誕生

ブルース・ウィルコックス（〈保全生物学学会〉創設者）

「一九八〇年代の初めまでは、〈生物多様性〉という言葉は、政治家にも一般にも知られていませんでした。科学研究者でも、ごく一部のパイオニアを除いたら関心を持っていませんでした」。

こう言って、ブルース・ウィルコックスは椅子から立ち上がり、私のパソコンの画面から一瞬消えた。彼は背後の壁の棚に向かい、それから二冊の本を取り出して椅子に座り直した。そして、こう続けた。

「〈生物学的多様性〉（biological diversity）という表現を最初に使ったのは、レーモンド・ダスマン（一九一九〜二〇〇二年）です。彼は生態学の教授で、自然保護運動の創設者の一人であり、ユネスコの〈人間と生物圏（ＭＡＢ）計画〉（「おわりに」286頁参照）の発足に参加した人物です。彼は一九六八年に、この本『異なった種別の国』[1]を刊行しました。そのなかで彼は〈生物学的多様性〉について語っています」。

ブルース・ウィルコックスは、二年前からタイに住んでいるアメリカ人の研究者である。彼は、次いで二冊目の本を示した。「この著作のおかげで、生物多様性という表現は科学の分野に入ったのです。『保全生物学――進化学的・生態学的パースペクティブ』▼2というタイトルで、一九八〇年に思想上の師であるマイケル・ソーレ（一九三六～二〇二〇年）と一緒に、私が監修した本です。われわれはこの本を、ミシガン大学での生態学者と生物学者を結集した会議のあとで執筆したのです。そしてその数年後、われわれは保全生物学学会（Society for Conservation Biology）を設立し、同時に『保全生物学』（*Conservation Biology*）という雑誌を創刊しました。この本の序文のなかで、私の同僚のトーマス・ラヴジョイが〈生物学的多様性〉（biological diversity）という表現を用いていますが、これが一九八五年、もう一人の同僚で植物学者のウォルター・ローゼンによって〈生物多様性〉（biodiversity）という表現に短縮されたわけです。ウォルターは当時、全米科学アカデミーとスミソニアン協会の後援で一九八六年にワシントンで開催された〈生物多様性フォーラム〉（National Forum on Biodiversity）の準備をしていました。このフォーラムの記録は、一九八八年、昆虫学者で生態学者のエドワード・ウィルソンが編集した『生物多様性』◆という本にまとめられています」。

　ブルース・ウィルコックスは七二歳で、枯れない井戸のような科学知識を有していて、私は二〇二〇年六月八日、二時間以上の意見交換を行なった。ウィルコックスはすべてを見て、すべてを読み、すべてを聞いてきた人物で、科学研究の世界についてきわめて辛辣な見方をしている。その辛辣な見方は、彼が先鞭をつけた分野である保全生物学についても例外ではない。彼は生態学と進化生物学の研究をしたあとにスタンフォード大学で教鞭を執り、その後、ハワイ大学の「生態学と健康講座」（これはアメリカ初の講

◆**『生物多様性』**［訳注］*Biodiversity*, edited by E. O. Wilson, National academy press, 1988. このフォーラムから「生物多様性」（Biodiversity）という語が使用され、学問分野としても確立した。その報告書でもある本書はベストセラーとなった。

座であった）を率いた。二〇一一年に退官し、タイに腰を落ち着けてWHOの進める研究プログラムに協力している。

「あなたの研究を導いた、決定的な出来事はありますか？」。

「もちろんありますよ。一九五三年に刊行されたユージン・オダム（一九一三～二〇〇二年）の『生態学の基礎◆』という本[3]です。これは多くの言語に翻訳されていて、じつにインスピレーションを刺激する本で、私は何度も読み返しました。オダムは、〈生態系〉という概念を導入して、それは当時、科学の世界を特徴づけていた還元主義――生態学も例外ではない――からの脱出の手助けとなりました。種を保護し共存し、人類のコミュニティのあり方を考慮にいれなければ、自然保護には何ら意味はない、ということを私が理解したのも、この本のおかげです」。

「あなたは、一九八二年に〈生物学的多様性〉とは何かを初めて定義したわけですが、それはどういう経緯で行なわれたのでしょうか？」。

「レーモンド・ダスマンが、一九六八年に刊行した本のなかで生物学的多様性について語っていますが、しかし定義はいっさいなされていませんでした」とウィルコックスは答えた。「私は当時、IUCN（国際自然保護連合）の科学チーフだったジェフリー・マクニーリーからの手紙を受け取りました。手紙には、一九八二年一〇月にインドネシアのバリで開催される世界国立公園会議のために論説を一つ書いてもらえないか、という依頼がありました。それは当時、彼が〈遺伝的多様性〉（Genetic Diversity）と呼んでいたものの定義に役立てるためでした。このあたりの状況は、きちんと頭に入れておく必要があるでしょう。まず一九七六年に、ユネスコがレーモンド・ダスマンの指導のもと〈生物圏保存地域（ユネスコエコパーク）◆〉という考えを打ち出していました。その目的は、科学に依拠して自然の持続的管理を促進するということです。当時われわれ全員が共有していた目標は、一国の面積のきっちり一〇％を国立公園として保全するということでした。ようするに人間が住むことを許されない場所を確保するということです。そして、各々の手付かずの中心的エリアの周囲に緩衝地帯を置き、そこでは森林監視や農業の活動を小規模に持続可能なやり方で行なうというものです。問題は、われわれが中心的エリアで保全したいものは何か、ということを定義することでした。当時は、動物や植物由来の遺伝子資源についての話が中心でした。トラや象といった大型哺乳類のような目立った種が引き合いに出されていました。しかし、すべてはまだ曖昧でした」。

「したがって私は、〈二命名法◆〉を考案したスウェーデンの博物学者カール・フォン・リンネ（一七〇七〜七八年）にしたがって、遺伝子資源の分類に取りかかりました。リンネと同じく、私は生物学的多様性を定義するには、その構成要素の一覧表をつくらねばならないと思いました。またユージン・オダムからも着想を得て、単純な分類よりももっと広範なヴィジョンを持つことを可能にするエコシステムという概念を取り込み、自然システムのさまざまな組織化のあいだに存在する相互作用を包含するようにしたのです。結局、私が提案した定義は（私の記憶によると）以下のようなものです。〝生物学的多様性は、生物学的システムの全レベル（つまり分子レベル、生物レベル、個体群レベル、種のレベル、エコシステムのレベル）におけるあらゆる生（命）の形態の多様性を指示する〟。この定義は、国立公園世界会議の記録のなかで私の論文と一緒に公表され[4]、のちに国連によって取り上げられました」。

「あなたは最近、〈生物多様性〉という概念は還元主義的である、そしてそれは西洋社会のつくりだした

◆**『生態学の基礎』**［訳注］邦訳：ユージン・オダム著、三島次郎訳、朝倉書店、一九七四〜五年。この著者のほかの邦訳書に、『基礎生態学（*Basic ecology*）』三島次郎訳、培風館、一九九一年、『生態系の構造と機能』共著、木村允監訳、築地書館、一九七三年がある。

◆**生物圏保存地域（ユネスコエコパーク）**［訳注］生態系保全と持続可能な活用との調和（自然と人間社会の共生）を目的として、ユネスコ人間と生物圏（MAB）計画（「おわりに」286頁参照）の一事業として実施されている。

◆**二命名法**　生物の種の学名の付け方で、ラテン語を用い、〝属〟と〝種〟の名を列記するもの。属名は大文字で始め、種の名（種小名・種形容語）は小文字で始める。たとえば、SARSの自然宿主（レゼルボア）である〝キクガシラコウモリ〟は〈*Rhinolophus ferrumequinum*〉と命名されている。

ものだと言っておられますが、それはなぜでしょうか？」。

「なぜかというと、この概念をつくったのは私のような西洋人だからですよ！　われわれ西洋人は、生きるために生物多様性に依拠している人々の経験や価値観、さらには必要性といったものを考慮に入れなかったからです。幸いなことに、われわれ（とくに熱帯地域に暮らしている連中）のなかには、そのことを理解した人々がいました。ユネスコのなかにもそういう人がいましたね。しかし時間のロスは大きかったですよ。私たち自然保全の専門家は信じがたいほど無邪気だったのです。われわれは近づきつつある被害の大きさを推し量ることができませんでしたが、それはわれわれが熱帯地域で生き続けなくてはならない人々の現実からあまりにもかけ離れていたからです。現在、東南アジアのすべての国において、小農民は国立公園に大きな圧力をかけざるを得なくなっています。というのは、彼らは十分な収入が得られない伝統的農法――彼らの同胞に食料を供給するものなのですが――を放棄せざるを得ないからです。彼らは、輸出用の砂糖、養鶏場用のトウモロコシといった政府の援助を受けた作物を植えるために土地を必要としています。そうした彼らに生物多様性の保全を訴えなくてはならないのです！　ようするに、貧困の問題を解決できなければ、そしてまたこの貧困を生み出している経済システムを徹底的に見直さなくては、生物多様性を保全することなど金輪際できないでしょう」。

「感染症は、人類と自然の複雑な相互作用システムの産物」

ブルース・ウィルコックス（〈保全生物学学会〉創設者）
ジャン＝フランソワ・ゲガン（寄生休学、ＩＲＤ・ＩＮＲＡＥ）

「二〇〇五年に、あなたは次のようなことを主張する論文を公表しましたね。〝未知の感染症のエピデミックは、今日社会が直面する最も困難な科学的問題の一つである〟[5]。これは何を意味するのでしょうか？」。

「その論文は、まさにこのテーマの問題を扱うために私が二〇〇四年に創刊した雑誌『エコヘルス』（*EcoHealth*）の最初の頃の号に発表されたものです」と、ブルース・ウィルコックスは答えた。「この雑誌は、現場の研究を優先しつつ、生態学と健康に関する科学の領域横断的な研究を促進するためにつくったものです。それはSARSとH5N1インフルエンザのエピデミックの直後のことです。問題は、分子的レベルからエコシステムの機能的ダイナミズムにまで及ぶ生物学的プロセスを組み込んだ全体的ヴィジョンを打ち出すことでした。エコシステムのなかには、病原体とその自然宿主《レゼルボア》の関係が、人口や社会、環境の変化と関係を保ちながら重なり合っています。あなたが引用した論文のなかで、私はコレラの例を取り上げていますが、それはコレラが感染症の出現や再出現にいたるメカニズムの理解にとって模範的なケースだと思われたからです。一九九〇年代の終わりには、コレラは水生細菌が経口感染によって人間に宿り広がっていく、という単純なモデルから脱却しつつありました。気候変動、動物プランクトンの増殖、海面温度の上昇といった別のファクターが介入することが明らかになっていたのです。言い換えるなら、コレラのエピデミックは動物由来感染症や動物媒介感染症と同様に、人間の活動が大きな影響を及ぼす自然環境の変質や生物学的プロセスと結びついているということです」。

「あなたは論文のなかで、〈生物複合性〉についても言及していますね。これは何なのでしょうか？」。

「一般に科学研究者や環境保全論者が考えているのとは異なって、一方に人間活動があり、他方にエコシステムがあるというわけではないのです。この両者は分離されていないだけでなく、密接に結びついているのです。というのは、地球上で人間によって影響されていない場所はほとんど存在しないからです。アメリカの歴史家ウィリアム・H・マクニールは、一九七六年に発表した『疫病と世界史』(83頁参照)という本のなかで、感染症の歴史が人類の活動によって引き起こされた社会や環境の変化といかに関係しているかを証明しています。もちろん〝逆もまた真なり〟です。彼は、アステカ人を絶滅させた天然痘の時代、あるいは中国の腺ペストの時代など、感染症流行の八つの時期を特定しています。そしてこの本の増補版で、最新の時期としてエイズなど〈創発性感染症《エマージング》〉について取り上げています。その特徴は、私が〈生物複合性〉と呼ぶものです。なぜそう呼ぶかというと、それらの疾病は人類と自然の複雑な相互作用システムの産物であり、とくに生物多様性に関わるシステムの産物だからです。このシステムは直線的な単純なものではなく、適応的変化を行なうものです。つまりこのシステムは、連鎖的反応を引き起こすものなのです。そのため、〈創発性《エマージング》〉という特徴が生じるのですが、これは実験施設で研究したり予見したりすることが困難なものです。ですから、人間‐動物‐環境の接触する面がどのように機能するかを理解しようと思ったら、科学研究者は現場に戻るしかないのであり、そうしないかぎり、われわれは近年の創発性《エマージング》感染症から抜け出すことはできないでしょう」。

　他方、生態学者ジャン＝フランソワ・ゲガンは「基本に戻らなくてはならないのです」と言う。「分子生物学の出現、ウイルスや微生物の分子配列を素早く特定するツールの精緻化は、科学の還元主義的ヴィジョンの横行による一種の記憶喪失をもたらしました。生物医学の研究者は、この三〇年間、シャルル・ニコル（一八六六〜一九三六年）、パスツールの弟子のエミール・デュクロ（一八四〇〜一九〇四年）のような感染病学者が知っていたことを忘れていたのです。つまり、病原体の発生する環境やその伝染を促す生物学的・環境的諸条件を知らなければ有効に戦うことはできないということです。私の場合は、生物多様性と微生物の関係についての教養を有していた偉大な博物学者に手解きを受けて寄生体学者になりました。実験施設におけるウイルス学者の仕事が何の役にも立たないと言うつもりはありません。しかしそれは、あくまでも現場の研究を補完するものにすぎないのです」。

「二〇一八年、あなたは「病理地理学――グローバルヘルス危機管理のための人間の感染症への病理地理学の活用[6]」という論文を指導しましたね。〈病原体の地理学〉というものが存在するのですか？」。

「もちろんですよ！」と、ゲガンはためらいなく答えた。「熱帯地域は、ヨーロッパや北アメリカのような北側の温和な気候の地域よりも、はるかに病原体を抱えています。理由は簡単です。鳥類や哺乳類の豊富さと、それらの動物が保有している微生物の豊富さとのあいだには、確実に相関関係があるからです。言い換えるなら、生物多様性の〝ホットスポット〟と見なされる地域は動物や植物の種類も多いけれども、同時にあらゆる種類の微生物（ウイルス、細菌、寄生体など）も多いということです」。

【コラム】

グローバル化とともにペストは世界に

ペスト菌は、中央アジアの草原のマーモットの群れのなかに常に存在した。ノミから齧歯《げっし》目（ネズミ目）に感染する土壌細菌である。この細菌は、ノミの食道の上部で増殖して、ノミの摂食行為を妨げる。そのためノミは空腹になり、必死になって宿主たる齧歯目の動物やその他の哺乳類に食いつくため、細菌の移動が生じるのである。

〈ユスティニアヌスのペスト〉◆は、記録が残る史上初の〝ペスト・パンデミック〟である。おそらく中国からシルクロードを経てもたらされたもので、五四一年から七六七年にかけて地中海沿岸全域で猛威をふるった。同時代のプロコピオスという人物によると、最悪期には一日で一万人近くが犠牲となった。また最近の推計によると、当時の人口の一五％から四〇％が死亡した。〈ユスティニアヌスのペスト〉は、古代の終わりと中世世界のはじまりを画する。バイエルン（ドイツ）の墳墓を二〇一二年に発掘してみたところ、感染病原体は確かにペスト菌であることが確認された。ペスト菌は、一八九四年に香港の医師アレクサンドル・イェルサンが発見◆したが、パスツール研究所の細菌学者であった彼は、パスツールにちなんで〈*Pasteurella pestis*〉と名づけたが、その後、一九六七年に発見者のイェルサンの名を取って〈*Yersinia pestis*〉と改められた。

一三四七年から五三年にかけて、今度は、〈黒死病〉◆が地中海とヨーロッパを襲い、少なくともヨーロッパの人口の三分の一が死んだと言われている。当時の文書によって、このエピデミックは、一三四六年にジョチ・ウルス［チンギス・カンの後裔の遊牧政権］のタタール族の集団が拠点を置いた、黒海沿岸のフェオドシヤの町からはじまったという歴史をたどることができる。

三回目のペストの世界的流行は、一八六七年、おそらく中国の雲南省からはじまったと思われる。

このペストはその後、広東に達し、そこで一〇万人の死者をもたらし、さらに香港・インドへと広がった。その伝播の速度は、蒸気船の移動の速度と同じである。船は、感染した人間やネズミを、見つけ出され、隔離されるよりも前に運んでいく。そしてヨーロッパや北アフリカ、アメリカ大陸、太平洋諸島を腺ペストが襲う。一八九八年、太平洋の新たな貿易ルートが、シドニー（オーストラリア）への道を拓き、一八九九年にはサンフランシスコへの道が通じる。ペスト菌は、南アフリカ、マダガスカル（この地ではその後、ペストのエピデミックがくり返し発生する）、南米、アメリカ合衆国に定着する。サンフランシスコのエピデミックによって、ペスト菌はプレーリードッグのような野生の齧歯目の動物の群居のなかに定着することになる。

◆**ユスティニアヌスのペスト**　［訳注］ユスティニアヌス一世の治下の東ローマ帝国（ビザンツ帝国）の全版図で流行したペスト。皇帝ユスティニアヌス自身も感染した。

◆**アレクサンドル・イェルサンが発見**　［訳注］同時期に日本人調査団も香港に派遣されており、ロベルト・コッホの指導を受けた北里柴三郎もペスト菌を発見している。しかし、ペストとペスト菌を最初に結び付けたのはイェルサンである。

◆**黒死病**　［訳注］ペストだが、死亡者の皮膚が黒ずんで見えたことからこの呼称で呼ばれた。

「生物多様性が増大すれば病原体も増すが、減少すればエピデミックが増える」

セルジュ・モラン（進化生態学・健康生態学）

「人類に影響を及ぼす病原体は、地球上にランダムに配分されているのではありません」と、セルジュ・モランは私に言った。モランは、ジャン＝フランソワ・ゲガンと並んで、この重大な問題を研究する希有な科学研究者である。感染症は、北側から熱帯に向かって緯度が下がるにつれて増加する。そしてこの現象は、生物多様性についても言える。緯度が下がるにつれて脊椎動物（鳥類や哺乳類）が増え、同時に病原体も増加する。

「どうやってあなたは、この結論にいたったのですか？」。

「地図ですよ、常に地図ですよ！」と、この研究者は熱っぽく答えた。「私はまず、同僚のアメリカ人研究者マイケル・ギャビンが、二〇一〇年に『王立協会紀要B』[7]に発表した論文を参照しました。彼は、人間の既知の病原体を調査し、地理的に位置づけ、感染症と寄生虫病の実態を国ごとに調査したのです。さらに彼は、哺乳類や鳥類についても同様のことをしました。すると何と、この二つの地図は重なり合ったのです。私はよく学生に向かって、〝この地図を政治家に見せてはいけない。なぜなら、政治家はあわてて、そいつら（哺乳類や鳥類）を全部、抹殺してしまえ、と叫ぶだろうから〟と言います（笑）」。

なるほど、この結論は興味深い。鳥類や哺乳類の豊かな生物多様性が多くの感染症と潜在的に結びついているのなら、当然ながら野生動物の大量死は感染源の減少、つまりエピデミック・リスクの減少となるということだ。したがって生物多様性の衰退は、疫病に対する戦いにとって福音になる、ということにもなるのだろう。

しかし、ことはそう単純ではない。「逆のことが起きるのです」とセルジュ・モランは言う。「私は、アジアの同僚と一緒に、どうやって生物多様性が、アジアや太平洋地域における感染症の出現に影響を及ぼすかを理解するための研究を行ないました[8]。われわれは、社会的・経済的ファクター、つまり人口、GDP、公衆衛生のための支出、地理（各国の緯度や面積）、気候（降水、気温）、生物学的多様性の特徴（哺乳類や鳥類の種類の豊富さ、森林面積、絶滅の危機に瀕している哺乳類・鳥類の種類）といった事柄を考慮に入れました。さらにわれわれは、gideon（71頁参照）とWHOの一九五〇～二〇〇八年のデータも参照しました。その結果、われわれは、アジア諸国ならびに太平洋地域で一二四ものエピデミックが起きていることを突き止め、その数が絶えず増加していること、そしてその多くが動物由来感染症であることを確認したのです。エピデミックの数は、医療費の増加をともなうことにも留意しなくてはなりません。ともあれ、われわれの出した結論は決定的なものです。すなわち、創発性《エマージング》の疾病の数は、絶滅の危機にさらされている哺乳類や鳥類の種の数と比例するということです。他方で、動物媒介感染症の数は森林面積の大きさと反比例します。つまりその数は、森林面積が減少すれば増加するということです。言い換えると、動物由来感染症や動物の媒介による疾病のエピデミックは、生物多様性の消失と結びついているということであり、消滅の危機にさらされている野生種の数や森林の密度によって推し量ることができるということです。要約すると、生物多様性が増せば病原体は増えるけれども、生物多様性が消失すれば感染症エピデミックは増えるということなのです」。

「そうした一見矛盾した結論を、どう説明しますか？」。

「第一に言うべきことは、自然環境の破壊と断片化による生物多様性の消失は、野生動物と人間の新たな接触を促進するということです。次に、第二の仮説はこの問題の直観的把握には反するものですが、一五年前ほどから多くの研究の対象になってきたものです。つまり、生物多様性が感染症の危機の原因であるとするなら、それは生物多様性が多くの病原体を提供するからであるが、他方、生物多様性の消滅の危機にはエピデミックの危機がともなっている。しかしエピデミックの危機は、まさに動物種の多様性の崩壊によるものであり、なぜなら動物多様性は病原体の緩衝装置の役割を果たしているから、という仮説です。これは〈希釈効果〉［病原体の感染力を抑止する効果］と呼ばれるものです」。

ここで私は、セルジュ・モランの論証を、一時的にペンディングにしたい。というのは、まさに〝単純な判断とは反対〟となるこの〝仮説〟はきわめて重要なものなので、第4章を全面的にこの〈希釈効果〉の検討にあてようと思うからである。

「〝感染症エピデミックの数と絶滅危惧種の数の相関性は、必ずしも因果関係を意味しない〟という主張を、あなたに対してぶつける人たちに、どう返答しますか？」。

「生物多様性と創発性《エマージング》感染症の関係を解明するために、エコシステム全体に及ぶような大規模な研究をすることは不可能なことだ、とお答えします。しかも、南アジアの諸国はそういう研究を許可しないでしょう！奇妙なことと思いませんか（笑）。明らかに倫理的な目的のためでも、私はエピデミックを自分の思いどおりに調査することはできないのです。逆に、歴史的な視野に立つと、さまざまな変化を確認し、何ら関係のないように見えるデータを関連づけることも可能になります。結局、ある疾病の出現の原因を決定するために、いくつかのファクターを取り出して比較するという健康疫学者の作業に帰着するのです。ひとたび潜在的原因が決定され、一貫性があると見なされると、次にそこで作動しているメカニズムを明らかにしようとする試みがなされます。ともあれ、歴史的アプローチはたいへん有用です。たとえばタイは、天然ゴムを採取できるパラゴムノキを植えて森林面積を増やすことを決定しましたが、それは〝森〟ではありません。そこにはいかなる生物多様性もないからです。われわれは、以前に証明した相関関係によって、パラゴムノキの植林が、チクングニア熱やジカ熱のウイルスを運ぶタイガー蚊を増殖させることを知っています。ですから、それに対して警告を発することができるのです」。

「あなたの二〇一四年の研究に対する反響は、どうでしたか？」。

「良くもなければ悪くもなかったですね。というのは、完全に無視されたからですよ（笑）。じつを言うと、この研究が引用されはじめたのはcovid-19のパンデミックが発生してからなのです！」。

「あなたは、それをどう説明されますか？」。

「第一の理由は、私の研究が東南アジアのエピデミックに関するものだったからです。あえて言わせてもらえば、東南アジアの研究なんて、みんな馬鹿にしているんですよ。ところが、covid-19の出現で、変化が起きたんです（笑）。第二の理由は、二〇一四年の段階では、生物多様性の消失はまだタブーだったということです。生物多様性の破壊と健康との関係について論じることは、慣例をないがしろにする行為だったのです。気候問題と同じで、フランスでは——アメリカでもそうですが（トランプと彼の取り巻きはとくにひどい）——、人間の自然への影響の現実を否定したり軽く見ようとしたりし続けている、まぎれもない否定論者たちがいます。名前は言いませんがね……。

「いえ、名前をおっしゃってください」。

「たとえば、クリスティアン・ルヴェックですね。彼は水生環境の専門家で、ジャン＝フランソワ・ゲガンの博士論文の指導者でもありました。私は、フランス農業アカデミーの集まりで、彼に反論したことがあります。彼は、生物多様性の消滅を否定する純然たる否定論者で、私のような意見を持つ人間を、科学研究者ではなく活動家にすぎないとまで言っています。私は彼よりも圧倒的に多くの研究論文を発表しているにもかかわらずです。それに、彼が書いていることこそ、純然たる政治論文であるにもかかわらずです。笑わずにはいられませんよ！　それに、フランス国民教育・研究省の元大臣で哲学者のリュック・フェリーですね（「はじめに」の冒頭を参照）。さらには、地理学者のシルヴィー・ブリュネルもそうですね。彼女は、アグロビジネスに貢献する方向に転向したのです。ともあれ、これらの人々は有害ですよ。残念ながら彼らの言うことに耳を傾けるジャーナリストがいて、おかげで時間の無駄が生じているのです」。

【コラム】

ウイルスはどのように伝播するか？

ウイルスは、植物から動物にいたるあらゆる形態の生態の生きた細胞に感染する病原体である。六〇〇〇種類以上のウイルスが特定されているが、その数は数百万種にのぼると推定されている。ウイルスは、生態学的ダイナミズムのなかで重要な役割を演じ、海洋エコシステムのなかの細菌の増殖の調節においても重要な機能を果たす。

〈バクテリオファージ〉◆と呼ばれる細菌に寄生するウイルスは、細菌感染症に対する治療では、耐性菌の出現によって問題になっている抗生物質の代わりとして利用されている。バクデリオファージが感染した細胞の抵抗力の研究をもとに、ゲノム（遺伝子）編集技術ＣＲＩＳＰＲによって、獲得免疫◆の発見も可能になっている。またこのウイルスは、農作物の害虫の防除にも使用されている。

しかしながら、むしろウイルスは、狂犬病・ポリオ・天然痘など数多くの疾病の病因として知られている。ウイルス感染の起源は、たとえばヘルペスのような、われわれが祖先から受け継いだウイルスの系統進化のなかから探らなければならない。人類と非人類の霊長類は、生態的・進化的に近しい関係にあることによって、そうした霊長類に宿る多くのウイルスは、人類にも出現するようになった。黄熱、デング熱、そして最近では、チクングニア熱、ジカ熱などである。かつてアフリカに存在した非人類霊長類は、こうしたフラビウイルス科のウイルスの自然宿主《レゼルボア》であった。感染は、熱帯縞蚊《しまか》などの蚊に媒介されて起きるが、蚊は世界を植民地化していった国際貿易によって広まっていった。

人類に感染するそのほかのウイルスの多くは、動物の家畜化の過程で出現した。たとえば、〃牛のペスト〃と見なされてきた〈牛疫ウイルス〉から進化した〈麻疹《ましん》ウイルス〉である。家畜動物は、野生動物と人類のあいだを媒介するウイルスの中間宿主である。たとえば鳥インフルエンザウイルスは、家畜動物のなかを循環するインフルエンザウイルスと再結合し、くり返し発生しているインフルエンザのエピデミックの起源となった。

◆**バクテリオファージ**　［訳注］ウイルスのうち細菌に感染して増殖するものの総称。
◆**獲得免疫**　［訳注］生まれたときに備わっている免疫（自然免疫）ではなく、後天的に獲得されたもの。

「ウイルス収集家」にして〃コウモリの専門家〃

ガエル・マガンガ（ウイルス学・健康生態学）

「あなたは〃ウイルス収集家《ハンター》〃と呼ばれているんですか?」という質問に、ガエル・マガンガは微笑えみながら、大急ぎで返事をしようとした。というのは、ちょうどスカイプでのインタヴューが中断しかけたからである。二〇二〇年五月二二日のことだった。とにかくガボン共和国（アフリカ中部）は、フランスヴィル（同国の東部の都市）をはじめ多くの場所で、インターネットの接続が不安定なのだ。このガボンの研究者は「ちょっと手間取ったね」と言ったあと、おもむろに話しはじめた。「確かに私はウイルス学者です。私の仕事は、コウモリや霊長類の野生動物のなかで、エボラウイルスがどのように循環しているかを監視することです。コウモリや霊長類だけでなく、ヨーロッパ人が〝ブッシュミート〟と呼ぶジビエ——小型ザル、ヤマアラシ、ガゼル、アンテロープ（レイヨウ）など、食用にすることが許されている種——をも、そうした監視の対象にします。私の主たる活動の一つは、熱帯林の洞窟でコウモリを捕まえることです。唾液・糞便・血液などを採取して、そこからエボラをはじめコロナなどのウイルスを検出するのです。大型ザルも監視します。森林で働く労働者や国立公園で働く自然保護ＮＧＯに対して、ゴリラやチンパンジーが死んでいるのを見つけたら、すぐに私に連絡するように依頼してあります。疾病を見つけるためです。われわれはSARS-CoV-2（新型コロナウイルス）の拡大を危惧していますが、すでに霊長類を大量死させたエボラ出血熱の再出現も恐れています。一九九四年と九六年にガボンで起きたエピデミックのとき、人間が死ぬ前にサルが大量死したのです。動物は、まぎれもなく感染症の先触れになるのです」。

「あなたの先ほどの質問に戻るとして、私は自分が〝ウイルス・ハンター〟であるとは言いたくないですね。というのは、そこにはどこか軽蔑的なニュアンスが感じられるからです。私の博士論文の指導教授の一人であったセルジュ・モランのおかげで、私は自分を〈健康生態学者〉と見なしています。私はまた、ウイルスがその自然宿主《レゼルボア》から拡散していくときの生態学的・疫学的ファクターの研究もしています」。

ガエル・マガンガは、四〇歳にしてすでに立派なキャリアを積んでいる。ダカール大学（セネガル）で獣医学を研究したあと、モンペリエ大学（フランス）で寄生虫学と微生物学の博士となり、ガボンの南東部にあるＣＩＲＭＦ（フランスヴィル国際医学研究センター）に参加している。ここは、四〇〇ヘクタールもの土地を保有する、ある軍医の指揮する国際的研究のメッカで、世界中の研究者を引き寄せている。

ここにはP4実験施設［最高度のセキュリティを備えた微生物・病原体の実験施設］がある。これはアフリカでは、南アフリカとここにあるだけである。この厳重管理された実験設備は、エボラのような最も危険なウイルスを扱えるように建設されている。ガエル・マガンガは、エボラについて「人類にとって最も有毒かつ致死的な病原体の一つである」と、彼がウイルス学者エリック・ルロワと共同署名した論文のなかに書いている▼9（ちなみにルロワは、セルジュ・モランとともにマガンガの博士論文のもう一人の指導教授である）。

「ガボンでは、パンデミックの状況はどうですか？」。

「五月二〇日の時点で、感染者一五六七人、死者一二人です。これはヨーロッパやアメリカ合衆国に比べてきわめて少ない数です」と、このCIRMFのウイルス性疾患の研究ディレクターは答えた。「率直に言って、われわれアフリカの研究者は、北側の諸国が今回のパンデミックでパニックに陥っていることが理解できません。二〇二〇年一月一日から五月一日にかけて、アフリカでは三六万七〇〇〇人がマラリアで死んでいます。どうも二重基準《ダブルスタンダード》があるのではないでしょうか。熱帯地域で猛威を振るっているほかの疾病に対しても、同じような関心と感情を向けてほしいですね」。

「あなたは〝ムッシュー・コウモリ〟だと、セルジュ・モランは私に言いましたが、あなたの翼手目（コウモリ目）への関心は、どこからきているのでしょうか？」。

「率直に言って、それは偶然でもあれば必然でもあります。修士論文を終えたあと、私はガボンに関わる問題について博士論文を書きたいと思いました。しかし研究資金を見つけなくてはなりませんでした。そのとき、エボラウイルスの世界的権威の一人であるエリック・ルロワが、いい機会を提供してくれたのです。つまり彼は、中央アフリカのコウモリを研究しないかと私に提案したのです。私は自然や動物が大好きなので、その提案に飛びつきました。そうやって、私はこの驚くべき空飛ぶ哺乳類に取り憑かれたのです」。

「二〇一二年に公表された博士論文のなかで、あなたはコウモリから検出されるウイルスの数は増加していると書いていますね。それはどうしてですか？」。

「まず、翼手目は哺乳類のなかで、その特殊な多様性において、齧歯目《げっし》（ネズミ目）に次いで二番目の大きなグループをなすものです。つまり並外れた多様性があるのです。一四〇〇の種、一七五の属、二〇の科があり、既知の哺乳類の種の四分の一を占めているのです。北極を除いてすべての大陸に存在し、その食生活はきわめて多様性に富んでいます。昆虫を食べるコウモリもいれば、果物を食べるコウモリもいます。また、ドラキュラのような吸血性のコウモリもいるし、肉食のコウモリもいます。たいへんコスモポリタンな動物で、家の屋根のなかから、木の穴や葉叢のなか、あるいは洞窟のなかにいたるまで、あらゆる種類の生息環境で生きることができるのです。エボラウイルスの自然宿主《レゼルボア》がコウモリではないかと推定されてから、研究者のコウモリへの関心は高まり続けています。おそらく野生動物のなかで、世界中で最も研究されている動物でしょう。これまでに二〇〇種類ほどのウイルスが検出されていて、そのうち六〇ほどが人間に関係する病原体なのです」。

「そうしたウイルスの多さを、どう説明されますか？」。

「それは、コウモリの免疫システムが異例なものだからです。ウイルス学者がよく使う言い方をすれば、コウモリは〝ウイルスの起源〟なのです。実際、コウモリは空を飛ぶことができる唯一の哺乳類で、これはじつに並外れた身体能力を持っているということです。これによって、コウモリは齧歯目の二倍もの代謝力を持っていて、その高度な免疫システムのおかげで、ウイルスの増殖を非常に低い水準に維持することができるのです。ですから並外れた自然宿主《レゼルボア》になることができるということです。コウモリは多数のウイルスを抱え込んでも、ほとんど発症せず、またほとんど死ぬこともありません。狂犬病ウイルスで死ぬことはありますが、それは例外的なことです。それから、生物生態学的ファクターもあります。コウモリは群居性の動物で集団をなして生活します。それは内的伝染が起こりやすいということです。さらにコウモリは、三〇〇〇キロメートルにも及ぶ長い距離を移動することができ、それもまたウイルスの拡散を促します。私はセルジュ・モランとの共同研究で、二つのファクターがコウモリにおけるウイルスの豊富さを高めることを証明しました。すなわちコウモリの生息分布の細分化とコウモリの体重です。コウモリのなかには、体重が一キロに及ぶものもいて、そうしたコウモリはウイルスをいっぱい抱え込んでいるのです」。

「コウモリは人間を攻撃するのでしょうか？」。

「攻撃するとしたら、それは彼らが自然生息環境から追い出されようとするときです。ブラジルでアマゾンの森林伐採中に、吸血性コウモリが人間を噛んだことがありました。コウモリが常食している餌がなくなると、彼らは人間の活動している地域に入り込んで、劇発性ウイルスをうつすのです。しかしこれは非常に例外的なことです。一般的には、ウイルスの人間への感染は中間宿主を介して行なわれます。中間宿主のなかで、ウイルスは遺伝子の変化と組み替えを行なうのです。そしてその過程で有毒性を獲得するわけです。これは〈増幅宿主〉とも呼ばれます。というのは、人間のように敏感な種への感染を引き起こすからです」。

「ウイルスのもともとの自然宿主《レゼルボア》がコウモリであることが確実な感染症には、どんなものがありますか？」。

「狂犬病、ニパ熱、SARS、マールブルグ出血熱（第1章49頁参照）などですね。マールブルグウイルスの場合、コンゴ民主共和国の金鉱で働いていた労働者のなかから、コウモリが持っているウイルスとまったく同じ遺伝子が見つかりました。covid-19の原因と言われているSARS-CoV-2の場合は、絶対にコウモリだとは言えません。というのは、センザンコウのような中間宿主から、コウモリが持っているのとまったく同じウイルスは見つかっていないからです。エボラに関しても同様です。エボラ出血熱のエピデミックは二〇〇五年から幾度にもわたって猛威を振るい、二〇一四年には西アフリカで一万一〇〇〇人の死者を出したのですが、これまでコウモリからエボラウイルスは検出されていません」。

「二〇一四年にエボラに最初に感染した人は、特定されているのでしょうか？」。

「感染したサルの死体を触っていた、ギニアの子どもだと考えられています。というのは、エボラの場合、たとえば動物の解体時に出る血のような体液との接触をとおして、動物からの感染が起きるからです」。

「あなたは二〇一四年に、次のようなタイトルの論文を共同発表しましたね。『西アフリカのエボラ出血熱——エピデミックは多数のことを変える』▼10。このタイトルに、どんな想いを込めたのでしょうか？」。

「まず言っておきたいことは、人間間の感染のさまざまな経路を理解することができるようになったのは、西アフリカの大エピデミックのおかげです。人間間の感染は、病人の体液を介して起こります（唾液・汗・母乳だけでなく、血液・下痢、さらには精液など）。このウイルスは非常に感染力が強いので（そのうえとくにザイールのエボラウイルスは致死率が八〇～九〇％）、設備の悪い病院では大きな院内感染のリスクがあります。次に、ウイルスがその発生地つまり熱帯の大きな森林からずいぶん隔たった地域に出現したのは、これが初めてでした。ギニアの森林部分からエピデミックがはじまったとしても、その影響はギニアビサウ、シエラレオネ、リベリアといった乾燥した暑い国にも同時に起きたのです。それで、恐怖心が高まったわけです。しかし、ウイルスがコンゴ民主共和国やガボンだけにとどまっているかぎり、それは限定的なものでそれほど恐れるには及ばないと、彼らは思ったのです……」。

「〝彼ら〟とは誰ですか」と、私は挑発的に尋ねた。

「それは西洋諸国の人々ですよ！」と、ガエル・マガンガは一瞬ためらったあと、吐き出すように言った。

「彼らは、たとえば私が研究を進めているフランスヴィルの研究センターのようなＰ３型・Ｐ４型の厳重に安全管理された実験施設に大々的に投資することを決めました。それはどういう考えに基づいているかというと、エピデミックを封じ込めるために感染者を厳重に閉じ込める措置を取り、アフリカでの診断能力とその信頼性を高めるということです。というのは、二〇一四年のエピデミックが引き起こした恐怖の一つは、感染した人々や国々の数から見て、ウイルスは変異して有毒性を増すばかりか、その伝染方法も変化していくと考えられたからです。飛行機によって、あるいは蚊のような媒介動物によってウイルスが伝染していくことを想像してみてください。これはカタストロフですよね……」。

「そういう想定もなされたのですか？」。

「もちろんです。ですから、ウイルスとコウモリについて研究を続けていくことには意義があるのです！」。

「コウモリのストレスは、エピデミックのリスクを高める」

ガエル・マガンガ（ウイルス学・健康生態学）
ライナ・プロライト（健康生態学・獣医学）

ガエル・マガンガへのインタヴューは、私が依頼していた時間（一時間三〇分）を超えた。そこで、われわれは二回目のインタヴューを決めたが、それは私にはまだ、彼になすべき多くの質問が残っていたからである。そのなかには、二〇二〇年四月八日、カリフォルニア大学デーヴィス校の獣医学教室が発表した研究[11]に関する質問があった。研究者たちは、一八二種の動物由来ウイルスと、その保有体や自然宿主《レゼルボア》である陸生哺乳類（野生ならびに家畜）を分析した。彼らはそのデータを国際自然保護連合（IUCN）の〈絶滅危惧種レッドリスト〉と突き合わせながら、個々の種の群の大きさ、その生存状態、絶滅リスクなどを測定した。そこから二つの重要な結論が浮かび上がった。まず、家畜動物は、野生哺乳類よりも八倍もの動物由来ウイルスを保有しているということ。これは驚くべきことではない。なぜならすでに見たように、人類は太古から家畜動物と密接な関係を持っているからである。他方、野生動物のなかで人間に感染する動物由来ウイルスを最も多数保有しているのは、絶滅危惧種であるということ。そのなかでも、生息環境から追い出されたり生息環境を破壊されたりした種は、人間の活動と無関係の要因によって生存が脅かされている種より、二倍もの動物由来ウイルスを保有しているのである。私は、ガエル・マガンガへの二度目のインタヴューの前に、この研究を彼に送っておいた。彼の見解を聞きたかったからである。

「アフリカでは、村人は昔からコウモリを食べてきたのでしょうか？」と尋ねた。

「はい、食べてきました。とくに中央アフリカですね。中央アフリカには昔からコウモリの猟師がいます。現在でも、エジプトやグアム島のオオコウモリあるいはストローオオコウモリなどの肉は、たいへん珍重されています。われわれがサンプル用のコウモリを洞窟のなかに捕まえにいくと、その場で薫製にするために殺されて置いてある大量のコウモリに出くわすことがめずらしくありません。これはじつに無惨な光景です」。

「コウモリは、アフリカで絶滅の危機にさらされているのでしょうか？」。

「少なくともガボンではそうですね。鞘尾コウモリ（*Coleura afra*）と長指コウモリ（*Miniopoterus inflatus*）という二種類のコウモリが危機状態にあります」。

「でも、人々が昔からコウモリやサルを食べてきても病気にならなかったとしたら、これらが突然リスクをもたらしていることは、どう説明できるのでしょうか？ 何が変わったのでしょうか？」。

「あなたが送ってきたデーヴィス校の研究を参照すると、一つには、人間活動によるコウモリへのプレッシャーが、コウモリにさまざまなストレスをもたらしている結果ですね。サンプリングのために入ったある洞窟のことを思い出します。私はそこで、狩猟によるプレッシャーが動物のストレスを高めていることを確認しました。狩猟だけでなく環境の変化によるストレスも加わっています。ウイルスを孕んだ排泄物が異常に増えているのが、その証拠です。この現象は、アジアのニパウイルス、オーストラリアのヘンドラウイルスの場合も確認されていることです。狩猟以外にも、森林伐採や自然生息環境が開発によって寸断され断片化されることが、コウモリにストレスをもたらします。それによってコウモリは免疫システムが弱まり、とくに空腹や生殖あるいは出産の時期にその傾向が強まります。こうしたことがウイルスを含んだ排泄物の急激な増加を引き起こし、それが人間を含むほかの動物への病原体の伝染を促すのです。このの仮説は、ヘンドラウイルスの出現についてオーストラリアのチームが発表した優れた研究によって立証されました」。

二〇〇八年、健康生態学者で獣医学者のライナ・プロライトは、〝空飛ぶキツネ〟と呼ばれるオーストラリアのオオコウモリについて、食料不足によって引き起こされるストレスの生物学的影響の研究発表を行なった。[12] 彼女は、コウモリの糞便・尿・唾液のなかに含まれる血清有病率、つまりヘンドラウイルスの感染反応として形成される抗体の量を測った。これは感染のレベルを測るものである。そして感染レベルは、二つの状況において高まることを確認した。すなわち極端な気候変動と自然生息環境の変化。これらが食料不足を引き起こし、それが妊娠中や授乳期のメスに、とくに大きな影響を与えるということである。

プロライトは、「オオコウモリの食料源を悪化させる環境的プロセスは、ヘンドラウイルスの伝播と感染の拡大をもたらす」と、二〇一一年に公表されたモデル研究のなかで結論した。▼13 彼女はそのなかで、一四回のヘンドラ・エピデミックのうち、一〇回はコウモリの集団が定住した都市地帯で起きていることを確証している。この現象を説明するために、彼女は次のような仮説を提起している。オオコウモリは、森の生息地から脱出せざるを得なくなり町の近くに定着し、その結果、食料を探すために、ときには長距離の移動をしていた習慣を失うことになった。そしてこれが、コウモリの集団免疫力の低下を招いた。オーストラリアの研究チームは、彼女が提起したこのモデルにのっとって、エピデミックのピークは、メスのコウモリの生殖サイクルとも結びついていて、免疫抑制によって排泄が促進され、したがってウイルスの伝播が助長されることを指摘している。このことは、私が第2章（67頁参照）で紹介したニパウイルスの歴史を思い起こさせる。すなわち、人間がアブラヤシのモノカルチャーの栽培をするために木を伐採したボルネオの森から追い出された果食性のコウモリが、養豚場の真ん中に植えられたマンゴーの木の中にねぐらを見つけたという、あの話である。この話の続きはすでに読者がご存知であろう。

セルジュ・モランは二〇二〇年の春、私に次のように述べた。「オーストラリアのチームの二つの研究論文が公表されたあと、私は自分自身の研究をはじめました。私は、この免疫生態学のデータを検証しようとしたのです。つまり、人間活動や気候変動がもたらすストレスに応じてだけでなく、その生殖サイクルにも応じて、コウモリの免疫機能が変化するという点です。私は、同僚のウイルス学者アリス・ラティンヌと一緒に、アジアで翼手目（コウモリ目）を自然宿主《レゼルボア》とする動物由来感染症の事例を、一九九〇年にさかのぼって検証したのです。その結果、われわれはオーストラリア・チームの仮説を確認したのです。われわれの研究論文は現在、発表の準備中です」。

◆**ヘンドラウイルス**　馬や人間に致死的な呼吸器疾患や神経疾患をもたらす創発性《エマージング》の動物由来感染症の原因となる。

コロナウイルス専門家に〈新型コロナ〉の中間媒介動物を問うと

アリス・ラティンヌ（コロナウイルス専門、野生生物保護協会）

二〇二〇年六月二七日、私がアリス・ラティンヌと話をしたとき、彼女はベトナムの国立公園での職務から帰ったところだった。彼女はそこで、死んだ野生動物の安全な処理を行なうレインジャー（保護官）を養成する仕事をしていた。彼女は、ベルギーのリエージュ大学で分子生物学の博士号を取得した若い研究者で、〈エコヘルス・アライアンス〉のためのＰＲＥＤＩＣＴ計画に協力したあと、野生生物保護協会（ＷＣＳ）のハノイ支部のオフィスに勤めている。

私は、彼女がコロナウイルスの専門家であることを知っていたので、ＧＲＡＩＮ（バルセロナに拠点を置いて動植物の生物多様性の保全のために活動しているＮＧＯ）のサイトで、二〇二〇年四月に読んだ論文について質問を用意した。この論文のタイトルが、私の注意を惹きつけたのである。すなわち「生鮮食品市場ではなく、工業的畜産がcovid-19（新型コロナ）の起源であることを、最近の研究が示唆している」[14]。この論文の執筆者デヴリン・クイエクは、自分の関心を惹いた二つの論文を引用しコメントしている。

一つは、カリフォルニアのスクリップス海洋研究所（Scripps）のチームが、二〇二〇年三月に『ネイチャー』誌に発表したもので、SARS-CoV-2（新型コロナウイルス）のゲノム・シークエンシング［DNAの塩基配列の解明］を行なったものである[15]。チームのメンバーは、最もよく引き合いに出される仮説を主張する。すなわち、このウイルスは〈キクガシラコウモリ〉に由来し、このコウモリがウイルスを中間宿主にうつし、そこでウイルスが自然淘汰によって進化して人間に感染した、という仮説である。次いで彼らは、SARS-CoV-2の遺伝子的特殊性に基づいて、以下のことを示唆する。すなわち「この中間動物は、おそらく密集して存在していて（自然淘汰が効果的に行なわれるための条件）、同時にヒト細胞のＡＣＥ２受容体をコード化する遺伝子に似た遺伝子を持っている」。そしてこれが、ウイルスを人間に結びつけることを可能にするというわけである。ここからデヴリン・クイエクの問いが生まれる。すなわち、この二つの指標に適合するのは、どんな動物かということだ。

答えは、その直後に雑誌『微生物と感染症』(*Microbe and Infections*)に発表された、ある中国の研究によって提供されたように思われる。[16] この研究の執筆者たちは、中間動物が人間型のACE2をコード化する遺伝子を持っていることを前提として、それに適合可能な動物のリストを作成している。すなわち、ジャコウネコ、豚、センザンコウ、猫、乳牛、水牛、ヤギ、羊、鳩である。それに対して、前出のNGOのGRAINの専門家は、次のようにコメントしている。「このリストの動物の大部分は、中国で工業的に飼育されている。ジャコウネコのような野生動物も集約的畜産の対象になっている。(……)しかし密集性という指標を加味すると、最も適合的なのは豚である」。

「あなたのお仕事はどういったものですか?」と、私はアリス・ラティンヌに向かって、最初に尋ねた。「WCS(野生生物保護協会)の隠語では、私は、健康に関する技術的コンサルタントです」と彼女は答えた。「私はベトナムの機関と連携しながら、動物の健康監視を改善するためのネットワークづくりをしているのです。私たちは、人間や家畜に危険を及ぼす恐れのある野生動物を集めています。コウモリのコロナウイルス、鳥インフルエンザのウイルス、齧歯目のリケッチア(ネズミやダニに寄生する微生物で、発疹チフスなどの原因)などです。現在、われわれはとくにイノシシを監視していますが、アフリカ豚ペストのウイルスが、豚の群れに感染する恐れがあるからです」。

「確かに、二〇一九年、中国の湖北省の巨大な養豚場で、アフリカ豚ペストのエピデミックがありましたね。まさにSARS-CoV-2の発生源と推定されている武漢の有名な市場があるところです。そのとき数千頭の豚が殺されて……」。

「そうです。そしてエピデミックは、タイやベトナムにまで波及しました」。

「こうした集約的に飼育された豚が、コウモリと人間のSARS-CoV-2の中間媒介動物として役割を果たしてたのではないかと言う人がいますが、どうお考えですか?」。

「それは一つの仮説ですね。しかし私の知るかぎり、はっきりした証拠はありません。確かなことは、SARS-CoV-2の中間媒介動物が何であるかは、今もって確実にはわからないということです。ジャコウネコから正真正銘同一のウイルスが見つかった、二〇〇三年のエピデミックの原因であるSARS-Cov-1とは違うわけです」。

「武漢の市場で売られていたセンザンコウではないか、という話がありますが、いかがですか？」。

「センザンコウは、ベトナムの代表的な動物種です。鱗が昔から薬剤用に多用されるためにこの動物がほとんど姿を消したため、中国の市場向けの密売が、大々的に行なわれています。昨日、私は密売者から没収した動物の世話をしているセンターを訪ねていました。そこは、ひどい扱いを受けていても生き延びられるように治療する施設です。そこには毎日、センザンコウが送られてきます。そこで検査したすべてがSARS-CoV-2に関しては陰性でした。それからマレーシアで最近発表された論文によると、密貿易から救われた三〇〇頭のセンザンコウを検査したところ、すべて陰性であったということです。今のところ、中国で検査したセンザンコウだけが陽性です。こうしたことを考え合わせると、この中国のセンザンコウは、密貿易ルートの最後の段階で別の動物から感染したのではないかと思われます。それに、中国のセンザンコウから検出されたウイルスはSARS-CoV-2そのものではなくて、その類似ウイルスであることも指摘しておかねばなりません。今のところ、人間のものと同じウイルスを持った動物はいっさい見つかっていません」。

「ということは、コロナウイルスが豚を介してうつったという仮説は、センザンコウを経由したという仮説と同じく奇説だということでしょうか？」。

「奇説ではありません！　それは、コロナウイルスではないニパウイルスの場合に、すでに起きていることです。私たちと豚の系統発生的な近似性から考えて、豚はウイルスが人間にうつる、もってこいの中間宿主なのです。たとえば二〇一六年一〇月から一七年五月にかけて、covid-19と同じくらい深刻なエピデミックが発生するところでした。つまりそのとき、キクガシラコウモリのなかから検出された新型コロナウイルスSADS-CoV（豚急性下痢症候群の原因ウイルス）によって、二〇〇三年のＳＡＲＳのエピデミック発生地のすぐ近くにある広東の四つの工業的養豚場が、壊滅したのです。それは人間への伝染の可能性もあったという研究があります。よく言われることとは違って、SARS-CoV-1（ＳＡＲＳ《サーズ》＝重症急性呼吸器症候群の病原ウイルス）は人間が感染した初めてのコロナウイルスではありません。それ以前に、ＯＣ43というウシを起源とするコロナウイルスがあって、これは人間に風邪を引き起こします」。

「あなたは二〇二〇年に、中国のコウモリについての研究を発表していますね。[17] コウモリにはどれくらいの数のコロナウイルスが宿っているのか、わかっているのでしょうか？」。

「数十種類にのぼりますね。そして数百の異なる株があります。それらのすべてを特定し終える段階には、ほど遠い状況です。中国で見つかったものは氷山の一角のようなものでしょう。ＳＡＲＳのエピデミックが起きたあと、研究者たちは中国のコウモリに大きな関心を寄せましたが、ベトナム、ミャンマー、ラオスといったような中国の近隣諸国は関心外で、これらの国々の状況については事実上、何も知られていません。しかし、これらの国々の経済活動が盛んになるにつれて、同じような健康リスクをもたらすファクターが登場しています。つまり森林伐採、都市化、大規模集約型の農業や飼育、野生動物市場といったファクターです。これからどうなるかですね……」。

「あなたが二〇二〇年三月に発表した研究（インドネシアのスラウェシ島におけるコウモリの密貿易についてのもの）の結論には、本当に身震いしました[18]」。

「とんでもない大殺戮が行なわれているんですよ！ 毎年、六〇万匹から一〇〇万匹の〝空飛ぶキツネ〟と呼ばれるオオコウモリまたはフルーツコウモリが、この島の北部の市場に出荷するために狩られています。そこにはキリスト教の少数派の人々が暮らしているのですが、彼らはイスラム教徒とは異なって野生動物を食べるのです」。

「そうした食習慣は、ずっとあったのですか？」。

「もちろんあったのですが、ローカルなレベルにおいてです。しかし、一九八〇年代における道路建設によって、コウモリの取り引きが島の全体に広がりました。北部ではコウモリが全滅したので、狩猟者は銃を携え――網も稀には使われますが――南部の奥地にまで出向いて、コウモリ狩りを行なっています。コウモリはストレスのため、絶えず集団で移動することになります。そして、それがウイルス排出を促進するのです。私は二〇一九年にニパウイルスについて共同研究をしたのですが、そのときバングラデシュでも同じことが起きているのを確認しました[19]」。

「ニパウイルスのアジアにおける広がりは、どのようなものですか？　この新型のパラミクソウイルスがコウモリのなかに存在していたのでしょうか？」。

「このウイルスは、常に存在していることは、いつ頃から知られていたのでしょうか？」。

その後、バングラデシュでもおそらく大昔からあったことがわかりました。公式には最初はマレーシアに出現したとされるのですが、ただ特定されていなかっただけです。この国ではヤシの樹液を飲む習慣があります。人々は樹液を収穫するためにヤシの木に小さな壺を掛けます。コウモリがそこに溜まった樹液を飲みに来るので、その唾液から感染して病気になるのです」。

「しかしバングラデシュの人々は、大昔からそういうやり方でヤシの樹液を飲んでいたのでしょう。それなのに、どうして突然に問題が発生したのでしょうか？」。

「以前は、コウモリは森に棲んでいて、人が居住している場所の近くのヤシの木に来る必要はありませんでした。しかし、コウモリの自然生息環境が縮小されたため、コウモリは死滅するか、人間と接触して生存を続けていくかしかなくなったのです。私はセルジュ・モランと行なった研究（まだ未公表ですが）のなかで、コウモリは、地球温暖化とともに頻繁に発生しているエルニーニョ現象・ラニーニャ現象のような気候変動現象に、きわめて影響されやすいことを証明しました。たとえば極度の乾燥期が訪れると（植物と同じように）ストレスが高まり、免疫システムが弱まって、ウイルスを含む分泌物が増大するのです」。

「二〇一三年に、あなたは、ベトナムで人間の食べ物として供されている野生動物におけるコロナウイルスの罹患率についての共同研究を公表していますね[20]。それで知ったのですが、さまざまな野生動物のストレスもまた、ウイルス伝播のファクターのようですね？」。

「おっしゃるとおりです。私たちの研究の結果は、劇的なものであると言わねばなりません。私たちはレストランで食べられているネズミに関心を持ちました。これは南ベトナムだけでなく、タイやカンボジア、ラオス、スラウェシ島（インドネシア）でもごくありふれたことで、市場にはネズムが山のように積まれています」。

「どんな種類のネズミが食べられているのですか？」。

「多くは畑のネズミですね。人々は町のネズミよりも田舎のネズミを好むのです……。スラウェシ島では、そうしたネズミは尻尾が白いので、取り引き業者が人々に畑のネズミだと思わせるために尻尾を白くすることがあります。それから、大きな歯を持ち巣穴に住んでいる〈タケネズミ〉もいます。ネズミは、売台の上で、ヤマアラシや農場で飼育されたジャコウネコなどと一緒に並んでいます。つまり、これらの動物は混ざって売られているわけで、それによって病原体が交換されるのです」。

「ネズミについて、何を確認したのでしょうか？」。

「まずネズミは、ネズミ固有のコロナウイルスを持っています。それはもともと、大昔にコウモリから来たものですが、それが齧歯目の動物に決定的に適合したということです。コロナウイルス科にはとても多くの種が含まれているのです。それなのにコウモリのコロナウイルスが、中国で、ベトナムからもたらされたネズミのなかから検出されたりもしているのです。私たちは、こうしたつながりを猟師からレストランまでたどり直す試みをしました。そこで確認したのは、最初のネズミの取り引き業者の段階では、感染したネズミは二〇％ほどだったのが、市場で三〇％になり、レストランでは五五％になるということです」。

「それはどうしてでしょうか？　何が起きているのでしょうか？」と、私は少し急き込んで聞いた。

「増幅現象と呼ばれるものがあるんですよ」と、アリス・ラティンヌは診察中の医師のように口調を崩さずに答えた。「野生動物を捕まえると、ほかの個体と一緒に詰め込むんですよ。そうするとストレスが溜まり、元気がなくなり、抵抗力が落ちます。汗をかいて、よだれを垂らし、放尿や排便が多くなります。

それは動物にとっても、人にとっても、誰にとってもよくない肉汁培地（微生物培養地）です。さらに付け加えるなら、（すべては結びついているので）これらの動物が引き離される前に組み込まれていたエコシステムにとってもよくないのです」。

［第4章］

生物多様性は、どのように健康を守るのか？——〈希釈効果〉

それは、一九九三年五月一四日のことだった。ブルース・テンペスト博士は、自分はその日をけっして忘れることはないだろうと、二〇年後、ニューメキシコ州（アメリカ）の新聞『アルバカーキ・ジャーナル』[1]で語っている。彼は当時、コロラド、ニューメキシコ、アリゾナ、ユタの四つの州の境界線が一点に交わるフォー・コーナーズ地域にある、ナバホ族の先住民居留地のなかの〈ギャラップ・インディアン・メディカル・センター〉を率いていた。その日、五人の若者が〝不可解な病気〟で病院に担ぎ込まれた。それは最初、〈ナバホ・インフルエンザ〉と命名された。患者は補助呼吸器を付けられたが、急性肺浮腫で死亡した。アトランタの疾病予防管理センター（CDC）は、原因はこれまで知られていなかったハンタウイルスの一種であると断定した。ハンタウイルス属はウイルス学者には知られていて、自然宿主《レゼルボア》はネズミである。分子的・生物地理学的研究のおかげで、ウイルス学者は、すべてのハンタウイルスが共通の祖先を持っていて、その祖先は三〇〇〇万年も前から同一の齧歯目《げっし》（ネズミ目）に関係があることを知っていた。その後、ハンタウイルスはネズミ科の自然宿主《レゼルボア》と軌を一にして多様化していった。つまり両者は一緒に進化した。そして今日、ハンタウイルスの各々の種は、それぞれ固有の齧歯目（ネズミ目）の動物を自然宿主《レゼルボア》としている。したがってハンタウイルスの分布は、自然宿主《レゼルボア》たる齧歯目の動物の地理的分布と結びついている。

ハンタウイルス感染症

ジェームズ・ミルズ（ウイルス病原体研究、ＣＤＣ）

たとえばドブラバウイルス（Dobrava virus）は、東ヨーロッパにいるキクビアカネズミ（*Apodmemus flavisollis*）と結びついている。また、ヨーロッパヤチネズミ（*Clethrionomys glareolus*）のプウマラウイルス（*Puumala orthohantavirus*）は、南ヨーロッパからロシアのツンドラ地帯やスカンジナビアにまで分布している。ソウルウイルス（Seoul virus）は、ドブネズミ（*Rattus norvegicus*）に媒介され世界中に分布している。ハンタウイルスはアジアに多い野ネズミ（*Apodemus agrariae*）と結びついている。ドブラバ、プウマラ、ソウル、ハンタといったハンタ系ウイルスは〈腎症候性出血熱〉（ＦＨＳＲ）を引き起こし、この症状は一九八二年にフランスで初めて確認されたものだが、致死率は一％以下である。しかし罹患率は、アジアで上昇傾向にあり、毎年、数万の症例が報告されている。すべてのハンタ系ウイルスにおいて、人間への伝染は、感染したネズミの排泄物（唾液・尿・便など）の吸入、あるいはそれらが傷口に接触することから起きる。

では、ナバホの若者たちを死にいたらしめた創発性《エマージング》感染症の原因ウイルスを宿していた齧歯目の動物は、何だったのだろう？　一九九三年六月から八月中旬にかけて、ＣＤＣ（アメリカ疾病予防管理センター）のチームは、感染者が住んでいた家の近くの齧歯目の動物を一七〇〇匹捕獲して追究した。結論は以下である。このウイルスを宿していたのはシカシロアシネズミ（*Peromyscus maniculatus*）で、ただちに〈名ナシ〉と命名された。そして致死率三〇％と見積もられたこの新しい疾病は〈ハンタウイルス肺症候群〉（ＨＰＳ）と名づけられた。一九九〇年代の終わり、ＨＰＳはカナダからフエゴ島（南米最南端の島）にいたるまでのアメリカ大陸全域に広がっていることから〈パンアメリカン病〉と宣言された。同時期に、やはり齧歯目によって媒介される別の感染症が、南アメリカや西アフリカに広がった。これはアレナウイルスが原因の感染症で、〈ラッサ熱〉と同じように出血性の熱病を引き起こす。ラッサ熱に関して言うと、ちょうど私が本書を準備していた二〇二〇年の春、ナイジェリアはcovid-19（新型コロナ）よりもはるかに危険で深刻なラッサ熱のエピデミックに襲われていた。ラッサ熱に感染した妊婦は、八〇％が死亡するのである。

二〇〇〇年の初め、アメリカ人研究者ジェームズ・ミルズは、このハンタウイルスによる肺症候群と出血熱のエピデミックの出現をうながすファクターを突き止める研究を行なっていた。仲間が親しみを込めて〝ジム〟と呼ぶこの研究者は、一九九四年から二〇一〇年の退職までアトランタのCDCのウイルス病原体研究部隊を率いていた。また『野生生物の疾病ジャーナル』（*Journal of Wildlife Diseases*）の編集長でもあった。不運にも、彼は病気となってしまったため、私と約束していたインタヴューをキャンセルしてきた。しかし、私の彼に対する感謝の気持ちは変わらない。というのは、彼が二〇〇六年二月に『生物多様性』に発表した論文「生物多様性の喪失と創発《エマージング》性感染症——齧歯目によって媒介される出血熱」[2]によって、私の目を大きく開いてくれたからである。

エモリー大学で教鞭を執ったこともあるこの研究者は、この論文の序論で、私が第3章（108頁参照）で言及した〝単純な判断とは反対〟となる逆説を喚起している。すなわち、「地球規模の大きな生物多様性は、病原体の大きな多様性、つまり人類が感染する疾病の増加につながると考えることは合理的であるように思われる。しかしながら、齧歯目によって媒介される出血熱の最近のエピデミックを取り巻く状況の検証は、事態はその逆であることを示唆している」。彼は、世界の多くの地域におけるハンタウイルスやアレナウイルスによる疾病の出現を取り巻く諸条件、起源の要因や自然宿主《レゼルボア》としての齧歯目の動物をリストアップしたあと、二つのことを確認している。その確認は、あまりに一貫しており私を困惑させるとともに、安心させもした。なぜなら、この一貫性は、解決法を示唆するものでもあるからだ。

彼はまず、すべての創発《エマージング》性感染の出現は、モノカルチャーや集約的畜産といったような人間活動によって攪乱された自然環境のなかで発生し、そうした環境の特徴は動物や植物の多様性がきわめて希薄であるということが、観察によって確認できるという。このことを説明するために、彼は新たな感染症が発生した場所の写真を提示する。たとえば、アルゼンチンのサンタフェの巨大な大豆畑の写真がある。それは、かの有名なパンパの大草原であるが、モンサント社の遺伝子組み替え大豆の栽培によって、草原の自然環境が破壊された場所である。そしてそこは、出血熱の出現に関わった場所であることが示される。さらに今度は、ボリビアのサンタフェにあるサトウキビのモノカルチャーの写真がある。それは、熱帯原生林が伐採され焼き払われた場所である。この一帯は、ハンタウイルスによる肺症候群の揺籃の地であった。パナマも同様で、アズエロ半島はＨＰＳ（ハンタウイルス肺症候群）のエピデミック発生の地帯となった。ここでも原生林が破壊されて、「農地や人間の住居が、モザイク状に存在する牧草地に置き換えられているのである。

次いで、ジェームズ・ミルズは、ウイルスの自然宿主《レゼルボア》である齧歯目は、一貫して〝万能的〟あるいは〝臨機応変的〟な種であることを確認する。実際、彼によると、ネズミ科は一一五〇種以上を数える大きな科で、さらに一八の亜科（ネズミ、カローネズミ、アレチネズミ、トーゴキノボリマウスなど）がある。他方、動物学者たちは、健全なエコシステムにおいては、これらの動物には、二つのカテゴリーが共存していることを明らかにしている。

⑴　厳密に限定的な特殊な生息環境に適応するとともに、特殊な食料資源を必要とする〝専門家型〟の種。この種は、エコシステムのなかで、狭いけれども生態系に適応した棲処に生息していて、寿命が非常に長く、性的成熟が遅くて繁殖力は限られている。そして生息域の自然環境が乱されると生き延びることができない。

⑵　多様な環境に適応することができ、多様な食料を摂取することができる〝万能型〟あるいは〝臨機応変型〟の種。この種は寿命が短く、繁殖力がきわめて強く急速に成長する。そして生息環境が変化しても容易に適応し、とくにその変化によって新たな食料資源（たとえば大豆・トウモロコシ・サトウキビなどのモノカルチャー）が供給されると、それを利用して生き延びる。人間社会の近くで生息する〈シ

ナントロープ〉や〈ペリドメスティック〉◆と呼ばれる齧歯目の動物は、一般に〃万能型〃の種である。エコシステムが乱れると、〃専門家型〃の種は〃万能型〃に道を譲って姿を消すことになる。そしてこれは、齧歯目の動物の生物多様性の衰退を招く。ジェームズ・ミルズの研究によって、ハンタウイルスによる肺症候群や出血熱を引き起こすウイルスの自然宿主《レゼルボア》と判明した齧歯目の動物は、同類のなかの〃専門家型〃の種が、とりわけ食料競争に破れて姿を消したときに増殖しはじめる〃万能型〃の種であることが証明された。「その結果、より多くの宿主のなかに、より多くのウイルスが伝染し、人間にとってのリスクが増すのである」と、ミルズは締めくくっている。そしてアメリカ合衆国の南西部を調査したこの研究者は、こう付け加える。「このデータは〈希釈効果〉［病原体の感染力を抑止する効果］という仮説の正しさを実証するものである」。

〈希釈効果〉のモデルとしてのライム病

リチャード・オストフェルト（健康生態学、ケアリー生態系研究所）

〈希釈効果〉という仮説は、生態学者の突飛な思いつきとして揶揄《やゆ》されてきたが、現在では、これを検証し、その正しさを実証した世界中の多くの科学研究者から支持されている。そして地域の豊かな生物多様性が、病原体の伝染性・毒性・罹患率などを減少させる効果を持つことが明らかになっている。そのメカニズムはどんなものだろうか？

希釈効果という概念を、二〇〇〇年六月に『保全生物学』誌に発表された論文[3]で提起したリチャード・オストフェルトとフェリシア・キーシングは、一九九〇年代からこの問題に取り憑かれていた。私は本書を書くために、この二人のアメリカ人に接触した。彼らは二〇二〇年の二〇日と二二日にインタヴューに応じてくれることになった。数多くの論文に共同署名しているこの二人の研究者が夫婦であることを知っ

◆〈シナントロープ〉や〈ペリドメスティック〉　ともに野生生物について、人間社会の近くに生息する性質を指す言葉。

たとき、私は少なからず驚いた。彼らはニューヨーク州の小さな町に住んでいて、そこで子どもを育てていた。リチャードは、ケアリー生態系研究所（Cary Institute of Ecosystem Studies）所属の健康生態学者である。この研究所はハドソンバレー（ニューヨーク州）のミルブルックにあり、ウェブサイトによると「われわれの惑星の未来のための科学」を標榜している。環境研究で有名なこの研究所は、四つの専門分野を持っている。〈健康生態学〉〈水〉〈森〉〈都市の生態学〉である。フェリシアは、ニューヨークの北一八〇キロ、ダッチェス郡のアナンデール・オン・ハドソンにあるバード大学の生物学部の学部長である。彼女の研究室は〈群集生態学◆〉として、動物・植物・微生物などの生物群集が生物多様性の変化にどのように対応しているかを研究している。この夫婦は二〇一五年から、ダッチェス郡のダニの研究プログラムである〈ダニ・プロジェクト〉（Tick Project）を共同で指揮している。この地区は、ライム病の発生率がアメリカ合衆国で最も高い場所の一つだからである。二〇一九年に新聞『エレメンタル』で、彼ら二人をインタヴューしたマーク・ジャノットの表現を借りるなら、リチャードとフェリシアは〈ダニ・ハンター〉である。▼[4]

　このインタヴューのなかで、リチャード・オストフェルトは、ライム病の原因となるスピロヘータ◆の一種であるボレリア属の細菌（*Borrelia burgdorferi*）が、CIAの研究機関で〝生物兵器〟として開発されたという陰謀論的な噂話に、首をひねっている。彼は、これはまったくの馬鹿げた仮説であると言う。というのは、以下のような理由による。この細菌は昔から地上に存在している。この細菌のDNAは、二〇世紀の初めから博物館に保存されているハツカネズミの標本から見つかっている。また、イタリア・アルプスのエッツ渓谷の氷河から発見された、五三〇〇年前のミイラ〝アイスマン〟からも見つかっている。ライム病という病名は、コネチカット州のライムという町に由来し、この地では一九七七年に初めて公式に確認されている。患者は子どもたちで、それまで知られていなかった関節炎に苦しんでいた。最終的に、ボレリア属の細菌に感染した〈リシヌスマダニ〉（*Ixodes ricinus*）というダニに噛まれて引き起こされるということが明らかになった。このダニの主な自然宿主《レゼルボア》は齧歯目の動物で、稀に鳥類であることもわかった。そしてこれ以後、動物由来感染症がアメリカで増加を続け、〈ダニ・プロジェクト〉の二〇一二年のサイトによると、その数は毎年三〇万人にのぼり、一三億ドルと推定される保健衛生費が必要とされた。

リチャード・オストフェルトとフェリシア・キーシングが〈希釈効果〉という概念を提起したのは、まさにライム病の研究の過程においてであった。私は、彼らに代わる代わるインタヴューしたが、フェリシアの勧めに基づいて、まずリチャードからはじめた。彼女が言うには「彼の仕事がすべての引き金になった」のだそうだ。リチャードは話しはじめる。「一九九〇年代の初め、私はアメリカ合衆国の東海岸のコナラの木の森について研究していました」。彼は二〇〇本ほどの研究論文とライム病に関する一冊の▼5本を執筆している。「私は、ドングリや森に生息する哺乳類——たとえばシロアシネズミ（*Peromyscus leucopus*）、シマリス、シカといったような——と、マイマイガ◆との相互作用を研究していました。この蛾の毛虫は、北半球の木の葉に甚大な被害をもたらします。ともあれ私は、シロアシネズミがクロアシダニの蛹《さなぎ》から感染することを確認しました。そんなわけで〝ダニが私を選び、それ以降、私はダニを逃がさなかった〟と言い続けています（笑）」。

リチャードの説明をよく理解するためには、この〈リシヌスマダニ〉の成長サイクルがまったく特殊なものであることを知らなくてはならない。このダニは、二〜六年のあいだに三つの成長段階を経る。メスが産んだ卵から幼虫が生まれ、この幼虫が二ミリほどの蛹になり、この蛹が二倍の大きさになって成虫に

◆**群集生態学**　［訳注］community ecology. 複数の種の生物が集まっているコミュニティで、その種の組み合わせの規則性などを解明する生態学。これに対して、単一種の個体数の変動などを研究する〈個体群生態学〉、個体の行動や生理について研究する〈行動生態学〉そして〈生理生態学〉などを、〈Autecology〉（種生態学／個生態学）と言う。

◆**スピロヘータ**　人間を含む哺乳類の感染症（レプトスピラ症、梅毒、ライム病など）の原因である螺旋形の細菌。

◆**マイマイガ**　学名 *Lymantria dispar.* チョウ目ドクガ科の蛾。幼虫の毛虫は、ほぼすべての針葉樹・広葉樹・草本の葉を食い尽くす広食性で知られる森林害虫。

なる。ダニは産卵の段階を含む各段階において養分として血を吸う必要があり、その期間は成長段階に応じて三日から七日である。ダニはご馳走を食べたあとで、それを提供してくれた自然宿主《レゼルボア》から離れて地面に落ちる。ダニは生き続けるために地面の湿気を必要とし、そこで数ヵ月過ごしたあと、次の成長サイクルに移行する。

「私はアメリカ合衆国で、シロアシネズミがこの細菌（*Borrelia burgdorferi*）の主な自然宿主《レゼルボア》であることを発見したのです」と、リチャード・オストフェルトは話し続ける。「ダニの幼虫が、森の土の上でじっと動かず、血を吸うために哺乳類がとおりかかるのを待ちかまえている、と想像してみてください。ダニが、シロアシネズミにとって好都合の環境で生まれたとすれば、ダニがこの細菌に感染していることはほぼ確実です。そしてダニが春に蛹に変身するとき、人類にとって危険な存在となるのです。ダニが、シロアシネズミから栄養を吸収する可能性が減少するのは、二つの状況が必要です。一つは、齧歯目が捕食されて減少することです。もう一つは、細菌に反応する宿主ではない小さな哺乳類が、存在していることです。細菌に〝反応しない宿主〟は、このスピロヘータの増殖や伝播を確実に行なうことのできない脊椎動物です。アメリカ合衆国東部の森林地帯で、フェリシアと行なった最初の研究のなかで、われわれはハリネズミ、シマリス、ウサギ、野ウサギ、トガリネズミ、モグラ、トカゲ、それに地面に巣をつくるある種の鳥などが、このカテゴリーに入ることを確認しました。こうした動物の血をダニが吸っても、細菌は伝染しないのです。こうしてわれわれは、最初の結論を導き出しました。すなわち、非反応的な宿主が、反応的宿主に比べてエコシステムのなかで多数多様であればあるほど、病原体の伝播は減少し、人間への感染リスクも減少する、ということです。言い換えるなら、シロアシネズミが感染リスクを増幅する役割を果たすのに対して、非反応的宿主はこれを抑制する、ということです。というのは、こうした宿主は感染リスクを希釈するからです」。

「エコシステムのなかで、非反応的宿主を多くするファクターは何でしょうか？」。

「それこそまさに、われわれが二〇〇三年に公表した研究[6]のテーマです」と、リチャード・オストフェルトは答えた。その答えは明確なものだった。つまり次のようなものである。「農業や都市を拡張するために森を寸断して断片化すると、手付かずの森に暮らしていた哺乳類の生物多様性が衰退し、逆に開発で乱された環境が大好きなシロアシネズムが増殖しはじめます。すると感染したダニも増えていきます。われわれはダッチェス郡のカエデの森の一四の群落から、ダニを収集しました。だいたい〇・七〜七・六ヘクタールくらいの群落ですね。それで、断片化された森の面積が大きいほど蛹の感染率は低く、蛹の数も少ないことを確認しました。最も小さな森でライム病にかかるリスクは、最も大きな森でかかるリスクよりも五倍高いことがわかりました」。

「ということは、シロアシネズミは〃万能型〃の齧歯目の動物だということですね」。

「そのとおりです」と研究者は答えた。「私の研究所の同僚バーバラ・ハンが、そのことを見事に立証しました。シロアシネズミは〃万能型〃で、急速に増殖するとともに、さまざまな異なる環境のなかで大きなテリトリーを占める能力を持っているのです。他方、その群れの占める密度は森のエリアの大きさに反比例します。つまり、森が開発によって小さく断片化されればされるほど、増殖はよりいっそう加速するのです。二〇〇四年に発表した研究のなかで、われわれは、この現象の原因を説明するメカニズムの一つは、齧歯目以外の種類の消滅であることを証明しました。シマリスをはじめとするリス類ですね。それと、捕食動物は狭い空間では生きることができないということも原因ですね▼7。イイズナ（コエゾイタチ）、赤キツネや灰色キツネ、コヨーテ、それにシマフクロウのような猛禽類はシロアシネズミを食べます。したがってシロアシネズミの数を調整する役目を果たしていますが、同時にシロアシネズミに宿っている病原体をも制御しているわけです。したがってわれわれは、捕食動物は、もっと一般的に言うなら生物多様性は、人類の健康を守っているのだと言いたいのです」。

【コラム】

インド人を狂犬病から守っていた猛禽類

一九九〇年代にインドの猛禽類が絶滅した。原因は、家畜に投与されたされた〈ジクロフェナク〉という抗炎症剤の大量使用で、それが腐肉を食べる猛禽類に死をもたらしたことがわかった。牛が神聖視されているこの国では、伝統的にその死骸を猛禽類が食べるに任せてきた。そしてこの伝統がエコシステムの要《かなめ》となっていたのだ。というのは、猛禽類によって死体が食い散らかされたあと、腐蝕生物（細菌、真菌［カビ］、寄生虫など）が有害物質を分解して、病気の伝播を防止するからである。

獣医が使用するこの薬剤が、猛禽類の大量殺戮を引き起こした。インドの三種類の猛禽類の九五％が死滅したのである。そして、死肉を食べる猛禽類の絶滅によって牛の死骸が町や畑に堆積し、野良犬が繁殖して、これが狂犬病ウイルスの伝播の主要な原因になったのである。

一九九六年から二〇一六年にかけて、現在は禁止されているこのジクロフェナクの使用によって発生した狂犬病のエピデミックは、年間三万人の死者をもたらした。しかし、〈ペレグリン基金〉（アイダホの鳥類保護センター）のアメリカ人研究者リンジィ・オークスのチームが、その原因を突き止めるまでに、一〇年以上もかかった。絶滅寸前の猛禽類を救うために、ボンベイ自然協会とロンドン動物学研究所は、ニューデリーの北側にあるハリヤナ州に、猛禽類の治療・再生センターを開設した。

フェリシア・キーシング（群集生態学、バード大学生物学部）

「あなたはリチャードと一緒に、〈希釈効果〉という概念を考案しましたね。この考えはどこからきたのでしょうか?」と、私はフェリシア・キーシングに尋ねた。

「まず言っておかねばならないのは、私たちは何も考案してはいないということです」と、彼女はずばりと答えた。「生物多様性が人類を疾病から守るという考えは、私たちが二〇〇〇年に最初の研究論文を発表する前から存在していました。二〇〇六年に私は、インドで牛が宗教的理由によって崇められているのは、牛が人間を守るからでもある、ということを証明する論文を共同で発表しました。インドの農民は、牛の近くで眠れば牛が蚊を引き寄せ、人間の疾病の元になる蚊が人間を無視して牛の血を吸うことを知っています。[8] リチャードと私は、リスやオポッサム（有袋類）がシロアシネズミにダニが吸い付く可能性を減少させることを観察しましたが、これも同じ現象なのです。有袋類は二つのメリットを持っています。彼らはダニを殺しネズミを食べるのです。リスやオポッサムがいなくなると、ネズミの天国となるのです。ケニアでも同じことを確認しました。人間活動のために生物多様性が衰退すると、最初に犠牲になるのは、ライオン、キリン、象といった捕食動物や草食動物です。そしてこれは、動物由来感染症のウイルスの四分の三の自然宿主《レゼルボア》となっている、齧歯目のような小さな哺乳類の増殖を引き起こすのです。同じことは農業についても言えます。農民は大昔から、畑の多様性が植物の病気の伝播を減少させることを知っていました。したがって種の多様性は、病原体の伝播に対する〝抗生物質〟であるという考えは、新しくも何ともないのです。私がリチャードとやったことは、そこにいかなるメカニズムが働いているかを明るみに出しただけのことです。私たちは、ライム病をはじめとする疾病について予測することを可能にする理論的枠組みを提起したということです」。

　この二人の研究者は、二〇〇〇年代の初めから粘り強くフィールドワークを行なった。森のなかで白いシャツ姿でダニを収集する写真がある。彼らは白い布地を使って土を掻き集め、そこに蠢《うごめ》くダニの数を数える。彼らはまた、ネズミやシマリスといった小型哺乳類を捕獲し、彼らが〝ダニ保有量〟と呼ぶものを測定し、木に設置したカメラでその動態を観察する。

フェリシアは言う。「こうした現場のデータによって、私たちは情報モデルをつくることができ、そこから潜在的変化を読み取ることができるのです。二〇〇三年に発表した最初のモデル化のなかで、私たちは次のことを確認しました。つまり、生物多様性がきわめて貧弱な生物群集のなかに、何らかの動物を加えると、感染した蛹の割合が激減するのです。[▼9] こうして私たちは、私たちが〈希釈宿主〉を呼ぶものを特定することができたのです。たとえばリスです。リスはダニを保有しているのですが、病原体の自然宿主《レゼルボア》としての能力は弱く、また存在密度が高いのです」。

「あなたの論文のなかには〈感染症の生態学〉というタイトルの付いたものがありますが、これは何を意味するのでしょうか？」。

「生態学は相互作用の研究であり、感染症は、宿主（動物あるいは植物）のなかで生きていて、ときには私たち人類とも相互作用する微生物・ウイルス・細菌といったものとの相互作用の結果です。したがって、各々の感染症は本質的にエコロジー・システムの一環なのです。こうした感染症の捉え方を政治家が重視するなら、有効な予防措置を取ることができるようになるでしょう。しかしこれまでは、病原体が人間の生活圏に到達するのを待ってから対応する、という状況でした。エボラ出血熱、ＳＡＲＳ、ニパウイルス、あるいはハンタウイルス病といったものが出現して以降、私たち研究者は警鐘を鳴らしてきましたが、誰も耳を傾けてはくれませんでした。covid-19のパンデミックは、みんなの責任だと思います。研究者の警告を真に受けなかったからです」。

フェリシア・キーシングは、こう言ってから一休みした。彼女の決然たる言葉を聞いて、私は彼女が、どのようにしてこうした決定的な結論にいたったかを知りたくなり、「あなたは生物学を勉強したのですか？」と尋ねた。

「いいえ」と彼女は答えた。「私はまず哲学を勉強したのです。それから生物学コースを取りました。現在五四歳になりますが、こうした異種混交の研究をしてよかったと思います。というのは、そのおかげで、私は生物学について既成の観念にとらわれないヴィジョンを持つことができるようになったからです。結局、この研究は私にぴったりのものになりました。私は子どもの頃から外で遊ぶのが好きだったからです。父親は人類学者で、家族で南太平洋の奥にある場所で暮らしました。この経験から私は、東アフリカで博士論文を書きたいと思うようになったのです。その地で、私はシマウマ・キリン・象といった大型哺乳類とサバンナの小型哺乳類との相互作用について研究しました。そのとき私は、自分がしていることは生態学研究であることに気がついたのです」。

「それは、生態学が、生物学のマイナーな下位分野であると見なされていた時代ですね」。

「一九九〇年代の初めです。当時は、自然保護運動と非常に強い関係を持っていた生態学者たちが、実験的研究を行なうことを嫌がっていたことも知っておかねばならないでしょう。今ではそういうことはありませんがね。私の場合は、そういう方向に向かうことができたのは、ライム病についての研究のおかげです。そのとき私は、生態学と人間の健康が具体的につながっていることを発見したのです。これには、おおいに心を動かされました。それは、私の研究に意味を与えてくれることだったからです。東アフリカであれ、アメリカ合衆国のニューヨーク州であれ、私の研究活動は常に人々の共同体の日常的生活と関連があるということです。住民がライム病に感染するのではないかと脅えながら暮らしているダッチェス郡で、私がリチャードと一緒にやっている〈ダニ・プロジェクト〉の目的は、まさにこれなのです」。

このプロジェクトは五年間にわたって展開され、各々が一〇〇軒ほどの家を担当する二四人のボランティアが募集された。一人ひとりが〈ダニ・コントロール・システム〉と名づけられた齧歯目の動物を引き寄せる箱を支給された。動物がこの箱に入ると、フィプロニルを投与する。これは犬や猫のダニを退治する殺虫剤であるが、シロアシネズミのダニにも効果がある。他方、リチャードとフェリシアのチームは、〈黒きょう病菌〉（*Metarhizium anisopliae*）という、ダニも殺す特性をもつ、森で昆虫などに寄生している菌類を配布する。「この〝殺虫剤〟は芝生や公園に散布しても大丈夫という、うたい文句で売られていますよ」とフェリシアは言った。「プロジェクトの最終段階で私たちは、各地区におけるライム病の罹患率がこれらの措置で変化したかを測定し、効果が確認されたら、地域の行政機関に推奨するのです。こうした地域単位の保健衛生プロジェクト以外に、もちろん、土地のグローバルな整備の仕方を再検討して、生物多様性を保全するようにしなくてはなりません」。

「二〇一〇年に『ネイチャー』誌に発表した論文[10]のなかで、あなたは〝生物多様性の二重の役割〟を喚起していますね。これはどういうことでしょうか？」。

「この論文は、感染症の出現と伝播に対する生物多様性の影響について書かれた、最初の科学文献です。共同執筆者は一三人です。なかには生物多様性は危険であると本気で考えている人もいます。理由は、生物多様性が人間にうつる可能性のある動物由来感染症の病原体の起源になるから、というものです。そうすると、最良の防護策は生物多様性を最大限に減少させる、ということになってしまいます」。

「コウモリや齧歯目の動物を抹殺するということですか？」。

「そのとおりです！こうした見方は、すべての種は、私たち人間に病原体を持ち込む同一の能力を持っている、という前提に基づいています。しかし、私たちにウイルスや寄生虫をうつす可能性が最も高いのは、コウモリや齧歯目の動物であるということは多くの論文が証明しています。したがって、私たちの問題は生物多様性すべてではなくて、コウモリやネズミなのです。さて、この二種の哺乳類グループは、ほかの種が消滅すると増殖して危険な存在となります。私は講義のなかで、創発性《エマージング》の病原体を見つけるチャンスは、サイよりもネズミからの方が多い、とよく言います。他方、私たちはサイを保護することにメリットを見出しています。というのは、私がアフリカで確認したように、サイは齧歯目の動物の数をコントロールすることができるからです。したがって、もう一度言いますが、危険なのは生物多様性そのものではなくて、人類の活動が生物多様性を減少させてしまったときに、あとに残ったものなのです。『ネイチャー』誌の論文は、ＩＰＢＥＳ（生物多様性及び生態系サービスに関する政府間科学・政策プラットフォーム）設立から六カ月後の二〇一〇年一二月に発表されたものであることを銘記してください。私たちの結論は、この組織の基本方針にそったものなのです」。

実際、一三人の共同執筆者は次のように結論づけている。

「まだ未解決の問題が残っているとはいえ、生物多様性と疾病とのつながりは今や十分に明らかであり、局地的・地域的・世界的レベルで、自然のエコシステムとそこに含まれる生物多様性を保全する努力を早急に高めなくてはならない」。フェリシア・キーシングは次のように話を続ける。「リチャードと私は、希釈効果という概念を何が何でも押しつけようとしている、として非難されてきました。しかし実際には、逆のことが起きたのです。つまりライム病に関する私たちの研究をきっかけに多くの研究が相次ぎ、その過程で希釈効果が、水生哺乳類、両生類、鳥類、哺乳類、さらには植物といった多様な領域で認められることがわかり、私たちも驚いたのです」。

「モノカルチャーは、エピデミックを促進する」

クリスティアン・ラヌー（農学・疫学、INRAE）
ピエール・イビシュ（自然環境保全学、エーベルスヴァルデ持続可能開発大学）

「畑の生物多様性の不在は、作物の病気の主要原因です」と、二〇二〇年六月一二日、クリスティアン・ラヌーは私に言った。彼は、INRAE（フランス農業・食料・環境研究所）◆の植物ならびに環境の保全部門を指揮する農学者かつ疫学者である。私は、この教育的プロフェッショナルからこのような言葉を聞いて正直驚いた。というのは、彼はフランス農業において殺虫剤や化学肥料の使用を最も推進してきた機関の一つで、キャリアを積んできた人物だからである。

彼は続けて言う。「農民が殺虫剤を大量に使う集約的農業においては、遺伝子の多様性がきわめて少ないのです。問題は新石器時代からはじまっています。野生植物を栽培しはじめたときから、そして遺伝子的に似通った植物を一つの畑に集めはじめたときから、エピデミックを助長するシステムがつくられはじめたのです。工業的農業モデルによって、この脆弱性が飛躍的に高まりました。というのは、たとえば近

◆**INRAE（フランス農業・食料・環境研究所）** 二〇二〇年、フランス国立の農学研究所（INRA）と農業・環境・科学技術研究所（IRSTEA）の合併により設立された。

代的な小麦畑では、すべての植物がクローンだからです。寄生生物は、一度そこに侵入すると、粉を振りまくように広がります」。

「実例をあげていただけませんか？」。

「私は、小麦の〈赤さび病〉についてよく研究をしました。これは赤さび病菌という真菌（カビ）の引き起こす病気で、古代から知られていました。古代ローマの神話では〝ロービーグス〟が穀物の神でした。ロービーグスへの崇拝が、小麦をさび病から守ると考えられていました。この真菌が小麦の葉に付着すると、そこに小さな傷ができて、微小な胞子のような無性芽が発生し、それが拡散して周囲の植物にも伝播して、そこに新しい傷をつくるのです。植物は動けないからです」。

「そこが齧歯目の動物と違うところですね……」。

「そうです。植物のエピデミックでは、病原体は雨や風と一緒に移動するのです。そうやって一〇個の胞子が一〇本の小麦に飛んでいって、一〇個の傷ができると想像してみてください。次に、同じ小麦畑の品種の異なった二種類の小麦が混じっていて、一つの種はさび病に弱く、もう一つの種は真菌の影響を受けにくい抵抗力のある遺伝子を持っていると想像してください。偶然に付着した一〇個の胞子のうち、半分は影響を受けやすい種に、あとの半分は抵抗力のある種に付着したとしましょう。すると、一〇本のうち五本に感染することになりますね。つまり、遺伝子的多様性を導入すると、感染によるエピデミックのリスクを半分に減らすことができるのです。これが〈希釈効果〉と呼ばれるものです」。

「あなたのおっしゃる実例では、遺伝子的に異なった二種の小麦を混栽したわけですが、そうすると、一つの畑でさまざまな異なった作物を栽培した場合でも、希釈効果が機能するということでしょうか？」と私は、彼の説明の明快さに惹きつけられて尋ねた。

「そのとおりですよ」と、クリスティアン・ラヌーはためらいなしに答えた。「それは、〈混合栽培〉（associated crops）と呼ばれるものです。たとえば穀類と豆類を同時に栽培すると、真菌の影響を受けやすいもの同士が互いに距離を置いて植えられることになるので、一種の障壁ができ、それが結果として真菌の流通量を減らすのです。この混合栽培はまた、微気候［狭い範囲の気候］、湿度、風の循環などを変えます」。

この話を聞きながら、私は一九世紀の半ばにアイルランドを襲った大飢饉を思い出した。一〇〇万人もの死者を出し、二〇〇万人のアイルランド人が国外に脱出したこの大惨事を説明するために、いくつもの原因が提起された。そのなかの無視すべからざる要因の一つは、英国王の政治に関わるものである。つまり英国王はこの島を支配下に置き、その最良の土地を国王の臣下に割り当てたのである。もう一つの理由は、ジャガイモのモノカルチャーである。ジャガイモの塊茎は南米起源であるが、一五八〇年頃にアイルランドに持ち込まれた。そして大英帝国の貧しい人々の主食となった。一八四五年には、島の急峻な斜面に、一〇〇万ヘクタールにわたってジャガイモが栽培されていたと推定されている。「ジャガイモが、新世界のコンキスタドール［スペインのアメリカ大陸の征服者］によってヨーロッパに持ち込まれたとき、それに付着した病原体、つまり〈べと病〉の病原体はありませんでした」とクリスティアン・ラヌーは言う。「ですから、アイルランド人は三〇〇年近くのあいだ、病気とは無縁にジャガイモを栽培していたのです。しかしその後、べと病が上陸して災禍をもたらしたのです。その理由は、大規模なモノカルチャーが行なわれて、遺伝子的多様性がいっさい失われたからです」。

この話を聞きながら、私が一九九二年に、ジャガイモの起源の中心地ペルーで取材したルポルタージュを思い出した。アンデスでは、農民は多種多様のジャガイモを栽培し続けていて、その多様性は色にも反映している。黒・青・黄・赤色など多彩である。ジャガイモの芋（塊茎）はほかの植物と一緒に植えられる。モノカルチャーはけっしてしない。「そこが違うんですよね」と、このINRAE（フランス農業・食料・環境研究所）の農学者は同意した。「パラゴムノキの場合も、まったく同じことなんです。パラゴムノキの天然ゴムの原料となる樹液は、二〇世紀の初めまでアマゾンの森で粗放的に収穫されていました。アメリカ自動車産業のヘンリー・フォードが、タイヤ生産のためにブラジルに巨大なプランテーションを造営しようと思ったのですが、それはうまくいきませんでした。パラゴムノキのモノカルチャーは、〈南米葉枯病〉（*Mycrocyclus ulei*）という真菌にやられてしまったんです。この真菌はアマゾンに自然に存在していたもので、これが災禍をもたらしたのです。ですから今は、パラゴムノキのプランテーションはアジアにあるのです。イギリス人がこの真菌のついていない種を、アジアに持ち込むのに成功したからです。しかしこの真菌がアジアに侵入したら、生産者はアイルランドの農民と同じ問題に直面するでしょう」。

「一般的に言って、農業の集約化は、生産そのものを脆弱にするということなのでしょうか？」。

「もちろんです。第二次世界大戦後、農地はどこでも再整理され画一化されました。モノカルチャーが発展し、栽培される種類が減少しました。おまけにモノカルチャーは窒素肥料と切っても切れない関係にあります。私は、肥料がさび病の広がりを助長すること、過剰に肥料をほどこされた小麦は、無性芽を発生させる真菌の増殖を促進することを証明する研究をしたことがあります。現在、集約的農業システムが生産の急激な増加をもたらし、それが化学肥料の使用を増大させていることは周知の事実です。この袋小路から脱出するには、農業生産システムを全面的に見直さなくてはなりません。そしてそれだけでなく、生物多様性を導入して、森を活性化しなくてはなりません。というのは、生物多様性と植物の健康とが結びついていることは明白だからです」。

クリスティアン・ラヌーの結論は、彼の同僚のドイツ人ピエール・イビシュによって確証されてもいる。イビシュは、第2章（80頁）で紹介した〈自然保護〉運動に携わる教授である。この森林の専門家は、樹木の多様性が木々を病気から守ることを観察によって明らかにした。「現在、西ヨーロッパ、とくにドイツでは、〈*Chalara fraxinea*〉という真菌が、トネリコの森林を荒廃させています」と彼は言った。「この真菌が突然現われて、〝トネリコの立ち枯れ〟◆と呼ばれる事態を引き起こしています。私は最近、まだ多様な樹木がいっぱい生えた原生林が残っているウクライナのカルパチア山脈に行きました。真菌による被

◆**トネリコの立ち枯れ**　［訳注］トネリコはモクセイ科の落葉樹で、日本列島が原産地。欧州のものは〈セイヨウトネリコ〉と呼ばれる。この真菌は、欧州各地で壊滅的な被害をもたらしており、デンマークではトネリコ種の樹木の九割が死滅し、広範囲にわたって森林が消滅している。

害はありますが、きわめて限定されたものです。真菌の悪影響は遺伝子的な種の多様性によって希釈されているのです。一般的に言って、樹木は人間によって荒らされていない森のなかでこそ、最良の健康状態にあるのです。また、異常気候が引き起こすストレスに対しても強いのです」。こう言って、このドイツの研究者は、二〇一九年にスタンフォード大学のカリフォルニアチームが公表したある研究を引用した[▼11]。このチームの研究者たちは、アメリカ合衆国全土の一三万二一〇の森林区画について、その生物学的データ（種の多様性）や保健衛生的データ（申告された地区別の疾病）を検討した。そして樹木の多様性が、病原体の伝播と毒性を減少させることを確認したのである。

【コラム】

健康と生物多様性の関係の植民地的起源

健康とエコロジーは、植民地において出会った。たとえば、カリフォルニアの〈新開拓地〉のアメリカ人医師トーマス・ローガンは、一八五九年に次のように書いている。「病因学［疾病の原因を研究する医学の分野］の知識は、住民の健康にとって有害であるか否かにかかわらず、すべての条件や状況を加味して、さまざまな場所における感染を研究することによって得られる。こうした総合的な調査は、疾病がそれぞれの場所の特殊な諸原因の結びつきから生まれることを明らかにするのに役立つ。たとえば、気候・地理的構成・動物・植物・鉱物・水など、その土地ごとに異なるすべてのものと疾病との関係を解明するのに役立つのである」。

イギリスの進化生物学者ジュリアン・ハクスレー（一八八七〜一九七五年）は、生態系と健康の結びつきに関する、植民地科学の最も傑出した研究者である。一九二〇年代、彼は次のように強調している。

「現在、応用生物学の諸問題［健康・農業・森林などに関する諸問題］は、エコロジー的考えを参照しないかぎり、十分には解明されないだろう」。

　そして彼は、エコロジー・人類学・医学の三つを結びつけて、アフリカの植民地の経済的・社会的発展をめざすことを提唱する。第二次大戦後、ハクスレーはユネスコの創設に関わり初代事務局長となった（在任、一九四六〜四八）。そして一九六一年、世界自然保護基金（ＷＷＦ）の共同設立者になる。

　生物多様性の消失と健康との関係が、公に問題とされたのは、ユネスコが一九六八年にパリで開催した〈生物圏会議〉のときである。この会議の記録には、次のように記されている。

「人類へ投げかけられた大きな問題が、自然の問題であろうが、社会の問題であろうが、環境の多様性こそ人間と人間社会の進化にとって根本的に重要である。というのは、型どおりの画一的環境は、生の貧弱化、人間性の漸進的喪失、身体的・精神的健康の低下を引き起こすからである。われわれは、われわれが生きる環境の多様性をできうるかぎり保全し増大させなくてはならない」。

「化学肥料と殺虫剤は感染症を助長する」

デイヴィッド・チヴィテッロ（健康生態学、エモリー大学）

　デイヴィッド・チヴィテッロは、アメリカ合衆国で非常に人気のある研究者である。人気の理由は、彼が取り仕切っているエモリー大学（ジョージア州）の研究室のサイトによると、彼は「生物多様性の保全と人間の保健衛生のために、エピデミックの予測とコントロールを改善するべく、現地調査・実験・数学的モデル化を結合する学識を持っている」からである。二〇二〇年六月一日、彼にスカイプでインタヴューしたとき、ちょうど四歳になる長男の〝ズームでの誕生日のお祝い〟を終えたところだった。「パソコンから離れられないんですよ」と、彼はため息まじりに言った。「これまで仕事のためにパソコンを活用してきましたが、今はさらに、二人の子どもに勉強を教えるために、そして誕生祝いのためにすら使っているんですよ」。

デイヴィッド・チヴィテッロは、コネチカット州のニューハーベンで育った。子どもの頃、ロングアイランド海峡の入江を探検し、カニ、ハマグリ、無脊椎小動物などを獲ったり魚と戯れたりした。「生物学は、いつも私を魅了したものです」と彼は言う。「大学生のとき、ある数学者のセミナーに参加したのですが、その数学者がSARSのエピデミックをコントロールするために香港が取った措置の効果について、素晴らしい証明をしてくれたのです。彼は隔離とソーシャル・ディスタンスを数学的にモデル化して、見事に説明してくれたのです。私は数学に強かったのですが、その日から、生物学と数学を結びつけたいと思うようになりました。というのは、それは疾病のダイナミズムを理解するための強力な武器になると思ったからです。疾病のダイナミズムは多くの変数に依存しますが、そのなかには環境の非生物的特徴のように無視されがちな変数があります」。

ここでちょっと余談が必要である。生態学者が自然環境を研究するとき、彼らは生物的ファクターと非生物的ファクターを区別してかかる。前者は、食料、捕食、あるいは寄生のための競争といった、さまざまな生物のあいだの相互作用をさす。またそれだけでなく、これらの生物の増殖率・寿命・移動様式といった、その生理学的特徴をも含まれる。それに対して後者は、光、水や土の化学構造、温度・湿度といった、エコシステムの物理的・化学的構成要素に関係する。

「われわれの研究室では、環境的・生理学的ファクターが、疾病の出現の鍵を握る二つのプロセスに、どのように影響を与えるかを研究しています。つまり、寄生体が新たな宿主にどのようにして移行するか、寄生体が宿主の内部でどのように増殖するか、といった研究です」と、デイヴィッド・チヴィテッロは言う。「私の専門は、子ども時代に熱中したことの延長線上で言うなら、水の環境ですが、もっと一般的には農学ということになります」。

「あなたはご自分を、〈健康生態学者〉であるとお考えですか？」。

「そのとおりですよ。私はエモリー大学で〈病気の生態学〉についての講座を開講しました。私は、covid-19によって、このあまり知られていない分野についての教育を広げることができて、とてもうれしく思っています。つまり、保健衛生と生物多様性とのあいだには多くの関係がある、ということです。われわれの研究にもっと耳を傾けていただくことを心から願うものです。なぜなら、このパンデミックは残念ながら、また起こりうるからです」。

二〇一九年、この研究者は「創発性《エマージング》の感染症とグローバルな食料生産の関係」という共同論文を公表した。[12] 共同執筆者たちは、その要旨のなかで次のように書いている。「われわれは、これから二一〇〇年までに予定されている農業の規模拡大と集約化が、感染症に影響を与えるメカニズムをまとめた。感染症は今後、食料の生産と分配にも影響を与えるであろう。一一〇億の人々に食料を供給するには、植物や動物の十分な生産が必要とされる。そのために、抗生物質・水・殺虫剤・肥料の使用だけでなく、人間と野生動物や家畜との接触が増加することになるだろう。そして、そうしたことの結果として、感染症をもたらす作用因子の出現と伝播が引き起こされることになるだろう。われわれの行なった科学文献を総合すると、農業的ファクターは一九四〇年以降、人類に発生したすべての感染症の二五％以上と結びついているが、動物由来感染症の五〇％以上とも結びついている。このパーセンテージは、農業の規模拡大と集約化でさらに高まる恐れがある」。

「殺虫剤と化学肥料は、自由地下水［地表に近い地下水。井戸に利用される］や水資源を汚染します」と、デイヴィッド・チヴィテッロは言う。「水質の劣化が感染症の出現に一役買うことを、われわれは確認しました。熱帯地帯で毎年二億人以上に健康被害を与えている〈ビルハルツ住血吸虫症〉が、その一例です」。この感染病は〈*Schistosoma haematobium*〉という住血吸虫（血管に寄生する寄生虫）によって引き起こされる。これは熱帯の淡水カタツムリが中間宿主となって媒介される。このカタツムリのなかで卵が幼虫（あるいは尾虫）に変化し、次いでその幼虫が成虫になるために人間や哺乳類を必要とし、それが終宿主（最終的な宿主）になるのである。感染は皮膚接触によって行なわれる。住血吸虫のメスが、犠牲となる生物のなかで卵を生み、再び循環過程がはじまる。卵の一部が糞や尿のなかに混じって排出され、水を汚染してカタツムリに感染する。ビルハルツ住血吸虫症はひどい場合は、膀胱癌、生殖器損傷、深刻な肝不全などを引き起こす。この感染病は、貧しい農業従事者や猟師、とくに汚染した水で下着類を洗濯する女性や水浴する子どもたちを襲う。今のところ、これを治療する薬剤（吸虫駆除剤）は〈プラジカンテル〉しかないが、これはなかなか入手できない。

デイヴィッド・チヴィテッロと共同執筆者たちは、二〇一八年に発表した研究のなかで、ダム建設と灌漑農業の拡大がこの感染病の罹患率の増大を招き、八億人もの人々を脅かしていることを明らかにしている。[13] その証明のために、彼らは貯水槽を備えたメソコスム◆を建造し、ダムの水や川底を忠実に再現し、藻や動物プランクトン、三種のカタツムリ（そのうちの二種は〈*Schistosoma*〉の自然宿主《レゼルボア》）、二種の腹足綱の捕食動物、ザリガニ、コバンムシ、そして感染したハムスターから取り出した〈*Schistosoma*〉の卵を、そのなかに入れた。さらに、ビルハルツ住血吸虫症が広がっている地域で使用されている化学肥料や農薬（除草剤アトラジン、殺虫剤クロルピリホス）を加えた。

「結果は、除草剤アトラジンと化学肥料がカタツムリの主食となる藻の成長を促して、カタツムリが増加しているということでした」とチヴィテッロは言う。「これは、生態学的なボトムアップ現象なのです。おまけに、殺虫剤クロルピリホスは、ザリガニやコバンムシといったカタツムリを捕食する生物を殺すのです。これはトップダウン現象です。ようするに、水のなかに残った化学肥料や殺虫剤が、ビルハルツ住血吸虫症のリスクを高めているということです。この実験によって、灌漑設備を整えた集約的農業によって、セネガル川に築かれたディアマ・ダムの周辺一帯でビルハルツ住血吸虫症が爆発的に広がった理由を理解することができるのです。しかし不幸なことに、それに対して取られた対策は惨憺たるものでした。

◆メソコスム　自然界の一部を切り取った状況を造り、生物の活動を再現させる実験装置や設備。気温、二酸化炭素含有量、塩分量、汚染物質の量などの変化によって、自然環境の反応を研究する。

つまり、カタツムリを駆除するとして、駆虫剤ニクロサミドや軟体動物駆除剤のモルセイシデスが使われたのですが、これは川の魚にも害を与えるのです。二〇二〇年八月に発表した研究のなかで、われわれは、これらの薬品は魚に害を与えることによって、カタツムリ駆除に有効な天然の捕食生物を排除するだけでなく、住民からタンパク質摂取の主要資源をも奪ってしまうことを明らかにしています[14]。

「そうした化学製品を生産している人たちが、あなた方が指摘する薬剤による悪影響を無視したり否定したりして、この対策を進めたのはどうしてだと思いますか？」。

「その問題が頭から離れないんですよ」と、チヴィテッロは吐き出すように言った。

「そのような連鎖的な相互作用については、複雑で理解が難しいからでしょうか？」。

「確かに、それが一つの説明ではありますね」とこの研究者は答えた。「またテクノロジーの効用に対する過剰な信頼もあるでしょうね。駆虫剤ニクロサミドの使用の悪影響について、われわれの論文の査読者の一人の反応を憶えています。彼は、われわれがカタツムリ対策のやり方を批判することによって、危険なメッセージを送っていると言ったのです。われわれは、天然の捕食動物を保存することによって、腹足綱［カタツムリを含む軟体動物の総称］の生物を駆除する生態学的方法を推奨したにすぎないのにです」。

〈希釈効果〉についての論文のメタ分析

デイヴィッド・チヴィテッロ（健康生態学、エモリー大学）

ビルハルツ住血吸虫症についてのデイヴィッド・チヴィテッロの論文は、彼が二〇一五年に発表したメタ分析（第2章69頁の訳注参照）のなかに含まれることになる。そのなかで彼は、人間・動物相・家畜動物・植物に影響を及ぼすさまざまな疾病（六一種の病原体）における、希釈効果の存在を検討した二〇〇以上の研究を検証している[15]。

すべてを引用することはできないので、ここではリチャード・オストフェルトとフェリシア・キーシングの流れにそった研究の豊かさを例証する、いくつかの例を紹介するにとどめたい。たとえば、コロラド大学の研究者ピーター・ジョンソンは、両生類の生物多様性が、ある寄生虫（*Ribeiroia ondatrae*）の伝染に与える影響を測定した。この寄生虫は、太平洋アマガエル（*Pseudacris regilla*）に四肢の深刻な奇形をもたらし、致死率も高い。このアマガエルは、この寄生虫を最もよく受け入れる宿主である。[16]この科学研究者は、カリフォルニアの七六万ヘクタールの広い場所にある三〇四五の湿地帯の二万四一二五匹のカエルを検査した。結果は劇的であった。両生類の多様性が豊かな湿地帯では、多様性が貧弱な湿地帯に比べて、病原体の伝染が七八・四％以下だったのである。この観察結果は、メソコスムによる実験でも確認された。つまり、両生類の種類が一種類から三種類に増えると、感染リスクが六四％減少することがわかったのである。他方、カリフォルニア大学の生物学者ジョン・スウェードルは、西ナイル熱の伝染における希釈効果の効力を確証した。人間に致死性の神経障害を引き起こすこの疾病は、フラビウイルス（黄熱病ウイルス、デング熱ウイルス、ジカ熱ウイルスなどと同類）が原因である。このウイルスは、動物（鳥類）や昆虫（蚊）が保有し、たまに馬や人間が自然宿主《レゼルボア》となるが、馬から人間へも、人間から人間へも直接うつることはない。この疾病の人間における罹患率は、鳥類の種類の豊富さと反比例することが証明されている。[17]言い換えるなら、鳥類における豊かな生物多様性が、ウイルスを受け入れやすい鳥（渡り鳥や、カケス、スズメ、カラスなどの燕雀類）よりも、受け入れにくい鳥の方にウイルスを誘導することによって、ウイルスの伝播を希釈するということである。そして、これによって人間への伝染リスクは減少する。また、ハンタウイルスの伝染についても、スコット・カーヴァー[18]（モンタナ大学）やジョン・オロック[19]（ウィスコンシン大学）の研究が希釈効果を立証しているし、ライム病の罹患率についても、タール・レヴィ[20]（カリフォルニア大学）の研究が希釈効果を証明している。さらにイギリスのケイラ・キング（オックスフォード大学）の研究が、ミジンコの遺伝子的多様性の減少が寄生虫の伝播を助長するとともに、その毒性を増大させることを証明している。[21]ミジンコは〝水の蚤《のみ》〟と呼ばれる小さな甲殻類で、淡水や淀んだ水に棲み着く。これは素晴らしい指標となる生物で、水の生態系のエコロジー的バランスを保つのに貢献し、生態系汚染学の研究室で水質を測定するのに利用される。

「どうしてあなたは、〈希釈効果〉についてのメタ分析をしようと思ったのですか？」と、私はデイヴィッド・チヴィテッロに尋ねた。

「二〇一三年、希釈効果に否定的な同僚ダン・セイケルトの発表したメタ分析[22]に、疑問を持ったのです。彼は一二本の研究しか検証していなかったのですが、これは少なすぎるのです。しかも彼は、この分野の広い裾野を無視していました。たとえば植物や脊椎動物に関する研究ですが、とくにミジンコを無視していることは、私にとっては大問題でした（笑）。私の博士論文はこの小さな水生無脊椎動物についてなので、ミジンコが人間の感染症を理解し予測を立てるのに最適のモデルになることを知っていました。当時、リチャード・オストフェルトとフェリシア・キーシングの研究について論争がありました。科学研究者のなかには、希釈効果はごくわずかであって、一般的には生物多様性は病原体の伝染を増幅すると主張する人たちがいました。しかし私のメタ分析の結果は、その逆を示すものでした。希釈効果は、私が検証した研究の大多数において確認されたのです。どんな寄生虫や宿主においてもです。私の結論は、同じ年にピーター・ジョンソンがリチャードとフェリシアと一緒に発表したメタ分析（彼らは七〇本の研究を精査した）と、ほとんど同じです[23]。

「しかし、科学研究者のなかに希釈効果を無視し続けている人たちがいるのは、どうしてでしょうか？」。

「その問いには、二つの答えがあります。一つは科学的なもので、この現象を観察する空間規模に関わるものです。この問題はサイモン・レヴィン教授が見事に解明しました。彼は数学の理論家で、アメリカの生態学の大家ですが、一九八八年にロバート・マッカーサー賞◆を受賞したときにこの問題を説明したのです。彼のこの講演は一九九二年に雑誌に掲載され、その後、幾度となく引用されています[24]。彼は、生態学の大きな困難の一つは、非常にローカルなレベルから地域的レベル、さらには全国的レベルへといたる、さまざまに異なった地理的規模で得られた情報を絶えず結びつけなくてはならないことにある、と考えています。これは多少なりとも技術的問題であって、感染症に関して私流に簡単に言うと、次のようなことです。手前に焦点を合わせれば合わせるほど、さまざまな生物の相互作用という生物的ファクターの果たす役割が重要度を増します。他方、後ろに焦点を合わせれば合わせるほど、気候という非生物的ファクターの果たす役割が決定的に見えてくるということです。しかし、この二種類の変数は、しばしば相乗的に作用します。それは、とくに生物多様性の喪失と気候変動が感染症の出現に及ぼす影響について当てはまります。あなたの質問に対するもう一つの答えは、この問題はむしろ政治的なものであるということです。というのは、これは希釈効果を人間の健康に適用するということであり、希釈効果を重視するなら、われわれはどんな措置を取らねばならないか、という問題だからです。論理的に考えると、この措置は、人類が環境といかなる関係を保つかということなので、関係の変化に関わります。動物相との関係をどうするか、森や海を開発する仕方をどうするか、といった問題ですね。この点が心配の種ではないかと……」。

バンジャマン・ロッシュ（フランス開発研究所）
リチャード・オストフェルト（健康生態学、ケアリー生態系研究所）
フェリシア・キーシング（群集生態学、バード大学生物学部）

〈希釈効果〉を否定するイデオロギー

「それが、〝不実〟なのかどうか私にはわかりませんが、研究者のなかには、自分をほかの科学研究者よりも賢く見せたいと欲する人がいるんですね。しかし、希釈効果の存在を否定するために行なわれている論法に、私は唖然とすることがあります」。こう語るのは、三九歳の研究者バンジャマン・ロッシュだ。彼は、モンペリエ（フランス）にあるフランス開発研究所（ＩＲＤ）の研究ディレクターである。

二〇二〇年五月二六日、私が彼と話をしたとき、彼は家族とともにモンペリエのＩＲＤで研究活動をしながら、メキシコに出発する時を待っていた。メキシコには、まさしく彼が共同で指導している希釈効果について、ＩＲＤが提携している国際研究所があるのだ。希釈効果というテーマを、彼は熟知していた。というのは、ジャン＝フランソワ・ゲガンの指導で彼が書いた博士論文は、「生物多様性の喪失と感染症

◆**ロバート・マッカーサー賞**　アメリカ生態学会（Ecologocal Spciety of America）によって、二年に一度、授与される賞。同学会は、世界九〇ヶ国以上、九〇〇〇人の研究者が参加している。

の出現との関係」についてだったからである。さらに言うなら、彼の経歴はデイヴィッド・チヴィテッロに少し似ている。ロッシュは情報技術者として仕事をしたあと、数理生物学の修士を取得し、次いで生態学と進化学の専門に進んだ。その後二年間、アメリカで鳥インフルエンザの研究を行ない、二〇〇七年に公衆衛生医学の研究を領導する資格を得た。

「フランスにおける私の最初のミッションは、デング熱やチクングニア熱を感染させる蚊が、どうやって首都圏で広がるのかを予測するモデルを確立することでした」と彼は言う。「すでに数年前から、フランス南部で蚊に媒介された疾病が存在していて、蚊を駆除する仕事が行なわれていました。それで、蚊が北に向かって移動するにつれて、蚊の駆除装置を計画的に設定するためのモデルが必要とされたのです。私が、このモデルを国の健康管理センターに提出したとき、次のように言われました。〝これはよくできていますね。しかし、このモデルの有効性は九五％なので、九九％から一〇〇％有効になるまで、二～三年待ちましょう〟。その結果どうなったかと言うと、三年後に蚊はいたるところにまんべんなく広がり、パリで最初に発見されたときには、モンペリエ（ＩＲＤのこと）の技術者が蚊の駆除にやってきたということなのです。まったく馬鹿げた話ですよ！」。

「蚊はどのようにして移動するのですか？」。

「Ａ９号線とかＡ７号線といった高速道路に沿って移動するんです。まず、車やトラックで親の蚊が運ばれるのです。多くの点から見て、温暖化は蚊が北へ北へと向かうための好条件を提供しています。しかし、蚊の広がりを助長するのは、やはり人間の活動であることは明らかです」。

「希釈効果の話に戻るとして、この効果を否定する人たちの論拠とは、どういうものなのでしょうか？」。

「憐れむべき一例を上げましょう」とロッシュは言った。「希釈効果とは、生物多様性が感染症から守ってくれるということを意味します。しかし彼らは、こう言うのです。〝それはそうですよ。しかしですね。すべてを取り除いてしまったとしましょう。もう生物多様性はないけれど、病原体もいませんよ〟。こういう論法を、私は科学文献で読んだことがあるのです。気候変動についても同じような否定の仕方を最近見たことがあります。リチャードとフェリシアに対する批判は非常に激烈で、彼らはひどく傷ついています。しかしよく検証してみると、そうした批判はバイアスのかかったもので、科学的というよりもイデオロギー的なものです。一例を挙げましょう。リチャードとフェリシアは、ライム病の希釈効果について述べていますね。しかし、名前はひかえますが、ある人がメタ分析を行なって、宿主の生物多様性は疾病の罹患率の水準を決めるための最も重要なファクターではないと結論づけています。これは問題のすり替えです。リチャードとフェリシアはライム病の罹患率そのものを説明しているのではなくて、豊かな生物多様性はライム病を減少させると言っているだけなのです。彼らは正しいことを言っているのです。というのは、生物媒介病に対する希釈効果は歴然としているからです。すべての状況において機能することはないかもしれないけれど、多くの状況において機能することは確かなのです。今後は、現地での研究やデータを誠実に増やすことによって、この機能の蓋然性を増やすことです」。

二〇一二年、フェリシア・キーシングとリチャード・オストフェルトはある研究を公表し、希釈効果が機能するための三つの条件の結びつきを明らかにした。[25] 正直言って、それはいささか専門的にすぎるものだが、論争が論争なので、そのディテールに少し参入してみなくてはならないと私には思われる。

(1)「宿主の質は、病原体や媒介動物によって異なる」。これをライム病に当てはめると、病原体を非常に受け入れやすい宿主（たとえばシロアシネズミ）がいる一方、受け入れにくい宿主（たとえばシマリス）、まったく受け入れない宿主（たとえばリス）がいる、ということである。

(2)「病原体を最も受け入れやすい宿主は、種の多様性がより豊かな群れのなかにいる」。

(3)「病原体を受け入れにくい宿主は、受け入れやすい宿主や媒介動物の個体数を調節し、そうした個体と病原体との接触の機会を減少させる」。

「われわれは、希釈効果がシステマティックなものだとは一度も言っていません」と、リチャード・オストフェルトは私に言った。「というのは、生態系においてはシステマティックなものなどけっしてないからです。フェリシアは誰もが参照する論文の共同執筆者ですが、そのなかで増幅効果という概念を提起しています。[26] 実際、宿主‐寄生体という同一のシステムのなかで、病原体の希釈と増幅を同時に助長する矛盾したメカニズムが見られます。ディテールには入りませんが、たとえば生物多様性が減少すると、希釈効果が増幅効果よりも強くなることもあることを、われわれは確認しています。これは、ジェームズ・ミルズがハンタウイルスの伝染に関して確認したことでもあります。[27] 他方、われわれが〈純正効果〉と呼ぶものは、希釈効果の方向に向かいます」。

「スタンフォード大学のダン・セイルケルトの行なったメタ分析について、どう思いますか？」。

「彼は、メタ分析のためにごく少数の研究しか扱わなかったので、自分の未発表の研究までもそのなかに含めているのです」と、この研究者は言葉を探しながら答えた。「ダン・セイルケルトのメタ分析は、デイヴィッド・チヴィテッロの非の打ちどころのない統計的アプローチに、とうてい及ぶものではありません……」。

　リチャード・オストフェルトはここで話をやめたが、フェリシア・キーシングはさらに話を続けた。

「デイヴィッド・チヴィテッロは二〇〇本以上の研究を精査し、そのうちの七〇％以上が希釈効果の存在を証明していると結論づけたのです」と、フェリシアは断固たる口調で言った。

「希釈効果の存在を否定する科学研究者が主張するのは、証拠の質が不十分であるというものです。たとえば、彼らはある研究を批判するのに、それは植物についての研究であるという論拠を持ち出します。だから、人間に影響を及ぼす疾病とは関係がないというわけです。彼らにとっては、有効な唯一の証拠は、人間についての実験的研究なのです。そんなことは倫理的にできないことでしょう！　トランプ政権に関与している〝科学者〟――科学者と言えるかどうかもわかりませんが――は、危険な製品を市場で維持するために同じような理屈を使っています。たとえば彼らは、〝そうした製品の有毒性の証拠は、不十分である〟と言うのです。またこの理屈は、地球温暖化対策を拒否するためにも使われます。こうした論法は、化学産業界や気候変動懐疑論が好んで持ち出す認識論的な手管なのです。彼らは、実験的に証明することが不可能な証拠を要求するのです。私にとっては、また多くの科学研究者にとっても、これは議論の余地のない問題です。なぜなら希釈効果は自然現象であり、空にかかる虹と同じようなものだからです。検討に値する問題は二つだけです。

(1) それ〈希釈効果〉は頻繁に起きるのか?

(2) それ〈希釈効果〉を現実世界のなかで有効に適用するために、いかなる理論を引き出すべきか?

そして、covid-19〈新型コロナ〉のパンデミックに遭遇して、私たちはみんなで、この二つの問題に急いで答えを見出さなくてはならないのです」。

フェリシアの話が、私のなかに強く響いたことは言うまでもない。というのは、彼女の言葉の数々が、私が制作したドキュメンタリー映画『モンサントの不自然な食べもの』◆と書籍『モンサント——世界の農業を支配する遺伝子組み換え企業』◆のなかで、化学産業の違法な実践を私が告発したことと共鳴したからである。

「彼らは私的利害を優先して、希釈効果の存在を主張する者を中傷するために科学研究者を利用しているとお考えですか?」と、私は率直にリチャード・オストフェルトに尋ねた。

「希釈効果は、われわれが生物多様性を保存することによって、エコシステムの健全性、植物や人間の健全性を守ることができることを教えてくれているのです」と彼は答えた。「こうした主張が公共圏に入ってくることを好ましく思わない多国籍企業や政治団体がいるとしたら、彼らが科学研究を操作しようとす

◆『モンサントの不自然な食べもの』〔訳注〕二〇〇八年に制作され、四二カ国で公開された。日本では、NHK・BS1「世界のドキュメンタリー」で放映されたのち、アップリンク配給で一般上映された。現在はDVDが販売されている。公式サイト https://www.uplink.co.jp/monsanto/

◆『モンサント——世界の農業を支配する遺伝子組み換え企業』〔訳注〕レイチェル・カーソン賞(ノルウェーの女性の環境保護論者のための賞)、ドイツ環境メディア賞などを受賞し、一六カ国で翻訳刊行された。邦訳:マリー=モニク・ロバン著、村澤真保呂ほか訳・戸田清監修、作品社、二〇一五年。

ることも考えられなくもありません。今のところ、私はその証拠を持ってはいませんが、それは生物多様性が感染症を防止するという主張が、環境を保全する必要性を正当化するためにまだ公然と活用されていないからです。しかし、いずれ健康の専門研究者と環境の専門研究者が協力しはじめることになるでしょう。そうありたいものです……」。

リチャード・オストフェルトは、今度も慎重に言葉を選びながら答えた。この慎重さは次のように語るバンジャマン・ロッシュと共通する。「支配的な経済システムは、生物多様性の搾取や破壊に依拠しています。ですから、希釈効果を認めることは、政治家にとって潜在的に経済的緊張を引き起こすことになるわけです。しかし、そうであるからこそ、生物多様性の保全に力を入れることは、経済的観点から見ても適切な選択であることを認めさせねばならないでしょう。covid-19のような動物由来パンデミックにかかる費用は天文学的数字であることを考慮すべきでなのです。私が二〇一七年からヘラルド・スサーン（Gerardo Suzán）と一緒に領導しているユカタン半島（メキシコ）の国際研究所は、まさに政治的行動の必要性を明らかにすることができる、科学的ツールを提供することを目的としています」。

〈希釈効果〉の実験的検証

ヘラルド・スサーン（健康生態学、メキシコ国立自治大学）

ヘラルド・スサーンの驚くべき経歴を喚起せずに、本章を終えることはできない。彼は、UNAM（メキシコ国立自治大学）の〈健康生態学〉の専門家で、バンジャマン・ロッシュとともにユカタン半島の国際研究所を共同運営している。二〇二〇年五月二六日、私はこのメキシコの研究者と二時間以上にわたって話をした。彼は、まず獣医学の研究をやり、その後、環境生態学の専門コースを選択し、さらに、ジェームズ・ミルズの指導下で希釈効果についての研究を行なって生物学の博士号を取得した。ジェームズについては、私はこの第4章の冒頭で感謝の言葉を述べている。それは、彼がハンタウイルス病についての素晴らしい論文を発表しているからである。めぐりめぐって、話は振り出しに戻ってきたわけだ。

「あなたのこれまでの足跡に影響を与えたのは、どんなことですか？」と、私はヘラルド・スサーンに尋ねた。

「二つほど、根元的な経験があります」と、彼はメキシコ訛《なま》りのスペイン語で答えた。この訛りは、私に多くのことを思い起こさせた。しかしそれはそれとして、彼の話に耳を傾けよう。「私はウミガメの監視を任されたある島で、ボランティアの獣医として出発しました。私は、動物学の知識を活用しようと思っていたのですが、それは役に立たなかった。カメの世話をするには、とくに生態学と保全生物学を知らなくてはならなかったからです。それで私は、獣医をやめることを決意し、生物学の研究をはじめたのです。その過程で私は、メキシコ北部チワワ州にあるシエラ・タラウマラの先住民共同体で、ソーシャルワークをしているあるアソシエーションに合流しました。この経験が、私の世界観を根本的に変えたのです。私はそこで、大企業が先住民の領地を〝発展〟の名の下に、いかに蹂躙しているかを目の当たりにしました。〝発展〟とは名ばかりで、先住民共同体にいかなる恩恵をもたらすものではなく、逆に先住民はマージナル化され、貧困の悪循環のなかに追い込まれるのです。その最大の理由は、先住民の生活が依拠していた環境が破壊されるからです。自然生息環境が開発によって寸断され断片化されるため、あらゆる疾病が発生するのです。すべてが結びついているのだ、ということを私が理解したのはそのときです。エコシステム、野生動物、家畜、人間といったものを健全に保つためには、すべてが結びついていることを理解しなくてはなりません。そして生物多様性の保全政策は、病気や貧困と戦う手段でもあることを私は理解したのです」。

「あなたは、なぜ希釈効果について論文を書いたのでしょうか？」。

「一九九七年に、私はある会議でジェームズ・ミルズ博士に会いました。彼は私に、ニューメキシコ州のアルバカーキ大学で博士論文を書くように勧めてくれました。そして私のために奨学金を獲得してくれて、私はウイルス学者・昆虫学者・医学者・鳥類学者・数学者・気候学者などからなる学際的チームに加わることができました。彼らは、一九九三年にアメリカのフォー・コーナーズ地域ではじまった（第4章

127頁参照）ではじまったハンタウイルスによる肺症候群の激発について研究していました。われわれはとくに、気候変動の役割を明らかにしました。実際、アメリカの南部では、乾燥状態が頻発し、かつ長引いていました。エルニーニョ現象が豪雨を引き起こし、それが種子の大量産出につながり、そしてそれが危険なウイルスを持ったシカシロアシネズミのような齧歯目（ネズミ目）の動物の繁殖を促進する、という事態をもたらしたのです。一九九〇年代の終わり頃、パナマ政府はジェームズ・ミルズにコンタクトしてきました。この国がハンタウイルスによる肺症候群の激発に襲われていたからです。私はそこで何ができるのかわからないまま、この国に出発しました。そしてまず、この疾病で亡くなった罹患者たちの家の近くに、齧歯目の動物用の罠を仕掛けました。そうやって私は、やはりハンタウイルスを宿した同じ種類のネズミ科の動物が原因であることを確かめたのです。それから私は調査の幅を広げ、さまざまな異なった環境――農地、手付かずの森、開発によって寸断され断片化された森、都市部、自然保全区など――にいるネズミを捕獲しました。そうした活動のなかで私は、各々のタイプの生息地に特定の一種類あるいは数種類の齧歯目の動物がいることを知りましたが、手付かずの森や自然保全区では、生息するネズミの種類が最も多様性に富んでいることを発見したのです。そのことは明解このうえなかったので、協力者が捕獲したネズミを持ってきたとき、私は、そのネズミがどのタイプの生息地から捕獲されてきたか当てることができたのです。そして最終的に私は、パナマ全土におけるハンタウイルス病のリスクを地図化しました。そのなかで、とくに農業地帯や断片化された森と都市部との境目で、ハンタウイルスを宿した〝万能型〟の齧歯目の動物が増殖することを強調しました▼28」。

「そうした万能型の齧歯目の動物が病原体の自然宿主《レゼルボア》になりやすいのは、なぜなのかわかっているのでしょうか？」と、私は彼の話に魅了されて尋ねた。

「それは侵略的な種の特徴なのですが、免疫学者が解こうとしている謎でもあります」と彼は答えた。

「いくつかの研究によると、万能型の齧歯目の動物はある種の遺伝子的な可塑性を持ち、多くの疾病と結びつく〝受信〟能力だけでなく、疾病を拡散する〝送信〟能力も備えているのです。また、そうした動物は、開発によって乱された環境ともなじみやすいのです。それはおそらく、そうした動物はすぐれた進化能力を持っていて、多様な生息環境に適応し、人間の近くでも生きることができるからだと思われます」。

ヘラルド・スサーンは、パナマでのミッションを終えたあと、彼が現地で確認した希釈効果を検証するために、二〇〇三年に最初の実験的研究を組織する（これは当時、類のないものであった）。彼はパナマ政府と協力して、中央アメリカのこの小国の南西部にあるアスエロ半島で〝屋外実験〟を行なった。そのために、同じ緯度で、厳密に同じ条件がそろった四つの村が選ばれたが、熱帯原生林の近くにあって人口密度が低い牧草地帯であった。彼は、それぞれの村の原生林に沿って、七メートル四方の正方形（面積四九平米）を網で囲った空間を二四カ所設置し、そのなかに齧歯目の動物をおびき寄せるべく、ピーナッバターや穀物を置いた。すると二〇〇三年一一月の二〇～二七日に、九種・九〇五匹のネズミが、二四カ所の網の囲いのなかに入り込み出られなくなっていた。彼は、一二カ所を〝実験用〟として使用し、あとの一二カ所はこの実験用との〝比較用〟とした。ネズミたちは捕獲され、速やかに測定され、耳にタグを付けられ、血液を採取したのち、網の囲いのなかに戻されたが、〝実験用〟の囲いからは、ハンタウイルスの自然宿主《レゼルボア》でないネズミをすべて取り除いたところ、〈*Zygodontomy brevicauda*〉と〈*Oligoryzomys fulvescerns*〉という二種のネズミだけが残った（両種とも自然宿主《レゼルボア》となる）。〝比較用〟の網の囲いには、入っていた九種類のネズミをすべて戻した。それから三カ月間、ヘラルドと彼のチームは、感染防止の宇宙服のような防護服を着て、月に一度だけ囲いのなかに立ち入り、採血を行なった。

「結果は、われわれの予想をはるかに上回るものでした」と、ヘラルド・スサーンは言った。「齧歯目の動物の多様性に富んだ〝比較用〟の囲いでは、それぞれの種の群れがバランスよく維持されていて、ハンタウイルスの感染率は低かったのです。それに対して、二種類の自然宿主《レゼルボア》以外は排除した〝実験用〟の囲いでは、その群れが増殖し、しかも感染率も増大したのです。また、実験をはじめた当初は陰性だったネズミも、六カ月後にはすべて感染していました。こうしてわれわれの研究は、遺伝子的多様性は病原体の伝播を減少させることを証明したのです。▼[29] その点について疑いの余地はありません」。

二〇一七年、ヘラルド・スサーンは、彼の〝最も大切な夢〟の一つが実現するのを見た。すなわち、EUとメキシコ国家科学技術審議会（CONACYT）が、バンジャマン・ロッシュの所属するフランス開発研究所（IRD）と提携して、国際研究所を創設したのである。その学際チームには、生物学者、健康生態学者、社会学者、経済学者などが、メキシコ、ドイツ、フランス、アメリカ合衆国などから来ていた。チームは主として、海辺の美しさやマヤ遺跡で知られているメキシコ南東部のユカタン半島で仕事を行なった。

ヘラルド・スサーンは言う。「この地域は観光地であるにとどまらず、豊かな生物多様性をともなった熱帯林の保存エリアであり、また農業地帯、畜産地帯、断片化された森の近くの居住地帯、人口密度が異なる都市エリアなどが混在する場所です。われわれはとりわけ、ほとんどの動物由来感染症の原因であるコウモリ、齧歯目の動物、鳥類、蚊をフォローしました。われわれは大自然を長期にわたって研究しましたが、その目的の一つは、生物多様性がどのように健康を守るかを明らかにし、政治家やこの半島に住む人々に具体的提言を行なうことでした。われわれの研究所はまた、教育センターとしても機能し、われわれが〈エコロジー、健康生態、持続的生産〉と名づけた修士課程で、学生が論文を書くことができる場所にもしました。というのは〝来たるべきパンデミック〟を回避することができるのは、唯一、全体的ヴィジョンの確立であると考えていたからです」。

「あなた方はまた、covid-19の併存疾患について、とくに肥満症や糖尿病というメキシコで多発している二つの疾病についても研究したのですね？」。

「おっしゃるとおりです」とこの研究者は答えた。「メキシコは、健康的に害のある食品のせいで、三〇年のあいだに大人や子どもの肥満症で世界第一位になり、糖尿病が死亡原因の第一位になっています。そのため、メキシコでは、SARS-CoV-2（新型コロナウイルス）によって、アメリカ合衆国と同様に、多くの青年が死んでいるのです。今起きているパンデミックは、すべてが結びついていることを、われわれに改めて喚起しているのです」。

［第5章］
免疫システムと〈生物多様性仮説〉

「covid-19（新型コロナ）の出現によって、私たちの研究は、さらに大きな意味を持つようになるでしょう。一つは、齧歯《げっし》目（ネズミ目）の動物やそれが宿している病原体への生物多様性の影響、もう一つは、免疫システムに影響を及ぼすこの齧歯目の動物の〈微生物叢《マイクロバイオーム》〉◆への生物多様性の影響などが検証されようとしているのは、これが初めてだからです」。

率直に言って私は、この生物学者ナタリー・シャルボネル（Nathalie Charbonnel）の発言をくり返さねばならないと思った。実際、二〇二〇年六月五日、彼女が熱弁を振るって私にぶつけたこの言葉のなかには、本当に多くの情報が含まれている。

◆**微生物叢（マイクロバイオーム）**［訳注］動植物、土壌・水・大気などの自然環境に存在する〝多様な微生物の集合体〟、およびそこに含まれる遺伝子のこと。

生物多様性仮説、ネズミ、微生物叢

ナタリー・シャルボネル（フランス農業・食料・環境研究所）
マチェイ・グルジベック（熱帯寄生体学、グダンスク医科大学）

あまり聞き慣れない〈微生物叢《マイクロバイオーム》〉という言葉は、ノーベル生理学・医学賞を受賞した遺伝学者ジョシュア・レーダーバーグがつくった用語である。彼は一九八九年、ワシントンで〈創発性《エマージング》ウイルス〉についての有名な講演を行なった（第1章36頁ですでに言及した）。二〇〇一年に発表された論文のなかで、このステファン・モースの指導者は〈微生物叢《マイクロバイオーム》〉というこの医学的な新概念を、次のように定義している。〈健康と病気の決定要因として、ほとんど無視されてきた、われわれの人体の空間を共有する片利共生的◆・共生的・病原的な微生物の生態的群集《エコロジカル・コミュニティ》〉。▼1 言い換えるなら、微生物叢《マイクロバイオーム》は、われわれの人体の内部ならびに外部（皮膚上）に生息する、すべてのウイルス・細菌・真菌などを包含しているということである。それは、一平方センチメートルの皮膚に一〇〇万の細菌を数える皮膚の微生物叢《マイクロバイオーム》など、いくつもの〈微生物叢《マイクロバイオーム》〉で構成されている。また、成人において一〇〇兆の微生物が棲み着き、全体で約一・五キログラムもの重さがある腸内の微生物叢《マイクロバイオーム》もある。〈腸内フローラ〉とも呼ばれるこの巨大な集合体には多くの細菌が棲み着き、消化を促進したり、腸を病原体の侵入から守ったり、免疫システムの構築に関与したりしている。そのバランスが崩れると、腸内の微生物叢《マイクロバイオーム》が〈腸内毒素症《ディスバイオシス》〉に罹り、クローン病◆などの炎症性疾患の原因となるが、それだけでなく、1型糖尿病、喘息《ぜんそく》、あるいはアレルギー疾患などの原因になることもある。ますます多くの人（とくに若者）に健康的な害を及ぼしているこれらの慢性疾患は、covid-19の併存疾患でもあると見なされている。「ライム病は、腸内毒素症《ディスバイオシス》によって免疫機能が不全となることで重症化するという仮説を、いくつかの研究が指摘しています」とナタリー・シャルボネルは言う。「また腸内の微生物叢《マイクロバイオーム》の変調は、covid-19の患者を命に関わる重体に陥らせる〝炎症の激発〟の原因にもなります。研究者たちは、身体環境における生物多様性が、人間が産まれて初期の段階におけるバランスの取れた微生物叢《マイクロバイオーム》の構築にとって、重要な鍵になることを証明しています」。

ナタリー・シャルボネルは、四五歳にしてINRAE（フランス農業・食料・環境研究所）の研究ディレクターである。この研究者を紹介する書類には次のように記されている。「彼女の研究目的は、齧歯目の動物と病原体との相互作用における生物多様性の構成過程を分析し、齧歯目の動物の病原体の受容における相互感染と微生物叢《マイクロバイオーム》（腸内フローラ）の影響を評価することである」。彼女はとくに、アメリカ大陸の〈ハンタウイルス肺症候群〉（HPS）ではなく、旧世界の〈腎症候性出血熱〉（HFRS）を引き起こしている、ハタネズミによってフランスに持ち込まれたハンタウイルスについて研究している。「フランスの北東部、アルデンヌ高地からジュラ山脈にかけての広い地域で人間に感染した症例があります」とこの研究者は言う。「しかしソローニュ地方などいくつかの地方では、ウイルスはハタネズミのなかに広がっていますが、人間に感染した例はありません。ウイルスが齧歯目の動物に存在していても人間にはあまり感染しないのは、そこにどんな生態学的・生理学的ファクターが働いているからなのか、ということを私は理解しようと努めているのです。私がバンジャマン・ロッシュと一緒に、二〇二〇年七月からヨーロッパ規模の素晴らしい研究環境のなかで調査しようとしているのは、このことなのです」。

「あなた方の目標は、何でしょうか？」。

「第一に、ジュラ県やアン県で、開発によって断片化された森に暮らしている齧歯目の動物と、リヨンのテット・ドール公園とラクロワ・ラヴァル公園のような都市エリアにいる片利共生種とを比較して、希釈効果を検証することです。他方、われわれのポーランドのパートナーたちは、残存しているヨーロッパの原生林のなかに住んでいる齧歯目の動物を研究しています。そこは、ネズミ科の動物の種類がきわめて多様な場所です。フランスの森には二〜三種類しかいないのに、そこには六〜七種類もいるのです。われわれの病原体へのアプローチは複数主義的です。われわれは、ハンタウイルス、E型肝炎ウイルス、リンパ

◆**片利共生**　［訳注］一方には利益があるが、もう一方には利害のない共生。

◆**クローン病**　下痢と腹痛が長引く、大腸の炎症性慢性病。

球性脈絡髄膜炎◆ウイルスなどの病原体を標的にしています。さらに、ライム病の原因であるボレリア属の細菌、マダニに媒介されてうつるアナプラズマ症◆のアナプラズマ・マージナーレ、レプトスピラ症（ワイル病）の病原体、マラリアやトキソプラズマ症◆を発症させる原生動物（原虫）、蠕虫《ぜんちゅう》類◆つまりエキノコックスのような条虫（サナダムシ）などの腸内にいる寄生虫も対象です。われわれの目標はまた、生物多様性が齧歯目の動物の微生物叢《マイクロバイオーム》にどのような影響を与えるか、を確かめることです。つまり、より多くの環境的生物多様性が存在するとき、微生物叢《マイクロバイオーム》は、より多様でよりバランスが取れているかどうか、ということです。また、多様化した微生物叢《マイクロバイオーム》は、齧歯目の動物の病原体に対する感受性あるいは抵抗性を変化させるかどうか、ということです。こうしたことは、じつに刺激的なテーマではありませんか！」。

ナタリー・シャルボネルのパートナー、マチェイ・グルジベック（Maciej Grzybek）も同じ情熱の持ち主だった。彼は、ポーランドのグダンスク医科大学で熱帯寄生体学を研究していた。二〇二〇年七月一〇日、私は彼と話をした。三三歳のこの研究者は〈シレジアの炭鉱労働者の特殊状況〉についてのレポートを読んだところだった。このレポートは、ポーランド全土におけるcovid-19の確認例を紹介していたが、一〇％以上をジレジアの炭鉱労働者が占め、その大半が無症状であった。「このSARS-CoV-2（新型コロナウイルス）は、奇妙なウイルスです」と彼は言った。「どうして炭鉱労働者は発症しないのか？　もっと一般的に言うなら、どうしてポーランド人は感染しても、フランス人やイタリア人よりも重症化する人が少なく、したがって死者も少ないのか？　その答えの一端を、われわれは齧歯目という素晴らしい動物のなかに見つけることができるでしょう」。

「ネズミに対するその情熱は、どこから来ているのでしょうか？」と、またもや私は、研究者がよく自分の研究課題――この場合はネズミ――に対して見せる特別の熱情に感動して尋ねた。

「私は、ノッティンガム大学（英国）の獣医学寄生体学で博士号を取得しました。そのとき指導教授の齧歯目に対する愛が、私に感染しました。齧歯目の動物は、地球上で最も種の数の多い哺乳類です。確かに彼らは病因を持っていて、また農業被害などを引き起こしますが、同時に生物多様性に恩恵をもたらし、豊富な種子のストックに貢献します。私はそのことを、ビアロビエザの森（ポーランドの森林国立公園）で確認しました。この森は、一万年前の氷河期に形成されて以来、人間の影響をまったく受けてない森です。ユネスコによって〈生物圏保存地域（ユネスコエコパーク）〉（第3章100頁参照）に指定されたこの場所で、私は齧歯目の動物を収集し、INRAEだけでなく、ベルギーやフィンランドの同じ分野の研究者と一緒に、ヨーロッパ規模の研究活動をしているのです」。

「あなたは、とくに何を研究しているのですか?」。

「私は〈希釈効果〉――つまり齧歯目の動物の多様性は、どのように病原体の罹患率や伝播に影響しているか――だけでなく、〈生物多様性仮説〉と呼ばれるものを検証しています。つまり、原生林の生物学的豊富さが、齧歯目の動物の微生物叢《マイクロバイオーム》の構成や免疫システムに影響を及ぼすメカニズムですね。そのため、私は遺伝学者と協力して、齧歯目の動物のMHC（主要組織適合遺伝子複合体◆）を研究しています。MHCによって、動物の体がウイルスの侵入を防ぐために炎症や免疫という反応を発動すること（抗体反応）が可能になります。私がとくに興味を持っているのは、蠕虫の潜在的な〝人体保護機能〟です」。

◆**リンパ球性脈絡髄膜炎**　アレナウイルスによって引き起こされる、齧歯目の動物の固有病。人間に感染すると、インフルエンザや無菌性髄膜炎（脳の炎症）を引き起こす。

◆**アナプラズマ症**　[訳注] 吐き気や嘔吐をともなうインフルエンザと似た症状を引き起こす。致死率は、七～一〇%。

◆**トキソプラズマ症**　[訳注]〈原生動物〉（原虫）と呼ばれる単細胞生物の感染によって引き起こされる。健常者は無症状か軽度ですむが、生涯にわたり保虫者となる。妊娠中の女性の場合、流産・死産となったり、胎児に障害が発生したりする。さらに、HIV感染者などの免疫不全者には重篤な症状を引き起こす。

◆**蠕虫**　[訳注] 体が細長く、蠕動によって運動する虫の俗称。ミミズやヒルや、回虫やアニサキスなどの寄生虫までを幅広くさすが、生物学の正式な分類名ではない。なお寄生虫は、この蠕虫と原虫に分類される。

◆**MHC（主要組織適合遺伝子複合体）**　[訳注] 細胞膜の表面に存在する糖タンパク質で、自己細胞と非自己細胞を認識するための抗原となる。これによって、自己以外の細胞を攻撃するシステムが形成されている。

「腸内の寄生虫の人体保護機能ですか？」と、私は当惑して同じ言葉をくり返しながら尋ねた。
「そうです。西洋医学が長年にわたって教えてきたこととは逆に、腸内の寄生虫をシステマティックに根絶することは必ずしも良いことではありません。というのは、そうした寄生虫は、われわれの免疫システムを増進させるからです。私はある寄生体学の講義を思い出します。私のイギリス人の教授がわれわれにある問いかけをしたのです。どうしてアフリカ人にはアレルギーがないのかね？とね。答えは意表を突くものでした。つまり、アフリカ人は小さいときから、回虫や一二指腸虫などの線虫類にさらされているからなのです。これと同じことを、われわれは興味津々の齧歯目の動物について検証しようとしているのです」。

【コラム】
喘息と枯草熱の小史

〈枯草熱《こそう》〉とは現在の〈花粉症〉のことで、一八二〇年にジョン・ボストックというイギリスの医師が、このアレルギーに言及したのが最初である。一九世紀の半ばには、枯草熱の原因はかなりわかってきていた。枯草熱に罹る人は、通常、農民や村人ではなく、都市の貴族や資産家である。罹患率の急速な上昇は、都市化と農業のあり方の変化によって説明できる。フランスでは一八三七年、アメリカ合衆国では一八五二年に、最初の罹患者が報告されている。

一八七三年、チャールズ・ブラックリーというイギリスの医師が、この疾患は知識階級に限られており、「花粉の作用に最も多くさらされている人、つまり農民階級が最も罹りにくい」と力説した。彼は二つの説明をしている。一つは、花粉に対してもともとアレルギー体質がない人は罹らない、ということ。もう一つは、花粉の作用に持続的にさらされている人は、花粉の作用に対して無反応になる、ということである。

このブラックリーの仮説は、最近の研究によって確証されている。アレルギーや自己免疫疾患の発症を避けるためには、幼少期におけるわれわれの免疫システムの訓練が重要であることが立証されたのである。幼少期から生物多様性と接することは、枯草熱などのアレルギーの発症リスクを顕著に低減させる。これを経験していない若い都会人のあいだで、アレルギー、喘息《ぜんそく》、アトピーなどが増大している。発展途上国の大都市におけるアレルギー疾患の激増が、その証左である。

カレリアのアレルギー研究

ティーナ・ラーチカイネン（アレルギー研究、ヘルシンキ大学病院）

インクで描いたノートのなかのデッサンで、長めの髪をした完璧なプロポーションの裸体の男が、腕を水平に伸ばしている。身体は円と正方形のなかに組み込まれ、円の中心は臍《へそ》、正方形の中心は性器になっている。この〈ウィトルウィウス的人体図◆〉と題された作品は、フィレンツェの画家レオナルド・ダヴィンチ（一四五二〜一五一九年）の手になるもので、人間の身体のミクロ宇宙が世界のマクロ宇宙と結びついていることを示唆したものである。「レオナルドは、微生物、微生物叢《マイクロバイオーム》、遺伝子などについて何も知らなかったけれども、すべてを理解していたのである」と、タリ・ハーテラ（Tari Haahtela）教授は記述している。

◆ウィトルウィウス的人体図　ウィトルウィウスは、ローマ皇帝アウグストゥスに捧げられた現存する最古の建築理論書『建築について』の著者で、ダ・ヴィンチはこの書の記述をもとにこのデッサンを描いた。

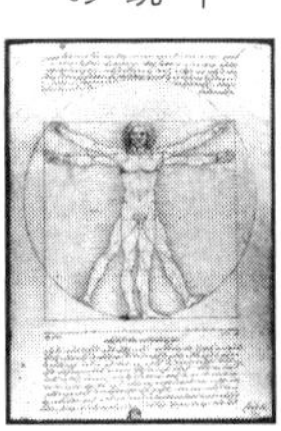

彼は、フィンランドのヘルシンキ大学病院のアレルギー専門研究者で、これは「なぜ医学界は、生物多様性の喪失を深刻に受けとめなくてはならないのか？」[2]と題された論文のなかの一節である。論文はこう続いている。「われわれは、生物多様性の重なり合った二つの層によって守られている。その層は、われわれの人体のなかの微生物と、われわれを取り巻いている環境のなかの微生物から成っている。〔……〕われわれは、体内の生物多様性――それは免疫システムと密接に相互作用を行なう――を保全するために、われわれの外部の生物多様性を保全しなくてはならない。〔……〕レオナルドが、ミクロならびにマクロな宇宙の秘密を科学の巨大な進歩が明らかにしたことを知ったら、おおいに喜ぶことだろう。しかし彼は、それなら、なぜわれわれが環境を破壊することをやめないのか、なぜ人類の安寧と市民の健康のためにわれわれの最新の知識を活用しないのか、必ずや疑問に思うだろう」。

タリ・ハーテラは〈生物多様性仮説〉という概念の考案者だ。この概念は次のようなものである。「自然環境との接触は、人間の微生物叢《マイクロバイオーム》を豊かにし、免疫バランスを促進し、アレルギーや炎症性障害から人間を守る」[3]。このフィンランドの研究者は、毎年世界で四〇万人の人を死亡させているアレルギーについての、最も優れた国際的専門家の一人で、二〇年間フィンランドとロシアにまたがるカレリア地方で行なった研究に基づいて、この新たなパラダイムを提唱した。現在は引退していて、健康上の理由で私のインタヴュー申し入れを辞退した。

そのかわり、二〇二〇年六月一六日、彼と最も近しい同僚の一人ティーナ・ラーチカイネン（Tiina Laatikainen）に、私は長時間にわたり話を聞くことができた。彼女は、タリ・ハーテラと多くの共同研究を行なっている人物である。この研究の対象地域の特別な歴史的背景を理解するために、フィンランドが第二次世界大戦の終わりに〝カレリア地方〟（フィンランドの南東地域）の一部をソ連に割譲しなくてはならなかったこと――ソ連とナチスドイツ、フィンランドの複雑な歴史的経緯による――を知っておかねばならない。そうした事情から、ソ連に割譲された地域は、現在は〈カレリア共和国〉としてロシア連邦に属している。他方、フィンランド国内にとどまったこの地方の部分は〈北カレリア〉は名づけられた。

「一九九〇年代の初め、ソ連崩壊の直後、ロシア連邦に属することなったカレリア共和国政府が、わが国の保健衛生省にコンタクトしてきて協力を要請したのです」と、ティーナ・ラーチカイネンは語る。「カレリア政府は、心臓血管病の死亡率が非常に高いことを認識し、私たちの経験を活用しようと考えたのです。実際、フィンランドは一九七二年から九二年にかけて、この疾病がとくに顕著に見られた北カレリアで、心臓血管病に対する効果的な予防プログラムを実行していました。私たちは、カレリア共和国のラドガ湖の北岸にあるピトキャランタの町で、実験的な健康調査をすることを提案しました。そうやって子細に調べてみると、喘息の罹患率はフィンランド側よりもカレリア共和国側の方がはるかに低いことがわかりました。一九九四年に私は、フィンランドで増加していた喘息対策の国家プログラムの立ち上げに参加しました。こうして私は、一九九七年にはじまり、その後〈カレリアのアレルギー研究〉と呼ばれることになるものに関わるようになったのです」。

「あなたのチームは、どういうやり方で作業を進めたのですか？」。

「私たちはまず、国境の両側から、二五歳から五四歳の大人を無差別に選びました。その一人ひとりに質問に答えてもらい、一五ほどのアレルゲン（カバノキの花粉、草原のオオアワガエリ、猫の毛など）に対する皮膚感応検査をします。さらに、免疫グロブリンE（IgE）の比率を測定するために採血をします。これはアレルギーやアトピーに特有の抗体検査です。結果は劇的なものでした。フィンランド側の北カレリアでは、成人の二〇%が干し草による喘息、二五%が結膜炎、さらに二五%がアトピー性湿疹を患っていることがわかったのです。[4] 他方、ロシア側（カレリア共和国）のピトキャランタでは、この比率は、干し草の喘息や結膜炎では五%、湿疹は一〇%ほど低いことがわかりました。このデータは皮膚と血液の検査でも確認されました。二〇〇三年に私たちは、やはり国境の両側で、七歳から一五歳の五〇〇人の子どもとその母親に同じ調査を行ないました。今度はDNAの検査も行ない、各家庭のホコリも採取しました。結果はさらに劇的なものでした。フィンランド側の子どもは四五%がアレルギーの兆候があるのに対し、ロシア側の子どもはたったの一六%だったのです。[5] 母親については、この比率は三六%と一八%でした。私たちはかくして、アトピーのリスクは、家のホコリから検出された微生物の数に反比例することを確認したのです。微生物が多ければ多いほど、子どものアレルギーは少ないということです。また農場で成長すれば、アレルギー・リスクから守られるということもわかりました。これは猫や犬を飼っている場合と同じことです。さらに私たちは、世代による違いを検証するために、二〇〇七年に、二五歳から五四歳の成人を二つのグループに分けて、同じ研究を行ないました。それによって、一九四〇年代に生まれたフィンランド側とロシア側の大人は、アレルギー症状を呈する者がほぼ同じように少ないことがわかりました。それに対して、一九七〇年代に生まれた世代は、この比率が、北カレリアではピトキャランタに比べて五倍も高いことがわかりました」[6]。

〈公衆衛生仮説〉から〈生物多様性仮説〉へ

ティーナ・ラーチカイネン（アレルギー研究、ヘルシンキ大学病院）

「そうした違いをどう説明しますか？」。

「私たちの研究は、アレルギーの出現に関して、環境ファクターと生活様式ファクターの役割の重要性を明証するものです」と、ティーナ・ラーチカイネンは答えた。「その点で、私たちは理想的な研究現場を持っているのです。カレリアの両側の住民は、似たような遺伝的特徴を有しています。DNA検査でそれがわかりました。というのは、彼らは同じ祖先、同じ歴史文化、同じ気候風土を共有しているからです。しかし彼らは鉄のカーテンによって分離されました。鉄のカーテンが、まったく対極的な二つの生活スタイル、二つの経済システムのあいだに強固な境界線をつくったのです。その片側では、フィンランドのほかの地域と同じように、工業化・都市化が進み、工業化された食料供給体制も確立しているが、もう片側では、旧態依然とした農業や森林開発で暮らす村落からなる昔風の農村地帯が広がっている、という状況です。私たちは、フィンランド側とロシア側の経済的・公衆衛生的相違が、メキシコとアメリカ合衆国の相違よりも大きいことを確認しました。フィンランド側の寿命は、ロシア側よりも一〇歳も上回っています。しかしアレルギーについては、ロシア側の家族ははるかに少ないのです。それは彼らの方が、より自然的かつ多様性に富んだ環境のなかで生活しているからです。つまり、ロシア側の子どもたちは、周囲に存在する——飲み水のなかにもいる——微生物と恒常的に接触することによって免疫システムが活性化しているのです」。

二〇〇七年、ティーナ・ラーチカイネンは、北カレリアの九つの学校の食堂で生徒が飲んでいる水の水質と、同じくピトキャランタの九校の食堂を比較した共同研究を発表した。それによると、ロシア側では、水にエスケリキア属（大腸菌属）系の細菌・大腸菌・腸球菌・藻類・原生動物（原虫）類などが、北カレリアに比べて二〇倍も多く含まれていた。[7] この論文の執筆者たちは、次のような驚くべき結論を述べている。「飲料水のなかに含まれる微生物の多さは、アトピーのリスクを減少させる。これはほかの決定ファクターがどうあろうと、無関係にそうなる」。この一節を読みながら私は、一九八九年にイギリスの疫学者デヴィッド・ストラカンが提起した〈公衆衛生仮説〉を思い出した。この仮説は、西洋の生活様式における無菌化——都市のコンクリート化、清潔への強迫観念、抗生物質の過剰使用など——が、アレルギー疾患、自己免疫疾患、炎症性疾患の温床になるという仮説である。理由は人々が感染源にさらされることが激減するから、そしてそのことが過剰な、あるいは不適切な免疫反応を引き起こすから、というものである。この論文の研究者たちはまた、多人数の家族はアレルギー性鼻炎の防壁になると主張している。なぜなら、そうした家族では感染がより頻繁に起き、それが家族の構成員一人ひとりの免疫システムの有効性を強化するからである。

「タリ・ハーテラ教授は、公衆衛生仮説をよく理解していました」と、ティーナ・ラーチカイネンは言う。「しかし彼は、その概念を進化させたのです。というのは、彼は、問題は公衆衛生そのものではない、われわれの健康に本当に危険をもたらす病原体や微生物も存在する、と考えたのです。ロシア側の学校で飲まれている水を例に取りましょう。感染源となる細菌の存在がある量を超えれば、子どもに下痢などを引き起こすことは明らかです。しかし、通常はこうした生活環境に存在する微生物は危険ではなく、一種の生きたワクチンとすら考えることができるものです。タリ・ハーテラ教授がよく参照し引用するグラハム・ルークの表現を借りれば、そうした微生物は〝昔からの友だち〟なのです。この〝昔からの友だち〟（旧友仮説）という表現は、二〇一三年に、ユニバーシティ・カレッジ・ロンドン（ＵＣＬ）の医学微生物学者であるグラハム・ルーク教授が導入したものです。その論文のタイトルはこれです。〝自然環境の生物多様性による免疫システムの制御――健康にとって重要な生態系の役割〟[8]。グラハム・ルークは、生活環境（地面・空気・植物・水など）に存在する、はるか昔から人類が一緒に進化してきた微生物は、免疫システムの形成と発達にとって大きな役割を果たす、と説明しています。今日、〈免疫制御の欠陥や炎症反応の調節不全〉と結びついた疾病が絶え間なく増加しているのは、まさにこの〝昔からの友だち〟が〝先進国〟の都市環境から一掃されてしまったからなのです」。

　世界アレルギー機構（ＷＡＯ）の公式見解と言える「生物多様性仮説とアレルギー疾患――世界アレルギー機構の見解」[9]という濃密な論文のなかで、タリ・ハーテラ教授は、すべては幼少期にはじまることを強調している。「腸内の微生物は、人が誕生した時点から、時とともに変化しながら存在し続ける」と彼は書いている。「ひとたび安定状態が訪れると、腸内フローラはしだいに比較的に同一化していくが、生活スタイルや環境に大きな変化が生じると、そのかぎりではない。そうであるがゆえに、人の生命のはじまった時点の環境や食生活が、成人の腸内微生物のあり方にとって、決定的な鍵を握っているのである」。

　タリ・ハーテラ教授は、たとえばヨルバ・シェーグレンのスウェーデンにおける研究を引用している。ヨルバ・シェーグレンは、四七人の乳幼児に対して、その誕生から五歳までの大便を検査した[10]。彼女は、多種多様な腸内微生物――たとえば大量のビフィズス菌や乳酸桿菌など――を保持している赤ん坊は五歳になってもアレルギー症状を示さないが、腸内フローラが貧弱な赤ん坊は示すことを確認した。「皮膚の微生物叢《マイクロバイオーム》も、免疫システムにとって重要な役割を果たします」とティーナ・ラーチカイネンは言う。「私たちはまた、ロシア側のカレリア共和国の子どもたちは、皮膚上に四三にのぼる異なった科の細菌を持っていること、それに対してフィンランド側の北カレリアは一五の科しか持っていないことを確認しました。

人体の最も広い面積をもつ器官である皮膚は、外界との媒介物として機能し、環境に存在する病原体や毒素に対する最初の防衛ラインとなります。この物理的・免疫学的な障壁は、私たちの皮膚に棲み着いている微生物叢《マイクロバイオーム》——それは地面や私たちが呼吸する空気に存在する微生物と類似している——によってつくられているのです。つまり、そうした微生物は、私たちがどういった環境のなかで暮らしているかに応じて変化するのです。私たちは二〇一二年に発表した研究で、皮膚の微生物叢《マイクロバイオーム》は、私たちを取り巻く環境に対して、腸内の微生物叢《マイクロバイオーム》よりも敏感であることを証明しました」。

二〇一〇年、生物多様性仮説の構築に貢献したフィンランドの生態学者イルッカ・ハンスキ教授（二〇一六年死去）は、〈カレリアのアレルギー研究〉（二〇〇三年）で調査対象になったフィンランドの子ども五〇〇人ほどを改めて調査した。調査から七年経過していたので、当時の子どもたちは思春期を迎え大人になりかけていた。彼らに対して採血とともに皮膚検査を再び行なった。皮膚上に存在する微生物のDNAを分析するためである。さらに、彼らの生活環境も綿密に調査した。緑地・森・庭園・畑・農地などとの関係である。その結果、アレルギー疾患のない若者は生物多様性の豊かな自然環境——とくに多くの樹木や花々に囲まれた環境——のなかで暮らしていること、彼らの皮膚には土壌や植物（とくに顕花植物［花を咲かせ、実を結び、種子によって繁殖する植物］）にいるプロテオバクテリア門の細菌が多種類、棲み着いていることがわかった。[11] これらの細菌のうち、たとえばアシネトバクター属は、免疫反応を鎮静化する〈炎症反応の抑制性サイトカイン〉の一種であるインターロイキン10（IL－10）の分泌にとって重要な役割を果たしているのである。

ティーナ・ラーチカイネンは、次のように要約する。「自然の生物多様性との早期からの持続的接触が、私たちのなかの微生物叢《マイクロバイオーム》を形成し、したがって外部からの病原体の侵入をコントロールする私たちの生物としての身体能力を規定するのです。腸内毒素症《ディスバイオシス》（腸内菌の共生バランス失調）がアレルギーの原因であるだけでなく、クローン病、1型糖尿病、肥満症、さらにはうつ病のような精神疾患の原因でもあることを、すべての調査結果が示しています。腸内毒素症《ディスバイオシス》はまた、covid-19のような感染症の作用を増大させる可能性もあります。これはもちろん、検証しなくてはならない仮説ではありますが」。

アーミッシュに喘息はいない――〈農場仮説〉

ドナタ・ヴェルチェリ（分子細胞医学、米ツーソン大学）

「アメリカ合衆国にも、〈カレリア〉と同じような現象がありますよ。アーミッシュの人々です」と語るのは、ドナタ・ヴェルチェリ（Donata Vercelli）である。彼女は「暑さを避けるため」アリゾナの山中に引っ込んで住んでいる。彼女は、ペンシルベニア州で生活するアーミッシュの人々について、発見したことを話しはじめたら止まらない。このスイス起源の共同体は、一八世紀初めにアメリカ合衆国に定住した。そして今も二〇〇年前と同じ暮らしをし続けている。彼らはテクノロジーの進歩の受け入れを拒否し、先祖と同じ服装をし――女性は、レースの帽子をかぶり、エプロンのついた長いドレス。男性は、麦わら帽子、ズボン吊りの付いた黒いズボン――、四輪馬車で移動し、ロウソクで灯りを取り、馬に牽かせる昔ながらの有機農業を行なっている。

「アーミッシュには、年齢にかかわらず、喘息はありません。彼らは、喘息とは何かすら知らないのです」と、二〇二〇年六月一九日、このイタリア系アメリカ人の研究者は言った。「私たちは、彼らの家のホコリを採取して調べたのですが、アレルゲンでいっぱいでした。しかしだからと言って、子どもはアレルギー疾患に罹っていません。なぜなら子どもたちの免疫システムが、問題なく機能しているからです。その防護水準は、有機農法で牛を飼育して牛乳を生産している、インディアナ州の酪農家で育った子どもたちと同じくらいなのです」。

ドナタ・ヴェルチェリは七〇歳、アメリカのツーソン大学の分子細胞医学の教授で、アリゾナ州の複合病生物学研究センターのディレクターでもある。彼女はフィレンツェで医学を学んだあと、ハーバード大学で免疫学を修め、その後、アレルギーと微生物叢《マイクロバイオーム》の専門家になった。

「あなたは、どういう流れでこの研究テーマに取り組むことになったのですか？」。

「私は、免疫グルブリンＥ（IgE）の形成――これはアレルギー反応の指標です――を調節する分子メカニズムを研究する、免疫学の研究室で仕事をしていました。それで、二〇〇〇年代初めに、農場生活が喘息やアレルギー疾患を防ぐことを立証した研究に出会ったのです。その頃は〈微生物叢《マイクロバイオーム》〉という概念が提唱されたばかりで、腸内の微生物に関心を持つことなど思いも及びませんでした。私と同世代のすべての医師と同様、微生物学の講義で、微生物（病原体）は抗生物質を多く使って除去しなくてはならない、と教わりました。〈片利共生細菌〉という名前を初めて聞いたとき、私は超現実的なことのように思いました。しかし、それは刺激的でもありました。というのは、私たちは毎日と言っていいほど、新種の微生物を発見していますが、そうした微生物は人体のなかであらゆる類の働きをしているからです。これは考え直さなくてはならないぞ、というわけです」。

「あなたは〝農場生活――小児喘息とアレルギーへの影響▼[12]〟と題された研究を発表していますね。結論はどういったものでしょうか？」。

「私は、同僚のエリカ・フォン・ムティウスと一緒に、数十年前の研究がすでに明らかにしたことを確証したまでのことです。つまり、昔ながらの農場で生まれた子どもたちは、喘息やアレルギーから守られているということです。そしてこの防止効果は、集約農業を行なっている農場ではまったく見られないことも指摘しました。私たちは、この防止効果の三つの主要な起源を突き止めました。乳牛、干し草、低温殺菌すらしていない牛乳の三つです。ただし、この三つのなかで、どれが最も防止効果が高いかを特定するのは、ほとんど不可能です。そのためには、干し草でなく乳牛だけと関わった多くの子どものグループ、またその逆に、乳牛でなく干し草だけと関わったグループを見つけ出すことが必要になりますが、それはなかなか難しいですよね。言えることは、昔ながらの牛乳生産者の子どもたちは、免疫システムにとって好ましい多様な微生物のパッケージにさらされているということです」。

「それが、どうして良いことなのでしょうか？」。

「第一に、昔ながらの農場の環境は、はるか昔の先史時代の人類の祖先の生活条件にきわめて近く、そうした条件が私たちの免疫システムに好影響を与えるからです。免疫システムは、自然や大きな動物由来の微生物にさらされることによって、共進化◆しながら形成されるのです。昔ながらの農場では、子どもたちは乳牛と直接接触しますが、集約的な牛乳生産はそうではありません。ましてや大規模肥育場《フィードロット》◆では、そんなことはまずありえません。もう一つ言うなら、アレルギー疾患に対するこの防止機能は、免疫システムが形成されつつある最中である幼少時に獲得されるからということです」。

「それが〈農場仮説〉と呼ばれるものですか？」。

「実際には、こうしたすべての仮説（公衆衛生仮説、農場仮説、生物多様性仮説など）は、ある一つのプロセスの相互補完的な諸相なのです。それは、微生物の環境が子どもの微生物叢《マイクロバイオーム》に種を蒔き、それによって子どもを炎症性の慢性疾患から守るというプロセスです。これは本当に〝種蒔き〟のようなもので、私はそれを同僚と一緒に、無菌マウス◆を使った実験で証明しました。私たちはこのマウスに、昔ながらの農場で暮らしている子どもたちの糞便を注入しました。するとアレルギーから守る免疫システムが発動したのです[13]。さらに私たちは、マウスをアーミッシュの家のホコリにさらす実験を行ないました。すると、それも同じようにうまく機能したのです。すごいですよね！　こうしたやり方によって、遺伝子仮説を検証することができるでしょう。つまり、とくにアーミッシュがそうなのですが、閉鎖的な共同体に暮らしている農民たちは、アレルゲンから彼らを守る遺伝子を共有しているということです。私たちはまた、近々ある研究を発表しますが、それは微生物由来のある種の代謝物質が、免疫反応やアレルギー性炎症を調整することができることを証明したものです」。

「環境の生物多様性と人類の微生物叢《マイクロバイオーム》との相互作用は、どのように機能するのでしょうか？」と、私はこ

◆**共進化**　複数の種の生物が、寄生や共生、捕食や競争関係などの相互作用を通じて、相互に進化していくこと。

◆**大規模肥育場（フィードロット）**　アメリカ合衆国では、牛を何千頭も詰め込んだ工業的な肥育が行なわれている。

◆**無菌マウス**　実験室で誕生し、腸や皮膚に微生物が接触しないように無菌の環境で育てられる。外部からの影響を厳格にコントロールする必要がある微生物叢（マイクロバイオーム）の研究に使われる。

の研究者の話に魅せられて、賢くなったような気分になってさらに尋ねてみた。

「それは正直言って、よくはわかっていません」と、ドナタ・ヴェルチェリは答えた。「サンフランシスコ大学の胃腸病学者で、クローン病の専門家であるスザンヌ・リンチと一緒に、私はあるモデルをつくり、そのなかで赤ん坊の微生物叢《マイクロバイオーム》の形成の諸段階を再現しようとしました。生まれたての赤ん坊は腸内に微生物を持っていません。微生物叢《マイクロバイオーム》を形成する最初の微生物は、まず母親から、次いで外部の環境（空気・植物相・水・食物など）から獲得されます。微生物叢《マイクロバイオーム》の構成は、母親の微生物と外部環境のそれとの早期からの相互作用によってもたらされるのです。そのとき、もたらされるものが多様であればあるほど、子どもの体はより大きな適応力を持ち、適切な反応ができるようになるのです。実際、微生物は免疫作用のような生命機能のプログラム化に関与するのです。ほとんど無限の組み合わせが可能なので──遺伝子がたった二万五〇〇〇くらいなのに比べ、微生物は数限りなく存在しますので──、各々の微生物叢《マイクロバイオーム》は、個人の身分証明書となるような唯一性があります。もちろん私は免疫学者なので、アレルギーの発現においてある種の遺伝子が果たす役割を忘れているわけではありません。そのことについての研究発表もしています[14]。それはそれとして、たとえば蠕虫類、つまり人類の〝昔からの友だち〟である腸内の寄生虫は、免疫反応の調節機能を発揮します」。

【コラム】

人間の免疫システムは、どのようにつくられたか？

一八八三年、ルイ・パスツールの教え子の動物学者エリー・メチュニコフは、体内の特殊細胞である食細胞の作用に基づいて、感染への耐性原理を提示した。これが、〈免疫学〉という新たな専門分野のはじまりである。しかしながら免疫は、進化の過程で感染要因に対する自己防御のメカニズムとして、そのまま直接的には発現しない。免疫システムは、状況に応じて進化するブリコラージュ◆の結果だからである。

　免疫は、既得機能の別の目的への転用から生まれる機能であり、〈自己〉を認識してそれを確実なものにするという機能の転用である。つまり、この〈自己〉認識の機能が転用されることによって、〈非自己〉の認識とそれへの制御の機能を果たすことができるのである。というのは、生物が感染源を認識することができるのは、生物が〈自分〉の細胞や分子を認識することができるときに限られるからである。こうして、免疫システムの刷新と微生物や寄生虫の世界の多様性との競争がはじまった。免疫は、生物の進化において非常に早い時期から現われ、生理学者クロード・ベルナールが提唱した〈ホメオスタシス〉◆の調節の根本的な要素をなす。

　したがって、免疫システムの多様化と寄生体に対する戦いによって高度化していく免疫応答［免疫による感染への自己防御の一連の反応］は、長期にわたる進化的な適応の結果なのであり、その歴史はショウジョウバエから人類にいたるまでの免疫の遺伝子の歴史として描くことができる。たとえば、現代のわれわれの免疫の進化を把握することも可能である。われわれ人類は、ユーラシアに移動していく過程で、ネアンデルタール人やデニソワ人といった非人類霊長類と遭遇した。ゲノム分析によって、われわれの遺伝子はモザイク的な混血《ハイブリッド》であることが明らかにされている。アフリカ内外で起きた非人類霊長類との遺伝子交換は、獲得免疫の遺伝子に反映されている。こうした遺伝子によって、われわれの祖先は新たな疫学的環境のなかで生き延び、地球全体を植民地化するにいたったのである。

◆ブリコラージュ　［訳注］理論や設計図に基づいて物を作る「設計」とは対照的に、入手できる要素をコラージュして試行錯誤によって新しい物をつくりだすこと。進化生物学においては、進化とはブリコラージュの結果であり、生物の構造の多様さは問題解決を求めて多様なブリコラージュが起こった結果であるとされる。

◆ホメオスタシス　［訳注］生体恒常性。生物において、内部環境を一定の状態に保ち続けようとする機能のこと。

腸内寄生虫が人体を保護するメカニズム

リック・メイゼルス（グラスゴー大学伝染病・免疫学・炎症疾患研究所）
マリア・ヤズダンバクシュ（寄生体学、ライデン大学）

「人間と蠕虫とのあいだには、〝武装競争〟のようなものがあるのです。それは、ときには妥協したり休戦したりしながら、不可侵協定を結んだりします。そして最終的に帳尻を合わせるのです」。イギリス人リック・メイゼルス（Rick Maizels）のような有名な寄生虫学者・免疫学者が、こういう言葉遣いで腸内の寄生虫について語ろうとは、私には正直、想像できなかった。しかし彼は、二〇二〇年六月二五日、このとおりのことを私に言ったのである。そしてそれはまた、彼が『アレルギーと臨床免疫学のヨーロッパ・ジャーナル[15]』という、れっきとした学術誌に書いていることでもあるのだ。実のところ、彼の話は〈土壌伝播蠕虫〉に関係するものだった。この蠕虫は、その名のとおり土壌に棲む線虫の一種で、ビルハルツ病を引き起こす住血吸虫とは異なって、媒介物を必要とせずに伝染する。この寄生虫には四つの大きな種類（回虫、鞭虫、アメリカ鉤虫、ズビニ鉤虫）があり、この寄生虫のいる地面を素足で歩いたり、汚染した水や食物を摂取したりすると伝染する。そして、ひと度、腸内に入ると、毎日大量の卵を生み、その一部は糞便にまじって排出され、再び同じ伝染サイクルがはじまる。蠕虫感染症は工業化された国々では、寄生生物駆除キャンペーン、汚水の消毒システムのような衛生措置によって、事実上、姿を消した。しかし現在でも、ＷＨＯはこれを南側の諸国でおよそ一五億人に害を及ぼす〈顧みられない熱帯病〉（ＮＴＤ）と見なしている。最もリスクが高いのは妊婦や子どもで、慢性になると貧血や認知機能障害を引き起こす。

　このような話を読んでいると、腸内の寄生虫は根絶しなくてはならないと思うかもしれないが、ことはそう単純ではない。リック・メイゼルス教授の研究がそれを証明している。この研究者は一九九五年から二〇一五年までエディンバラ大学の動物学講座を指揮したあと、グラスゴー大学の伝染病・免疫学・炎症疾患研究所の所長になった。この研究所のウェブサイトによると、彼の率いる学際チームは次のような活動を行なっている。「寄生虫が哺乳類の繊細な免疫システムを逃れることを可能にする分子的基盤を解明することによって、アレルギーや大腸炎のような炎症性疾患を軽減する新たなモジュレーター［薬剤の一種］を明らかにし、宿主の感染に対する免疫力を増進させる効果的な戦略を開発することをめざす」。

「私の蠕虫に対する関心は、ある確認から生まれました。熱帯諸国の人々はよく蠕虫に冒されますが、アレルギーはありません」と彼は言う。「というのは、この寄生虫はあらゆる腸内寄生虫と同じように、人間と共進化しながら、自分たちが生き延びるために宿主の免疫システムを操作するメカニズムを発展させてきたからです。簡単に言うなら、以下のようなことです。蠕虫が腸内に侵入すると、人体の免疫反応が発動してリンパ球のTh２細胞が活性化し、寄生虫を攻撃しようとするのですが、蠕虫はそのとき、Th２細胞の作用をブロックするタンパク質を分泌します。このTh２は、喘息やアレルギーの原因となる炎症の発生にも結びついてもいます。したがって、蠕虫が存在することによって、人体がアレルゲン――花粉やグルテンのようなある種のタンパク質――に反応することが妨げられるのです。そうやってアレルゲンは、感染源として無効化されるか、アレルゲンとして認識されなくなります。言い換えるなら、蠕虫は排除されないために免疫システムを変調し、それによって人体を炎症性のトラブルから守るのです。私の研究室が証明したのは、そういうことです▼[16]。もちろん寄生虫があまりに多くいると、宿主は疾病を発症しますが、たとえばアフリカでは、一〇年から二〇年のあいだ、腸内に寄生虫がいても、何ら疾病の兆候を示さないケースが多数あります。これは一種のホメオスタシス（生体恒常性◆）で、われわれが〈免疫寛容《トレランス》〉と呼んでいるものです。つまり、これは平和共存状態であって、寄生虫にとっても宿主にとっても、利益をもたらすものなのです」。

リック・メイゼルスのような研究者は、以下のことを強調する。「工業化された諸国における蠕虫の衰減は、免疫性・炎症性疾患（消化器系炎症潰瘍、多発性硬化症、アレルギーなど）の増加と並行して起きている」。これはセルジュ・モランと法学者クレール・ラジョニが『生物多様性と健康』[17]という科学的著作のなかで述べていることでもある。この確認は、たとえば多発性硬化症の罹患率の増加が、線虫の一種である〈鞭虫〉への感染の減少と相関関係にあるという統計的事実[18]にも基づいてもいる。さらにまた、腸内寄生虫に早くから接することによって、微生物叢《マイクロバイオーム》の構成が多様化し、したがって免疫システムの強化が可能になるということを証明する研究にも基づいている。

「結局、炎症性疾患から人体を最もよく守ってくれるのは、何なのでしょうか? 草木、牛、蠕虫のどれでしょうか?」と、私は、それぞれ説得力のある多くの議論にいささか困惑して尋ねた。この質問に、マリア・ヤズダンバクシュ(Maria Yazdanbakhsh)は微笑んだ。彼女は、オランダのライデン大学の寄生体学部を率いている研究者である。「あなたが今、列挙したすべてが人体を守りますよ」と、この研究者は二〇二〇年七月一五日のインタヴューで答えた。「原理は簡単です。免疫システムが形成されるためには、細菌・ウイルス・寄生体といった人間の〝昔からの友だち〟によって試練にかけられる必要があるのです。これらの友だちは、さまざまな場所からやってきて、相補的関係にあります。そして、すべてが微生物叢《マイクロバイオーム》を経由します。これは、私の研究室がインドネシアで行なった研究が実証したことです[19]」。

「その証明は、どうやって行なったのですか?」。

「十二指腸虫を含む四種類の線虫に冒された地方の人々から、その駆除を試みるために、私たちは二重盲検試験を行ないました。まず初めに、ヨーロッパ人の微生物叢《マイクロバイオーム》の構成を調べ、それがインドネシアの首都ジャカルタの住民のそれと類似していることを確認しました。そのことは、大都市における都市環境や食生活の画一化が、微生物叢《マイクロバイオーム》の画一化、したがって病理の画一化に通じることを確証するものです。逆に、同国のフローレス島のナンガパンダの住民から選んだ一五〇人の微生物叢《マイクロバイオーム》はたいへん異なっていて、し

◆**ホメオスタシス(生体恒常性)** [訳注] 人体に重要な要素(たとえば体温や血糖値など)が、生体にとって良好な安定的レベルに維持されることを可能にする現象をさす。

かもより多様性に富んでいました。実験対象のグループの人たちは、二年間にわたって三カ月ごとに一度、アルベダンゾール（寄生虫感染治療薬、一種の虫下し）が処方されました。他方、彼らと比較対照するためのグループの人たちには、プラシーボ（偽薬）が投与されました。このグループは、プラシーボによって微生物叢《マイクロバイオーム》の構成は顕著には変えないことが確認されましたが、これは幼児のときに獲得した微生物叢《マイクロバイオーム》の構成がほとんど変化しないことを示しています。寄生虫を駆除されたグループの免疫システムのある部分は、ジャカルタの都市住民のものと類似したものになっていました。たとえばバイオマーカーは、インスリン抵抗性◆の増大、それによる体重の増加傾向を示していました。プラシーボを飲んだ比較対照グループの免疫システムは、虫下しを飲んだグループよりも、より良く調節されたものでした。この結果は、私たちが四年前に発表した別の研究▼[20]の結果を確証するものです。すなわち、寄生虫の大規模な除去は、このタイプの新たなエピデミックに備えができていない諸国（たとえばアフリカ諸国）において、代謝機能トラブルや炎症性疾患を引き起こすということです」。

アンドレ・ガルシア（医学・疫学、ＩＲＤ〈熱帯の母親と子ども〉部門）
マリア・ヤズダンバクシュ（寄生体学、ライデン大学）
ガエル・マガンガ（ウイルス学・健康生態学）

アフリカにおける腸内寄生虫とアレルギー・新型コロナの関係

このマリア・ヤズダンバクシュの懸念を、アンドレ・ガルシア（André Garcia）も共有している。彼は、フランス開発研究所（ＩＲＤ）の〈熱帯の母親と子ども〉部門を率いる医師・疫学者である。寄生虫病と生物媒介病――マラリアや〈睡眠病〉（アフリカのトリパノソーマ症の俗称）――を専門とする彼は、二〇年近くアフリカで仕事をしてきた。彼はそこで、ビル＆メリンダ・ゲイツ財団から一五〇〇万ドルの資金提供を受けて、寄生虫駆除の研究に取り組んだ。〈DeWorm3〉◆と名づけられたこの臨床実験プロジェクトは、二〇一八年から五年間の予定で、ベナン、マラウィ、インドにおいて、九万五〇〇〇人を対象に行なわれている。▼[21]

アンドレ・ガルシアは言う。「蠕虫感染症に対するＷＨＯの勧告は、学齢期の子ども、出産可能年齢に達した女性、妊娠四カ月目に入った妊婦を、年に一、二度、風土病として治療するようにというものです。しかしこの戦略は、腸内の寄生虫を根絶するには十分なものではありません。というのは、大部分の成人が寄生虫を持っているからです。つまり再感染が起きるからです。したがってロンドンの自然史博物館のイギリス人やアメリカ人の研究者は、全人口――つまり一二カ月の子どもから、すべての成人にいたるまで――に治療を広げて、感染を止めるための臨床実験を行なうことを提案しています。この研究は〈DeWorm3〉と呼ばれますが、それは三種類の蠕虫を対象にしているからです。回虫・鉤虫・鞭虫の三つです。今、三年目に入っています」。

「それらの蠕虫は、どういった疾病を引き起こすのですか?」。

「われわれは、妊婦に対する蠕虫感染症の影響を調べる研究を行ないました。▼22 それは貧血を引き起こすのではないかと見られていました。しかし、それは四番目のファクターで、それ以前に栄養失調・マラリア・鉄分など鉱物の欠如が起きます。別の研究によると、妊娠中に少なくとも一度、鉤虫に感染すると、認知機能や運動機能の発達が遅れる子どもが生まれることが証明されています。▼23 また重度の下痢を引き起こす消化管寄生の蠕虫もいます。腎臓病や膀胱癌をともなうことがあるビルハルツ病を引き起こす住血吸虫類は、脇におきます。あれは土壌伝染性蠕虫ではないのでね。しかしどう言ったらいいのかな?」。こう言ってアンドレ・ガルシアは一呼吸して、言葉を探してから続けた。「私は蠕虫に感染することがいいことだ、とは言いません。うまく言えませんが、とにかく蠕虫が引き起こす疾病はそれほど深刻ではないことを、認識しなくてはならないでしょう。つまり過剰に汚染されると日常生活に差し支えが生じますが、

◆**インスリン抵抗性**　インスリンが分泌されても、肝臓や脂肪組織などの反応が鈍くなっていること（感受性低下）。インスリンの血糖を下げる働きが十分に発揮されず、体重増加を招く。

◆**DeWorm3**　［訳注］以下のサイトで、このプロジェクトの研究成果の一部を見ることができる。https://jglobal.jst.go.jp/detail?JGLOBAL_ID=202102225483840378

致死的なものではないということです。蠕虫の治療には費用はかかりません。それに対して、喘息やアレルギーの子どもを治療するにはたいへんな費用がかかります。そうした子どもはコルチコイド（ステロイド剤）を一生使い続けなくてはなりませんが、西欧諸国のように患者が多かったら、それを患者に提供し続けることができる国は、アフリカには一国もありません。現在はっきりしていることは、蠕虫に少しばかり早くから感染すると、子どもはアレルギーや喘息、炎症性疾患から守られるということです。私の同僚たちが発表した研究によると、腸内の寄生虫をアルベダンゾールで治療した妊婦は、喘息の特徴である呼吸困難や湿疹の症状を呈する赤ん坊が生まれるリスクが顕著に増大するのです」。

この研究は、ウガンダのワシコ地区で二〇五七人の妊婦について行なわれた。彼女たちは、二〇〇三年四月から二〇〇五年一一月にかけて、エンテベ病院に出産前診療に訪れた妊婦たちである。その結論は私にとって驚くべきものだったので、ここにそのまま訳出しておく。「母親に対する寄生虫駆除の治療が悪影響をもたらすことからわかるのは、母親の持つ蠕虫に子宮内で曝露することで、子どもは喘息や呼吸困難から守られるということである。〔……〕妊娠中の定期的な寄生虫駆除は、子どもにアレルギー疾患を引き起こすのである[24]」。

「大規模な寄生虫駆除のキャンペーンは問題ではないか、と思います」とアンドレ・ガルシアは続ける。「というのは、蠕虫の根絶は微生物叢《マイクロバイオーム》の変調と結びついた慢性疾患の出現を引き起こすからです。糖尿病・高血圧・クローン病など北側の諸国を襲っている疾病ですが、今のところアフリカの村落地帯は免れています」。

「アフリカでcovid-19の影響が微弱であることを、蠕虫の感染によって説明することができるとお考えでしょうか？」。

「そう考えています。SARS-CoV-2の特徴は強い炎症反応を引き起こすということです。蠕虫がこの反応を抑止することによって、ウイルスの影響を大幅に制限することは——少なくとも理論上は——十二分に想定可能なことです」。

二〇二〇年八月七日、マリア・ヤズダンバクシュは、雑誌『サイエンス』に、セネガル、ガンビア、ガボンの共同研究者と一緒にある〈未来予測〉を発表した。それはアンドレ・ガルシアの仮説を確証するものであった。[25] このオランダ人研究者は次のように断言した。「二〇二〇年三月、covid-19がアフリカで幾百万もの死者を出すカタストロフを引き起こすだろう、という発表がありましたが、そんなことはありえません。ダカール、アビジャン、ラゴスなど、ニューヨークよりもはるかに高い人口密度を持っている巨大都市も含めて、そんなことはありえないのです。アフリカ諸国は患者を見つけ出したりテストしたりする手段を持っていないから数字に現われないだけだと言われました。オックスフォード大学の〈Our World in Data〉というサイトによると、それは誤りです。[26] それだったら遺伝的な要因があるのではないか、とも言われました。それもありえません。なぜならアメリカ合衆国では、アフリカ系アメリカ人の死亡率が最も高いからです。さらにまた、アフリカには若者が多いからだとも言われました。確かに、アメリカ合衆国の平均年齢が三八・六歳であるのに対して、アフリカ人の平均年齢は一九・七歳です。covid-19の年齢別致死率とアフリカの人口学的特徴から考えると、アフリカの死者はヨーロッパの四分の一となるはずです。ところが実際には四〇分の一なのです！」。この論文の執筆者たちは、アフリカの大多数の国が非常に早くから外出禁止令を発令したことを強調している。その理由は、アフリカではエボラ出血熱やラッサ熱など伝染性の強い感染症の経験があったからである。

執筆者たちはまた、〈交差免疫〉（第2章91頁参照）の仮説を取り上げてもいる。それについては、第3章で紹介したガボンのウイルス学者ガエル・マガンガが次のように説明してくれた。「私はガボンのコウモリのコロナウイルスから、人間のコロナウイルスに遺伝子的に非常に近いものを見つけたのです。ですから、農村地帯でコウモリを捕まえたり食べたりしている住民は、部分的な免疫を持っているかもしれないのです。また、彼らの放し飼いをしている家畜動物をとおしてそうなる場合もあります。そういう家畜は、森のはずれで翼手目（コウモリ目）の動物と接触しますからね。村のなかでも、家畜動物はあらゆる種類の病原体にさらされています。私は同僚と一緒に、生物多様性仮説について研究中です」。

他方、マリア・ヤズダンバクシュと共同研究者たちは、公衆衛生仮説と彼らが〈免疫記憶◆〉と呼ぶものを喚起する。この免疫記憶は、とりわけ蠕虫との早い時期の接触によってもたらされる。「免疫システムは遺伝子によってだけでなく、環境的ファクターによっても形成される。微生物や寄生虫に接触するというファクターである。その接触によって侵略的な病原体から身を守るための免疫システムが鍛練されるのである。［……］それがSARS-CoV-2の抑制に寄与している可能性がある。適応免疫応答［獲得免疫（１１１頁のコラム末尾の注参照）のこと］の効果的な発達は、ウイルス感染を限定化しうるが、生得免疫細胞が制御不能なまでに活性化すると、〈サイトカイン・ストーム〉と呼ばれる状態が引き起こされ、重度の肺の炎症などをもたらす。そしてこれは、急性呼吸窮迫症候群や多臓器不全を引き起こす」。

「慢性疾患と感染症は連結している」

イェロン・ダウエス（疫学、マッセー大学保健研究センター）

「生物多様性の喪失は、二重の影響をもたらします。それは一方で、人間がこれまで出会ったことのない病原体との接触を促進する一方、人間がこうした新しい感染性微生物から受ける影響をより大きくもするのです。ようするに、生物多様性の破壊は人間がより多くの微生物にさらされ、より脆弱になることを意味するのです」。こう語るのは、二〇二〇年六月二五日に私が話を聞いた、イェロン・ダウエス（Jeroen Douwes）教授である。彼は、ウェリントン（ニュージーランドの首都）のマッセー大学の保健研究センターを率いている五三歳の研究者である。また疫学者として、同国の環境保全科学委員会にも属していて、開けっ広げに何でも説明してくれる。

「各国政府は、経済を救済するとともに、ワクチンによってcovid-19のもたらす感染を減らすために膨大なお金を注ぎ込んでいます。これはこれで当然のことでしょうが、私としては各国政府が、糖尿病や呼吸器疾患、癌といったような〝静かな殺し屋〟とも言うべき非伝染性慢性疾患の抑止のために、同じように資金を注ぎ込んでほしいところです。こうした慢性病が、covid-19よりもはるかに多くの人を死亡させていることを忘れがちです。これが、私がまずもって言っておきたいことです。次に言いたいことは、SARS-CoV-2に感染したあとの後遺症の重い患者は、私が挙げたような慢性疾患に陥ることが多いということです。したがって当局は、この二つのタイプのパンデミックを別個に扱うことをやめなくてはなりません。この二つは密接に結びついているのです。WHOの組織である国際がん研究機関（IARC）は、癌を引き起こす三〇以上の感染要因を突き止めています。感染症と慢性病の分離は不自然であり、その分離は公衆衛生の発展に逆行するものです」。

率直に言って、このイェロン・ダウエスの熱弁を予期していなかったが、私はいい気分になった。というのは、本書のために用意した六二人の科学研究者への過密日程のインタヴュー（ときには一日に三度）が進むにつれて、私に取り憑きつつあったある直観が、彼の話によって確証されたと思ったからである。その直観とは、covid-19のパンデミックは一つの警告であるということ。そしてその警告は、あいかわらず解明されていないこの状況において、コウモリのウイルスから生じたという話にとどまらない問題に及ぶものであるということだ……。

イェロン・ダウエス教授は、出身地のオランダで疫学の博士号を取った。一九九八年、彼は環境保全の任務を帯びて、一年半の予定でニュージーランドに来たが、結局この地にとどまり続けることになった。

「ニュージーランドでは、パンデミックはどうなっていますか？」。

「（二〇二〇年）六月二五日の段階で、一二〇〇人の感染者、二二人の死者です。これは五〇〇万人の人口を考えたら、わずかなものです。中国でエピデミックが発生すると、政府はすぐに国境を閉鎖し、厳格な外出規制を行ないました。八週間後には、生活は平常に戻りましたが、国境は閉鎖したままです。ニュージーランド国籍および滞在を認められている人だけしか入国できません。この措置は、もちろん島

◆**免疫記憶**　［訳注］同じ病原体などに再度感染した際、強力な免疫反応を示すこと。病原体などを攻撃した細胞の一部が「記憶細胞」として生き続け、再び侵入した際に迅速に反応する。

国であるからできることですが」。

「パンデミックを回避することができたとお思いですか？」。

「間違ってはいけないことは、問題は中国のウェットマーケット（生鮮食品市場）に限られた話ではないということです。中国の話は瑣末《さまつ》なことです。このようなパンデミックはまた発生するでしょう。もしわれわれが自然との関係を至急に改善しないなら、今後も慢性的に外出規制が必要となる時代となるでしょう。これは人類にとって、けっして福音ではないですよね。しかし、地球の端から端まで旅したり物を運んだりすることが正しいこととは、必ずしも言えませんよね。ウィルスは長距離便と同じ速さで移動します。SARS-CoV-2の伝染の速度には、正直驚いています」。

「あなたは、ニュージーランドにおける〝環境と喘息《ぜんそく》の関係〟について、これまでにない研究を行なって、二〇一八年に発表しましたね▼[27]。この研究はどうやって進めたのでしょうか？」。

「確かにこの研究はユニークでした。というのは、われわれは一九九八年から二〇一六年までに生まれた子ども五万人近くを追跡調査したからです。つまり一八年間にわたる調査です。こんなに多数の対象を、こんなに長期間にわたって調査することは稀れです。ニュージーランド政府は、国民生活と衛生に関するデータを参照することを許可してくれました。それで五万人の赤ん坊の住所（家族が引っ越しをした場合も含めて）を入手することができたのです。そのおかげで、風土とか植生といった子どもを取り巻く生活環境を考慮した研究をすることができました。緑地帯の近くで生活すると、喘息になるリスクが少なくとも一五％減少します。しかし、この緑地帯の喘息からの保護機能の程度は、植生によっても変わることがわかりました。ニュージーランドには、喘息の原因となるラジアータパイン（松の一種）の大きな植林地があります。きれいな黄色い花をつけるけれども棘があり、アレルギーの原因になるエニシダの植林地もあります。植物による喘息からの保護機能が有効になるには、この島に昔からある多様な植生が必要なのです」。

「われわれは次に、一九九八年に生まれた赤ん坊を起点にして、自然環境に早くから触れることと、発達障害の〈注意欠陥・多動性障害〉(ADHD)との関係について研究を行ないました。[28] その結果、豊かな生物多様性を持つ田園エリアで育った子どもには、そのリスクが少ないことがわかりました。ついで三番目の研究に取りかかりました。これは今、発表のために最後のツメをしているところですが、五万人の子どもを生まれてから五歳まで追跡調査したものです。[29] それで明らかになったことは、多様性のある自然環境で育つと〈リンパ芽球性白血病〉にかかるリスクが三五%減少するということです。この結果を説明することができる無視されがちなファクターの一つは、大きな葉の植物は大気汚染を吸収するということです。それから、これは子どもだけに限ったことではないのですが、腰部の関節障害の患者は、鎮痛剤をやめて生物多様性の豊かな自然環境で暮らしたほうが回復が早い、ということも明らかになりました」[30]。

「私の保健研究センターの調査結果は、世界中の多数の研究結果とも一致します。ですからわれわれは、みな同じことを主張しているのです。つまり、人間の健康はエコシステムや動物の健康に依存しているということを、政府は早く認めるべきだということです。すべては結びついているのです。そして政府は、生物多様性の破壊と気候変動を止めるために行動すべきだということです。この二つの相乗効果が公衆衛生にとってひどい災禍を招くことは、すでに明らかなのです」。

人類史におけるエピデミックの〈第四段階〉

セルジュ・モラン(進化生態学・健康生態学)

「何という皮肉でしょうか。われわれは、二つの新たなパンデミックの脅威に、同時に直面しているのです。それは、新たな創発性《エマージング》病原体による伝染病と、病原体の消滅により発生した非伝染性の疾患が同時に現われているということです」。これはセルジュ・モランの発言である。読者はすでに、この悲しみのこもった笑いをともなったセルジュ・モランの辛辣な言葉を理解してくれるだろう。このフランスの研究者は、二〇二〇年五月一五日の私のインタヴューの直前、メリーランド州バルチモアのジョンズ・ホプキンズ大学医学部の特設サイト〈コロナウイルス・リソースセンター〉◆のデータを参照した。[31]「タイでは、今日三〇〇〇人ちょっとの感染者、五〇人くらいの死者ですが、人口がほぼ同じくらいのフランスでは、すでに二万七五二九人の死者が出ています」とモランは言う。「この違いには驚きますね。しかもタイの死者の場合、外国人（主にイギリス人、アメリカ人、ドイツ人など）の定年退職者の占める割合が非常に高いのです。彼らは衛生状態があまり良くない生活を送っていて、もともとリスクの高い人たちなのです」。

「この違いをどう説明しますか？」。

「いくつかのファクターと結びついたものですね。一つは、個人的・集団的な行動です。タイ・韓国・台湾・シンガポールなどすべてのアジアの新興国は、死亡率が非常に低い。それは単に、こうした国々は若年層が多いからというわけではありません。というのは、高齢者が多い日本でも死者が少ないからです。これらの国々は、個人主義的な生活様式が強く機能している西洋諸国に比べて、私が集団的あるいは共同体的価値観と呼ぶものが非常に強く機能しています。アメリカ合衆国やイギリスのような個人主義が最も濃厚な国は、重い代価を払っています。タイでは、政府が戒厳令的な厳格な外出制限を発令する前から、住民たちが自発的にマスクの着用をはじめました。また、バンコックの公共交通機関は運行制限が行なわれました。二月末、私はいくつかの講演のためフランスにいました。そのときパリの地下鉄を見て驚きパニックに陥りました。誰一人マスクをしていなかったからです。タイに帰るため飛行機に乗ったとき、エールフランスのスタッフがいかなる指示も受けていないことがわかりました。マスクをしていたのは私だけでした。タイに到着するとすぐ、私は妻と、タイ北部のダンサイという小さな村（人口四〇〇〇人）に行くことを決めました。彼女はその村の出身で、われわれはそこにある森に家を建ててあったのです。われわれは村長にあいさつし、義務ではなかったけれど自らを隔離しました。保健担当者が熱がないかと訪ねてきました。この保健担当者は、村と地域保健サービスを結ぶボランティアです。バンコックで仕事を失い、村に帰ってくる者が少しずつ増えていきました。各家族は自然に自己隔離するようになりました。私がヨーロッパで見た人々の無自覚と比べて、こうした集団的な健康管理は安心感をもたらすものです。共同体の保健教育キャンペーンは、農民が田んぼを裸足で働くことによって罹患するレプトスピラ症の根絶を可能にしました。今、ダンサイ村では、すべての稲作従事者が長靴を履き長袖を着ています。これに対して、フランス人が手を洗うことを学び直すには、covid-19が必要だったというわけです（笑）」。

「生物多様性仮説は、タイにおいてパンデミックが軽度だったことを説明することができるということでしょうか？」。

「そのとおりです。タイの田舎にはコウモリ由来のさまざまなコロナウイルスがいて、それが交差免疫をつくって、SARS-CoV-2から住民を守っていることを証明する論文を今ちょうど準備しているところです。これは〈免疫生態学〉と呼ばれている研究です。そのモデルは牛痘の歴史に由来します」。

ここで余談を一つ。一七九〇年代、イギリスの田舎医者エドワード・ジェンナーは、牛の乳を絞る農民の手に膿疱《のうほう》ができていることに気がついた。これは、牛の天然痘（牛痘）に感染したことによるものだった。当時、天然痘のエピデミックが猛威を振るっていたが、農民たちは感染を免れていた。一七九六年五月一四日、ジェンナー医師は、天然痘の膿疱の膿《うみ》を一滴、使用人の八歳の子どもジェームズ・フィップスの腕に接種した。そして六週間後、ジェンナーは今度は、人の天然痘の膿を子どもに接種した。しかし、この〝若きモルモット〟は、天然痘には罹ることはなかった。こうして天然痘ワクチンは世界で初めて誕生した。この〈ワクチン〉という名は、牛に敬意を表わし、ラテン語の〈vacca〉（雌牛）から〈vaccin〉（ワクチン）と名づけられたということである。こうして天然痘ワクチンは、一九世紀の半ばには全ヨーロッパに広がることになった。

「免疫生態学の原理は、生物多様性を、人体を保護するものとして活用するということです」とセルジュ・モランは言う。「これがおそらくSARS-CoV-2をめぐってタイで起きていることです。田舎では村人は生物多様性にあふれた――しだいに脅かされてはいますが――環境で生活していて、腸内寄生虫に感

◆コロナウイルス・リソースセンター　［訳注］世界のすべての国の感染者と死者の数などを毎日集計して公表し、世界の研究機関やマスコミに引用されている。https://coronavirus.jhu.edu/

染しながら伝統食（ネズミなども）を食べ続けています。ただし、こういったこととの関係は科学的に検証する必要があります。それに対して、首都では危険な食品が猛烈な勢いで広まっています。二〇〇六年、私がバンコック大学で初めて講義をしたとき、肥満の学生はいませんでした。しかし今では、学生の一〇％が体重オーバーです。エピデミックの第四段階は、すべての国を急激に襲っているのです」。

セルジュ・モランは、私がすでに引用したクレール・ラジョニとの共著『生物多様性と健康』のなかで、人類史に刻印された三つのエピデミックを指摘している。人類は最も寄生体が多い動物であり、一四〇〇以上の微生物（病原体）が知られているが、そのうち六〇％以上が動物由来感染症の原因となる。人類はこの病原体を、三つの大きな出来事によって取り込んだ。

⑴　少なくとも一二万年前、ホモサピエンスがアフリカから世界へと旅立った際、霊長類の共通の祖先から受け継いだ寄生体を、世界に持ち出し広めたこと。このとき、ユーラシア、オーストラリア、南北アメリカ大陸に広がる過程で新たな株が付け加わった。

⑵　およそ一万二〇〇〇年前の中東における新石器革命のとき、狩猟採集者が農業と牧畜をするために定住したこと。

⑶　最初の世界貿易ルートが開かれ、ヨーロッパによる植民地主義による世界各地の征服にともなって、グローバリゼーションが進展したこと。これは感染源をすべての大陸に振りまくことになった。二〇世紀の初め、経済的グローバリゼーションの第一段階が終わる頃、アメリカ合衆国ではじまったスペイン風邪（一九一八〜二〇年）がヨーロッパ・アフリカ・アジアへと達し、世界人口の約三％（四〇〇〇〜五〇〇〇万人）が死亡した。

「エピデミックの第四段階は、二〇世紀の半ばにはじまりました」とセルジュ・モランは言う。「これは貿易の猛烈な加速化と結びついています。人間も病原体も、すべてが、あらゆる方向に向かって動きはじめたのです。これはまた風景を画一化した工業的農業とも結びついていて、人間や動物の微生物叢《マイクロバイオーム》も変えていきました。集約的畜産はまず動物の体を変化させました。動物は飼料をあてがわれ、自分で繁殖することもできず、疾病に冒されるようになったのです。加工農産物は、人間に対して同じ影響をもたらしています。人間は、次第に栄養失調になったり肥満になったりして、慢性疾患に罹ります。一刻も早くこうしたパラダイムを変えないと、ひどいことになるでしょう」。

［第6章］

〈ワンヘルス〉と〈プラネタリー・ヘルス〉――〈地球生態学〉に向けて

笑顔で犬と戯れるチャド（アフリカ）の子どもが映っている。これは獣医出身のヤコブ・ジンスタッグ（Jakob Zinsstag）教授のウェブサイトである。教授は、バーゼルにあるスイス熱帯保健研究所の人間・動物健康部門を指揮している。狂犬病の専門家である教授は五九歳、生物医学の分野に初めて〈ワンヘルス〉◆という概念を持ち込んだ人物である。この概念は人間医学と獣医学の緊密な協力を唱えるもので、イギリスの保健の歴史家アビゲイル・ウッズは、彼女の著書のなかでこれについて詳細に論じている。▼1

〈ワンヘルス〉のパイオニア

ヤコブ・ジンスタッグ（獣医学、スイス熱帯保健研究所）

二〇二〇年五月二七日、私が彼にインタヴューしたとき、二カ月にわたる〝巣籠もり生活〟のあと、研

◆ワンヘルス　人と動物の間で広がる〈人獣共通感染症〉、抗菌薬が効かなくなる薬剤耐性（ＡＭＲ）などのさまざまな問題に対して、人・動物・環境はつながっており「一つの健康」として、各分野の専門家や関係者が連携して問題解決に取り組むこと。

究室に戻ったところだった。「今日で、スイスは三万人の感染者、一八〇〇人の死者を数えたところです」と彼は言った。「ほかの西欧諸国と同様に、死亡した人たちは糖尿病や高血圧といった非伝染性の疾病との併存疾患の状態でした。covid-19（新型コロナ）の出現で、公衆衛生に二重の重荷がかかっています。これは、〈人新世〉時代の特徴の一つかもしれませんね」。

〈人新世〉（anthropocene）という言葉は、ギリシャ語の〈人間〉（anthropos）と〈新しい〉（kainos）という言葉から作られた造語である。接尾辞の〈cene〉は、地球の地質学上の時代をさす。たとえば〈完新世〉（holocene）は、約一万年前に氷河期の終わりとともにはじまり、地球上の生命開化を可能にした漸進的温暖化によって特徴づけられる。しかし一九世紀の工業時代の到来とともに、人間活動によって引き起こされる温室効果ガスのすさまじい増大が異例の地球温暖化をもたらし、種の消滅の第六期を迎えているのである（第３章94頁参照）。〈人新世〉という言葉は、一九九二年にアメリカのジャーナリスト、アンドリュー・レブキンが初めて使い、その一〇年後、オランダの地球化学者パウル・クルッツェン（ノーベル賞受賞者）が、地質学上の新時代を示すために再使用したものである。クルッツェンによると、この地質学的新時代を支配する力は、地質学的あるいは自然的な諸力ではなく、ホモサピエンスそのものである。

「人間の影響は、気候、空気、水、食物、生物多様性、そしてもちろん健康など、いたるところに及んでいます」と、ヤコブ・ジンスタッグは話し続ける。「このパンデミックは、正真正銘の警告だと思います。これに人々が耳を傾けることを私は期待します。バランスの科学である生態学とグローバルヘルスという全地球的な視座だけが、人々の協力によって、人類にのしかかる公衆衛生の二つの重荷を軽減することを可能にするでしょう」。

「あなたは、どういう経緯で〈ワンヘルス〉の提唱者になったのですか?」。

「経験によってですよ。私は、サルモネラ菌についての研究（微生物学）で獣医学の博士号を取りました。しかし抗生物質の投与で一生を過ごそうとは思いませんでした。私は幼い頃から、南側諸国に魅力を感じていました。それで睡眠病のような熱帯病の研究に向かったのです。ベルギーのアントワープの熱帯研究所で、ポス・ドク論文を書きましたが、同時にアフリカの寄生体学者としても活動していました。私が〈ワンメディシン〉（一つの医学）という概念を発見したのは、チャドの遊牧民へのミッションのときです。この概念はアメリカの獣医学者カルヴァン・シュヴァーベが『獣医学と人間の健康』[2]という著書のなかで提唱したものですが、これは私にとって本当に啓示でした！」。

カルヴァン・シュヴァーベ（一九二七～二〇〇六年）は、カリフォルニア大学デーヴィス校の獣医学部の疫学教授である。彼はそこで人間医学・動物医学の臨床医養成の共通課程を創設した。一九六四年に刊行されたこの著書のなかで、彼はドイツの病理学者で政治家でもあったルドルフ・フィルヒョウ（一八二一～一九〇二年）から影響を受けたと述べている。フィルヒョウは〈動物由来感染症《ズーノーシス》〉という言葉をつくった人物で、プロイセンの上院で牛の肺結核を制御するために獣医学と人間医学が協力すべきだと説いた。彼は、南スーダンの牧畜農民ディンカ族について自分が経験したことを語っている。この半遊牧民の経済活動や宗教生活は、尖った長い角で有名な牛アビガーの群れと密接に結びついている。彼らの共同体においては、治療者は人間の健康と動物の健康を同時に診ているのである。

「残念なことに、この伝統的な臨床実践は、西洋人によって阻まれてしまいした」とヤコブ・ジンスタッグは言う。彼はこのことについて、二〇一二年に発表した論文で説明をしている。[3]「しかしながら、人間医学と獣医学は同じ科学的基盤を持っていて、一八世紀まで、両者は大学で同じ教育分野に属していたのです。最初の獣医学校は一七六一年、王立乗馬アカデミーを指揮してたクロード・ブルジュラによってリヨンに開設されました。しかし二〇世紀になると、この両者は完全に分離された別の分野になったのです。この〝タコ壺的分離〟のために、両者は大学レベルでいっさいの接点を失いましたが、のみならず政策や公衆衛生管理においても接点がなくなったのです。これはじつに、とんでもない誤りです！この両者は生態学的ヴィジョンのなかで協働しなくてはならないのです。動物はあるがままのものとして、つまり人間に非常に近い種として扱わなくてはなりません。付け加えると、動物の安寧と密接に結びついて生きる権利を持っています。というのも、われわれの安寧は、動物の安寧と密接に結びついているからです。

遺伝子研究によると、人間のゲノムは類人猿のゲノムと九九％同じで、また豚のゲノムと九五％同じなのです。ですから、病原体は人類と野生動物や家畜とを結びつける連続性のなかで進化するのです」。

「あなたがチャドの遊牧民と行なった研究は、そうしたアプローチの正しさを証明するものですか？」。

「そのとおりです。たとえば、われわれは、羊がブルセラ症◆を人間にうつすことがあるとか、[4]ラクダの飼育者はQ熱◆のリスクが高い、といったことを確認しました。ですから、獣医が動物に関わり、医師が人間に関わるという分離はまったく意味がないのです。それどころか、われわれがすでに証明したように、[5]動物と人間の疾病の共同監視・管理は、経済的にもメリットがあるのです。たとえば、動物と人間に同時にワクチンを打つことにすると、コールドチェーン（低温を保った物流の体系）や輸送を共有することで資源を節約することができます。私は現在、狂犬病のワクチンをアフリカの犬（とくに都市部の）に大量に打つキャンペーンを行なっています。[6]そうすれば、人間だけにワクチンを打っていても根絶できないこの恐ろしい疾病を、二〇億ドルから三〇億ドルのお金で根絶することができるのです。とにかく、社会的・エコロジー的な有益性を持っている犬を排除したところで解決にはならないのです。

「なぜ〈ワンヘルス〉は、抗生物質耐性に対する抵抗の戦いにとって重要なのでしょうか？」。

「これは重要ですよ。それにこれは、国連が本当に支持している唯一の領域なのです。[7]抗微生物薬耐性は、私が前に〝とんでもない誤り〟と呼んだものの完全な例証と言えます。獣医と医師は、われわれと動物の近縁関係を無視して、それぞれがまったく誤ったやり方で抗生物質を使用してきました。その結果、抗微生物薬耐性が重大な健康問題になったのです。ですから私は、元の専門である微生物学に戻らなくてはならなくなったのです」。

「あなたは、二〇一五年から、エチオピアで〈ワンヘルス〉のプログラムを実行していますね。それはどんなものなのでしょうか？」。

「われわれは、エチオピア政府とソマリ州のジジガ大学と協力して、〈連合健康《ユナイテッド・ヘルス》センター〉と命名した素晴らしい施設を設立しました。そのセンターで、われわれは人間の健康と動物の健康、生態学・人類学・

社会学などの学術的な幹部を養成することにしたのです。さらにわれわれは、〝動物の健康と人間の健康〟をまとめて監視し、統合的に対応するシステムを設置しました。医師と獣医がラクダの飼育者たちと緊密に協力して、共同で衛生監視を行ない、同時に空気の乾燥のような気候変動やエコロジー的変動――これは新たな疾病を引き起こす恐れがある――を調査するのです。似たようなシステムは、イタリアのエミリア・ロマーニャ地方にもありますが、これは西ナイル熱のために設立されたもので、蚊・野鳥・馬・人間が同時に監視されています。すべてのデータは連結しているのです。将来的には、患者を治療するだけでなく、疾病がどこから来るのかを解明することができる健康生態学のヴィジョンに向かって進んでいかねばならないでしょう。言い換えれば、われわれは新たな省庁を望んでいるのではなく、さまざまな異なった省庁が一緒に働くことを望んでいるのです」。

「あなたは二〇一一年に、この分野のパイオニアであるスイスについての論文を発表しましたね。[8] 二〇二〇年の現在、それはどうなっていますか?」。

「現在、二つのプロジェクトが順調に進んでいます。まず政府が〈ワンヘルス〉という省庁横断的な機構を設置しました。これは人間と動物の健康の責任者だけでなく、農業や生態学の責任者が定期的に一堂に会する組織です。それから、われわれの熱帯健康センターが健康予防研究所と一体化し、熱帯病・癌・大気汚染・アレルギーなどの専門家が一緒に働いています」。

「〈ワンヘルス〉というアプローチは、インフラ建設のような大きなプロジェクトによる開発に、どんな

◆**ブルセラ症**　ブルセラ属の細菌に感染して起こる動物由来感染症。古くから、〈地中海熱〉や〈マルタ熱〉として知られている。かつて生物兵器として米ソが研究し、兵器化もされた。

◆**Q熱**　〈*Coxielle burneti*〉という微生物(リケッチア)によって引き起こされる動物由来感染症で、深刻な心臓障害も引き起こす。屠畜場の従業員のあいだで流行した原因不明の熱性疾患として発見された。病名は、〝不明(Query)熱〟に由来し、〈屠畜場感染症〉とも呼ばれる。獣医学では〈コクシエラ症〉とも呼ばれる。

結果をもたらしていますか？」。

「たとえばダムや炭坑を新たに造る際に、どんな生物学的脅威が発生するかを想定するために〈健康影響評価〉を行なうように勧告しています。こうしたときにも、もはや各専門家が〝タコ壺的分離〟で対応することはできないのです。技術者は建設し、医師は健康被害を治療する（可能な手段があれば）といった、セネガルで行なわれたようなやり方――ディアマ・ダムの建設によってビルハルツ病の爆発的発生を引き起こした（第４章140頁参照）――は、もはや通用しないのです▼[9]」。

【コラム】

抗生物質耐性――コリスチンへの耐性ゲノムは、どのように豚から人間に移行したか？

抗生物質に対する耐性菌の出現は、一九二八年におけるイギリス人生物学者アレクサンダー・フレミング（一八八一〜一九五五年）によるペニシリンの抗生物質的機能の発見、ならびに一九三〇年代末のアメリカ人生物学者ルネ・デュボス（一九〇一〜八二年）による最初の商業的抗生物質の製造のあと、早くから予測されていた。

この耐性はあらゆる種類の抗生物質に関わるものである。そのなかの一つで一九五〇年代に普及した抗生物質コリスチンは、副作用が健康を害するとして放棄された。コリスチンは動物のみに使用が限定され、人間には使用されなくなった。ただし、一般に広く用いられている抗生物質に対して多剤耐性をもつ細菌による感染症状を示す患者にだけは用いられた。また、この抗生物質は、動物の健康のための予防薬として広く利用され、アジアでは畜産用の粉末飼料の添加物として混入された。豚の片利共生細菌とラオスの村民の片利共生細菌とのあいだで、コリスチン耐性遺伝子の移行があったことが、二〇一二年に立証された。おそらく動物の飼料に加えられた抗生物質の影響が、コレスチン耐性をもたらしたものと思われる。
二〇一六年、中国の研究チームが、コレスチンへの耐性遺伝子が、入院患者の片利共生細菌や中国全土の養豚場のなかに存在することを明らかにした。このプラスミド（遺伝子）の突然変異は〈mcr-1〉（耐性遺伝子）と命名され、ラオスの村でも発見された。そしてこの変異は、東南アジア全域に広がっている。二〇一六年末からは世界中に存在が広まっている。

WHOと〈ワンヘルス〉

ステファヌ・ド・ラ・ロック（獣医学、WHO技術顧問）

「私はWHOに所属しているので、covid-19についてお話するわけにはいきません。話すためには特別の許可が必要なのです。WHOは中国とアメリカ合衆国のあいだにはさまれて、想像できないようなたいへんな圧力を受けています。じつに嘆かわしいことです。いずれにしろ、次のパンデミックを回避するための条件を生み出すための共通のヴィジョンを持つには、ほど遠い状態です」。二〇二〇年六月八日、ステファヌ・ド・ラ・ロック（Stéphane de La Rocque）は元気なくこう語った。私のインタヴューは、彼のたっての要請にしたがって、彼が長年取り組んできた活動、彼がWHO内で指揮している〈人間と動物のインターフェイス〉と名づけられた〈ワンヘルス〉部門についてに限定された。

このフランスの研究者は、獣医学の研究をしたあと、一五年ほどフランスの国際農業開発研究センター（CIRAD）で仕事をした。彼の専門の一つが、アフリカのトリパノソーマ〔血液に寄生する鞭毛虫〕——今も〈睡眠病〉と呼ばれている感染症を引き起こす——だったので、主としてアフリカで活動した。そして彼は、森林伐採、綿花やトウモロコシのモノカルチャーが、このツェツェバエが媒介する疾病のリスクをいかに高めているかを確認した。この生物媒介病の媒介動物は、以前、生物多様性の豊かな環境にあったときには、それほどの被害を及ぼさなかった。しかしこの昆虫は、昔からの宿主（つまり野生動物）を奪われて、人間や家畜に取り付くようになり、この疾病の罹患率を高めた。「これは〈希釈効果〉［病原体の感染力を抑止する効果］の好例です」と彼は言って、話を続けた。

「フラニ族の飼育者の持っている伝統的な知識のことを思い出します。私は、研究用に数種類のハエの入った小さなケースを持ち歩いていました。すると彼らは、すぐにツェツェバエを見つけて、こう言ったのです。「そいつは危険ですよ」とね。しかし、モノカルチャー農園の近くに定住している家族にはこういう知識はなくて、そのためよく感染するのです。それで私は、感染症を予防するためには、住民の伝統的知識を知っている人類学者と協力しなくてはならないことがわかったのです」。

二〇〇〇年代の初め、ステファヌ・ド・ラ・ロックは、ＣＩＲＡＤの要請でフランスに戻った。新たな動物由来の疾病の出現を抑制するためだった。この疾病は、今も〈ブルータング病〉（青舌病）と呼ばれているカタル性の熱病で、厩舎にいるサシバエ属の小バエに運ばれるウイルス〈ブルータング〉によって引き起こされる。この人間にはうつらないアフリカ起源の疾病――一九九八年にヨーロッパに現われて羊を大量死させた疾病――については、あとで言及することにする。「この時期には、西ナイル熱の最初の患者も出ました。これは蚊によって伝染し、馬や人間にとっては命取りになる疾病です」とド・ラ・ロック博士は続ける。「私にとって、これは大きな経験でした。われわれは医療と昆虫の関係についての知識を失っていて、その教訓はほとんど活かされていなかったということです。つまり、こうした疾病の出現は、環境的ファクターと結びついていることを忘れていたのです」。

かくして二〇〇四年、この科学研究者は、〈変化するヨーロッパの環境における創発性《エマージング》の疾病〉（ＥＤＥＮ）◆と名づけられた、二四カ国から結集した五〇〇人もの研究者を擁する大研究プロジェクトに取りかかり、その共同コーディネーターとなる。そして、齧歯《げっし》目（ネズミ目）の動物由来の感染症の研究していたセルジュ・モランに参加を要請する。この革新的研究プログラムは、節足動物（蚊やマダニ）のヨーロッパにおける分布をマッピングし、環境の変化、とりわけ気候変動によるエピデミックのリスクを予想するためのモデルを初めて作成した。

第1章で（52頁）述べたように、これとちょうど同じ時期に、南アジアでH5N1（鳥インフルエンザ）が出現し、タイで六〇〇〇万羽のニワトリが殺処分された。そしてヨーロッパもパニックに陥った。「このとき、これまでまったく知らなかったある現実を見つけたのです」と、ステファヌ・ド・ラ・ロックは言う。「何といっても私は獣医です。生まれ立ての雛鳥を全世界の鶏肉生産業者に提供しているアジアにおける集約的畜産は、微生物の培養実験で使われる〝シャーレ〟のようなものです。つまり病原体が少しでも侵入すると、大惨事を招くのです。鳥インフルエンザはナイジェリアにも到達しましたが、それは船便で運ばれた雛鳥が感染していたためです。集約的畜産というシステムは、まったくとんでもない代物です。それで私は、タコ壺的論理から脱却して、多様な人間活動を改めて結びつけ直さなくてはならないと思いいたったのです。そうしないと破局に向かって進むことになるからです」。

H5N1のエピデミックは、エボラ出血熱、SARS、ニパ熱に続くもので、二〇〇四年九月二九日、ニューヨークで開かれた〈ワンワールド、ワンヘルス〉という会議が開催されるきっかけになった。この会議は、野生動物保護協会（WCS）とロックフェラー大学の共催であった。そこには、国際的な科学研究者たち、WHO代表、アメリカ農務省代表、アトランタの疾病予防管理センター（CDC）のような医療機関の代表などが初めて一堂に会した。会議の結果、一二項目に及ぶ〈マンハッタン原則〉が公表され、以下のようなアピールが行なわれた。「動物由来感染症のエピデミックに備えるために、また人間と家畜の双方に益をもたらすエコシステム、およびわれわれすべての者が依存しわれわれの基盤をなす生物多様性、この二つをしっかりと安定させるために、より全体論的なアプローチを推し進める」。この会議は一過性のものではあったが、一つの勢いをつけた。二〇〇六年、アメリカ合衆国で医師ローラ・カーンと獣医ブルース・カプランによって〈ワンヘルス推進協会〉（IOH）がつくられた。この組織は、次のような活動を領導し続ける。「人間、動物、環境の健康のために、あらゆる面で領域横断的な協力と意見交換を強化する世界戦略を促進する」。これは、二〇〇九年に開設されたウェブサイト◆で公表されている。二〇〇九年、アメリカ疾病予防管理センター（CDC）は〈ワンヘルス〉部局を創設する。さらに二〇一〇年、WHO、FAO（国連食糧農業機関）、OIE（国際獣疫事務局、別名、世界動物保健機関）の三者は、以下のことをめざす三者協定を結ぶ。「動物・人間・エコシステムの境界領域における公衆衛生リスクに立ち向かうために、各々のグローバルな活動を調整すること」[10]。

この間に、ステファヌ・ド・ラ・ロックはFAOに加わり、二〇〇六年から「アフリカに行き、リフトバレー熱の発生を制御する仕事にたずさわった」。反芻動物に恐るべき出血熱を引き起こすこの動物由来感染症は、蚊に媒介されるプレボウイルス属のウイルスによって引き起こされる。人間は、感染した動物の血や体液との直接接触で感染する。また、昆虫に刺されて感染することもある（人間の致死率は一％ほど）。二〇〇六年から一〇年にかけて、この疾病のエピデミックが徐々にアフリカ全土に及んだ。とくに森林伐採や都市化の拡大、あるいは炭坑開発などが行なわれた地域が影響を受けた。「これは、パニックを引き起こすひどい疾病です。というのは牧畜で生活している人々を襲うからです」とステファヌは言う。「迅速かつ連携的に行動しなくてはなりません。マダガスカルで行なわれた混乱した記者会見を憶えています。そのとき厚生大臣はこう言ったのです。〝動物に触らないこと、肉を食べないこと、乳を飲まないこと〟。しかしその直後、農業大臣はまったく逆のことを言いました。つまり〝肉も乳も温めれば危険ではない〟とね。それでまたパニックを拡大したのです。実際には、感染動物の肉は食べても問題ないのです。危険なのは屠畜です」。

「つまり屠畜場を閉鎖しなくてはならない、ということでしょうか？」。

「いや、そうではありません。そんなことをしたら、すぐに非合法で行なわれるようになるでしょう。タンザニアがすべての屠畜場の閉鎖を決めたとき、コモロ諸島から値段が四分の一から五分の一まで下落した感染した動物を小舟に載せてやってきた人々がいます。当時エピデミックは、コモロ、マイヨット、レユニオンなどの島々にまで広がっていました。リフトバレー熱は複雑な疫病の好例です。予測ができないし、コントロールもまったく効きません。そのためには、人間と動物の健康、野生動物、牧畜、環境といったさまざまな分野の専門家の緊密な協力が必要です。たとえばウィルスの活動は、豪雨のあと広がることが知られています。蚊の幼虫の棲処に水が溜まるからです。それ以来、FAOは警告システムを設定しました。事態の急変を予測するとともに、蚊の幼虫の棲処と関係する植生の動向を衛星で監視するというものです」。

「そうした経験から〈ワンヘルス〉という考えの妥当性に確信を持ったのでしょうか?」という質問に、ステファヌは含み笑いをした。そしてひと息ついたあと、こう答えた。「リヨンの獣医学学校の学生だったとき、こう言われました。病気の豚がいたら、原因の病原体を見つけなければならないけど、その動物が育った条件(食物や環境など)にも注目しなくてはならない、とね。口頭試験でこういったことを忘れていたら、即、留年だったでしょう。獣医が致死率一〇〇%の疾病について細かなことまで知らないなどということは、許されないことです。〈法定伝染病〉についての講義もありましたが、大部分が動物由来感染症の話でした。医師の友人によると、三〇年前には動物由来感染症については、医学部でたった一時間の講義しかなかったそうです。しかし現在、SARS-CoV-2(新型コロナウイルス)の出現で、医師は病原体が動物から人間にうつることを認識しましたが、われわれ獣医にとっては、そんなことは自明の理なのです。病原体に関して環境的ファクターを考慮せずに、タテ割り型のアプローチをし続けている公衆衛生の責任者は、本当に問題だと思いますよ」。

「そうした考えは、WHOのあなたの同僚たちも共有していますか?」。

「正直言って、それは答えにくい質問です」と、ステファヌは言った。「私の〈ワンヘルス〉のチームは、四人の獣医、一人の微生物学者、一人の医師という構成です。われわれの意見をWHOのなかでとおすの

◆〈ワンヘルス推進協会の〉ウェブサイト　[訳注] https://onehealthinitiative.com/

にたいへん苦労します。なぜなら、獣医や生態学者、気象学者などに耳を傾ける公衆衛生の専門家は、ほとんどいないからです。これは知識と教養の問題でもあります。しかし気候変動のことを考えると、一緒に話をして一緒に作業することを学ばねばならないでしょう……」

生物媒介病に対する気候変動の影響

マシュー・ベイリス（獣医疫学、リバプール大学）
アサフ・アニャンバ（地理学、生物圏科学研究所）

「われわれは予期せざることに備えて、迅速に対応する準備を整えなくてはならない」。ＯＩＥ（国際獣疫事務局）の事務局長であったベルナール・ヴァラは（在任、二〇〇〇～一五年）、二〇〇八年にＯＩＥ（国際獣疫事務局）がステファヌ・ド・ラ・ロックとセルジュ・モランの編集で刊行した著作を、[11]この言葉で締め括っている。この共著における「科学的・技術的再検討」は「気候変動が生物媒介病の分布と罹患率に及ぼす最も顕著な結果」を明らかにしたものである。この場合、生物媒介病とは、マラリア、黄熱病、デング熱、羊のカタル熱（青舌病《ブルータング》）、西ナイル熱だけでなく、鳥インフルエンザ、ビルハルツ病、エキノコックス症（包虫病）◆などの蠕虫《ぜんちゅう》（寄生虫の一種）による疾患を含む。共著者たちは以下の点で一致している。すなわち、伝染の仕方はどうであれ、気候変動はこれらの感染症に影響を及ぼすということ。これは、当時はモデル化に依拠した予測であったが、一二年後には広く確証されるところとなった。またこれは、二〇〇五年からリバプール大学の獣医疫学の講座を指揮しているマシュー・ベイリス教授の研究が証明していることでもある。

このイギリス人研究者は、オックスフォード大学で動物学を研究したあと、幾度も長期間にわたってアフリカに滞在し昆虫学と疫学の専門家になった。二〇〇七年、彼はリバプール大学のなかに〈気候と動物感染症研究グループ〉（ＬＵＣＩＮＤＡ）を結成する。また二〇一七年、〝アフリカの角〟の四カ国（ケニア、エチオピア、エリトリア、ソマリア）をカバーする〈ワンヘルス〉プログラムの実行を領導する。これは、イギリス政府から七七〇〇万ポンドにのぼる資金援助を得たものであった。「私の研究の核心は、昆虫によって媒介される疾病です」と、二〇一九年六月一九日のインタヴューで彼は述べた。「昆虫は、気候によって最も影響を受ける生物に属しているので、私は気候変動についても研究しています。二〇一七年、セルジュ・モランとの共同研究を公表しました。この研究は、ヨーロッパで人間や動物に感染する病原体の六三%が、気候変動（とくに降水や気温の変化）の影響を受けることを証明したものです[12]。とりわけ生物媒介病や水と関係する疾病ですね。われわれはまた、動物由来感染症の病原体、つまり人間と動物に同時に影響する病原体は、人間だけ、または動物だけの病原体よりも、気候に対してより敏感であることを確認しました」。

「それはどういうことでしょうか？」。

「われわれは、動物由来感染症は地理学的に広いエリアに、しかも多様な宿主をともなって分布していると考えているということですが、今のところ仮説にとどまっています」。

「あなたは、一九九八年に南ヨーロッパに出現した青舌病は、気候変動が生物媒介病に及ぼす影響の模範例であると書いていますが[13]、それはなぜでしょうか？」。

「まず、気候変動はすべての節足動物の分布を変えることを念頭に置きましょう。蚊、小バエ、マダニなどですね。そうした動物は温度や湿度の変化に応じて新しい領地を開拓し、繁殖するのです。また気温は、昆虫（とりわけ短命の昆虫）の病原体の媒介力に影響を及ぼします。気温が通常の平均値であるときには、ウイルスが蚊の唾液腺と人を刺す管に到達して、宿主から養分を吸い取るのに一週間かかります。たいていの場合は、そうなる前に死んでしまいます。しかし気温が高いときには、ウイルスはもっと速く昆虫の体内で増殖し広がります。そのため感染が増えるのです。これは、われわれが研究室、現場、そしてモデル化をとおして確認したことです。われわれのシミュレーションは、covid-19のパンデミックが起きて

◆**エキノコックス症（包虫病）**　エキノコックスという扁形動物によって引き起こされる動物由来感染症で、犬や猫などのペットから人間に感染する。症状の進行はゆるやかだが、深刻な肝臓障害をもたらす。

から話題になっている〈R0感染率〉（基本再生産数◆）は、青舌病の原因ウイルスでは気温の上昇にともなって増加することを証明しました。ジカ熱の場合も同じです。気候変動は、二〇〇六年、北ヨーロッパの青舌病の出現、二〇一六年の南米の〈ジカ熱〉の出現と密接に結びついているのです▼14」。

ウガンダの〈ジカ〉という森から名づけられた〈ジカウイルス〉は、一九四七年にマカク［短尾のサル］の一種から初めて見つかった。そして五年後、人間に脅威をもたらす新種のウイルスとして確認された。これはネッタイシマカ属の蚊に運ばれるウイルスで、成人は軽い症状で済むが、胎児にとってはきわめて危険で、小頭症などの深刻な先天異常を引き起こす。ジカ熱はアフリカやアジアでエピデミックとなり、二〇一五年にブラジルに出現して、二〇一六年二月、WHOによって〈国際的に懸念される公衆衛生上の緊急事態〉（PHEIC）が宣言された。

マシュー・ベイリス教授は、数学的モデルを使って、南米におけるジカ熱の出現は、この地域の気候に一年前から影響を及ぼしていた〈エルニーニョ現象◆〉と関係があることを証明した。〈ラニーニャ現象〉と相関関係にあるエルニーニョ現象は、大気や貿易風、赤道太平洋の気温、降雨量などに影響を及ぼす海洋現象である。エルニーニョは海面温度の上昇によるものだが、ラニーニャは低下によるものだ。このエルニーニョとラニーニャという海洋現象は、南洋振動という大気現象とは、表裏一体の関係にあるため、合わせて〈ENSO〉（エルニーニョ・南方振動◆）と呼ばれる。気候変動に関する政府間パネル（IPCC）の報告によると、気候変動は、ENSOが引き起こすさまざまな現象をさらに激化させる。それは豪雨と洪水または乾燥をもたらし、貿易風を変化させ、したがってアフリカやアジアの農業生産に悪影響を及ぼす。のみならず、デング熱、リフトバレー熱、マラリア、ハンタウイルス出血熱といった生物媒介病のエピデミックの発生にも関わる。

これはNASAの研究者アサフ・アニャンバ（Assaf Anyamba）が証明したことでもある。アニャンバは、一九九九年からワシントン郊外のグリーンベルト（メリーランド州）にある〈生物圏科学研究所〉で活動している研究者である。ケニア出身のこの地理学者は、同僚とともにリフトバレー熱のエピデミックを正確に予測できるモデルを開発した[15]。二〇二〇年六月九日、彼は次のように説明してくれた。

「ENSO現象における太平洋の海面温度の測定値と、NASAの衛星（全球降水観測計画：GPM）によって得られた地球のあらゆる地点の降水量のデータを結びつけてみたのです。さらに、テラ衛星・アクア衛星と改良型高分解能放射計（AVHRR）によるデータを使い、過剰な降雨による植生の変化を明らかにしました。これらにより、リフトバレー熱を媒介する蚊が繁殖しはじめる条件がそろう地理的領域を特定することができたのです。このモデルは、アフリカ、アラビア半島、イエメン、サウジアラビアなど、この感染症のエピデミックが発生した地域で非常にうまく機能しました。しかし、何よりも大事なことは、蚊は気候変動にともなって中東と地中海周辺に広がるということです。チクングニア熱についても同じで、われわれは同様のモデルをテスト中です[16]」。

「エルニーニョのような現象が、どうやってエピデミックを引き起こすのでしょうか?」。

「すべては相互に結びついているのです」と、アサフ・アニャンバは微笑みながら答えた。「このことを忘れすぎているのです。二〇一五～一六年のエルニーニョは、コロラドとニューメキシコでペストのエピデミックを引き起こしました。またタンザニアでは、豪雨のためにコレラが流行りました[17]。さらにエルニーニョは、異常な気温上昇によってブラジルや南アジアでデング熱のエピデミックを引き起こしました。われわれが開発したモデルは、感染症が出現する一～二カ月前に警告を発することができます。これ

◆R0感染率（基本再生産数）　一人の感染者が、何人に感染を広げるかの推定平均値。
◆エルニーニョ現象　イエス・キリストにちなんだ〈エルニーニョ〉（〝神の子〟の意味）という名を付けたのは、ペルーの船員たち。この現象がクリスマスの時期に最も顕著だったから。
◆ENSO（エルニーニョ・南方振動）　［訳注］ENSOは、El Niño（エルニーニョ）とSouthern Oscillation（南方振動）の頭文字を取った略称。南方振動とは、熱帯太平洋上の海面気圧が、数年周期で変動する現象。日付変更線より西側で気圧が高くなると東側では低くなり、西側で低くなると東側が高くなる。気圧があたかもシーソーのように振動することから、南方振動と呼ばれる。

によって被害を抑えることができます。もちろん、当事国が監視システムを持ち、効果的な公衆衛生サービスを行なうという条件付きではありますが」。

ヨーロッパでは、気候変動は〈北大西洋振動〉（NAO）◆を指標として測られる。この現象は豪雨や異常気温をもたらす。二〇一三年に発表された研究で、マシュー・ベイリスとセルジュ・モランは次のことを明らかにした。すなわち、一九五〇年から二〇一〇年までのあいだにヨーロッパで猛威を振るった一三の感染症のうち、一一までがNAOの指標の示す気候変動と相関関係にあった[18]。ハンタウイルス出血熱などもそうである。「感染症に対する気候変動の影響は、ヨーロッパも例外ではありません」とマシュー・ベイリス教授は言う。「ヨーロッパで最初のデング熱の症例は、フランスの南部に出現しました。これは疾病を媒介する蚊が北上し続けているということです。この蚊はおそらく、英仏海峡のトンネルをとおるトラックに運ばれてイギリスに到達するでしょう。そしてイギリスに定着するでしょう。というのは、気候条件が合致しているからです。しっかり認識しましょう。人間は時限爆弾をつくったのですよ！　人間は森林を伐採し、自然環境と野生動物の関係を変化させ、気候に変調をもたらし、地球の隅から隅まで移動し、商品や動物を運び続けてきたのです。この前例のない激変は微生物にも影響を及ぼしてきましたが、微生物なしには、地球上のいかなる生命の形態も存在しえないのです。微生物は気候と直結していて、二酸化炭素を吸収したり放出したりすることを可能にするのです。気候変動にどうやって対応することができるか？　二〇一九年に三一人の同僚とともに署名した〈人類への警鐘〉という文書が提起しているのは、この問題なのです[19]」。

〈ストックホルム・パラダイム〉

ダニエル・ブルックス（寄生体学・進化生物学、パラナ大学・ケーセグ先端研究所）

「間違ってはいけません。SARS-CoV-2ウイルスは、世界中のいたるところに存在しているのです。猫・犬・家畜なども例外ではありません。このウイルスを、われわれはけっして厄介払いすることはできないでしょう！　これは、私が〈病原性汚染〉と呼ぶものです。アメリカ合衆国の西ナイルウイルスも同じ現象です。このウイルスは恒常的にくり返し現われて、エピデミックを引き起こします。こうした病原体が出現するのは、人間がそれらの病原体に、宿主を変える生態的適性を与えたからです。こう語るのは、ダニエル・ブルックス（Daniel Brooks）教授であるが、正直言って私は、教授のこの言葉に落ち込んだ。

三五〇本以上の科学論文を発表しているこの有名な進化生物学者は、「微小な生態的な鍋のなかに落ち込んだ」と、二〇二〇年六月一七日に私に語った。彼の父親クリフトン・ブルックス博士（一九二三〜二〇〇九年）は、小児科医・アレルギー学者で、一九六五年に〈臨床環境医学会〉を設立した臨床医グループの一員であった。これらの先駆的な医師は、すでにアレルギーの環境的起源を突き止め、アレルギーという言葉の語源が〈変じた反応作用〉◆を意味することを喚起していた。息子ダニエルは動物学を選択し、アメリカ農業の中心地にあるネブラスカ大学で学んだ。この大学には世界で六番目に大規模な寄生体コレクションがある。海洋生物学で博士号を取得したあと、彼はカナダのブリティッシュ・コロンビア大学で研究し、次いでトロント大学で二五年間、動物と寄生体の研究室を率いた。二〇一一年に定年で退官し、以後、ネブラスカ大学リンカーン校のハロルド・マンター寄生体学研究所の名誉教授となり、同時にブラジルのパラナ大学、ブダペストのケーセグ先端研究所（iASK）で研究を続け、気候変動が病原体と宿主の相互作用に与える影響をモデル化し、感染症の出現を予測する研究をしている。私がダニエル・ブルックスに接触した日、彼はノース・カロライナの自宅に待機して、再婚相手のハンガリー人の妻にブダペストで合流する許可を待っているところだった。

◆**北大西洋振動（NAO）**　［訳注］北大西洋のアイスランド低気圧とアゾレス高気圧の勢力が、連動して変動する現象。偏西風の進路を変え、ヨーロッパの気象に大きな影響を与える。

◆**変じた反応作用**　アレルギーは、ギリシャ語の〈allos〉（other：変じた）と〈ergo〉（action：反応・作用）に由来し、「変じた反応作用」という意味で命名された。

「covid-19のパンデミックは、予測可能だったのでしょうか？」と私は尋ねた。

「予測可能どころではなく、予測されていたのです」と、彼はためらいなく答えた。「健康生態学の研究をしているすべての研究者は、大規模なパンデミックが出現し、さらにほかのパンデミックも相次いで発生するだろうと予測していたのです。近代生態学の創設者の一人チャールズ・エルトン（一九〇〇〜九一年）がすでに述べていたように、〝われわれは、動植物世界の大きな歴史的激変に立ちあっている[20]〟（『侵略の生態学◆』）のです。この激変は、大規模な森林伐採、生息地域の開発による自然環境の断片化によるものです。病原体にとって、これはもっけの幸いです。なぜなら、われわれはエコシステムを劇的に変えることによって、病原体が新たな宿主のなかに居座る無限の機会をつくりだしたからです。そのうえ急激な都市化が進んでいます。過密な都市とは病原体を培養するシャーレのようなものです。さらに貿易のグローバル化が急速に進行しています。そして気候変動です。こうした現象が人類の歴史上まったく前例のない仕方で混じり合って進展して、感染症が地球上のどこへでも記録的な速さで広がる生態的基盤を提供しているのです。この混じり合った状態が〈人新世〉の主要な特徴の一つなのです」。

「あなたは〈ストックホルム・パラダイム〉の立案者の一人ですね。その起源はどういうものですか？」。

「私は研究活動の大半を、熱帯寄生体の歴史に捧げてきました。遺伝子研究や系統発生学◆に取り組み、一億年のあいだに起きた生態的変化に対して、寄生体がどのように進化したかを解明しようとしたのです。最初の妻でトロント大学の寄生体学者のデボラ・マクレナンと一緒に、次のようなことを証明しました。気候変動が起きると——地球には多くの変化が起きていましたが、現在と違うのは、その変化がはるかにゆっくりと起きていたことです——、たとえば動物は元の生息環境で水が不足した場合、水を求めて移動します。動物はそうやって体内の病原体を新たな空間に運び、そこで病原体は新たな宿主と出会うことになります。一つの病原体は、一つの特定な宿主と結びついていると長いあいだ考えられてきましたが、これは決定的なことではなく、状況しだいだということです。病原体は移動せざるを得なくなると、元々の環境に存在していなかった新たな宿主に適応することができるのです。その病原体がそれまで結びついていた宿主と系統発生的に近い宿主に適応するのです。新たな宿主へのシフトはすぐに起きます。しかし新たな宿主は元の宿主と少し異なっているので、病原体は延命と再生産を可能にするために遺伝子的修正を行ないます。こうしてわれわれが長いあいだ考えてきたこととは、逆のことが起きるのです。病原体はまず新たな宿主に侵入して変異するのであり、その逆ではありません。一九九一年、われわれは動物寄生体の進化理論について一冊の研究書を発表しました。[21] その本は植物の寄生体の専門家であるストックホルム大学のわれわれの仲間の関心を惹きました。彼らは、植物について多くの実験的研究を行なっていました。植物の実験は脊椎動物についてよりもずっと容易にできます。そして彼らは、われわれと同じ結論に達したのです。デボラと私は一〇年間、ストックホルム大学で教鞭を執りました。北極を専門とする動物学者のエリック・ホバーグなどと一緒にです。エリックは、アメリカの〈国立寄生体コレクション〉◆（USNPC）の研究員でもありました。〈ストックホルム・パラダイム〉は、こうしたスウェーデンとアメリカの共同研究から生まれたのです[22]」。

「その新しいパラダイムはどういうものですか？」。

「このパラダイムはまず、病原体と宿主の結合は、しだいに安定し新たな疾病の出現を不可能にしていくという現在の支配的な理論と一線を画します。というのは、そうした理論が成り立つためには、遺伝子がランダムに突然変異しなくてはならないからです。われわれは逆に、病原体は気候変動のような生態的激変に際して、新たな宿主を迅速に獲得する能力を祖先から受け継いでいると考えています。これはわ

◆**『侵略の生態学』**〔訳注〕邦訳：チャールズ・S・エルトン著、川那部浩哉ほか訳、思索社、一九八八年。

◆**系統発生学**　生物のあいだの類縁関係の研究で、これによって進化の歴史をたどることができる。

◆**国立寄生体コレクション（USNPC）**　アメリカの世界最大の寄生生物コレクション。一八九二年に設立されてから、線虫類・マダニなど原生動物の標本が二〇〇〇万体ほど収集されている。農務省に属していたが、二〇一四年、スミソニアンの自然史博物館に移管された。

れわれが〈生態的適応〉と呼ぶものです。すべてのカードが切り直される時期には、当初ある型の宿主や限定された地域と結びついていた〝特定型〟の病原体は〝万能型〟の病原体に変わるのです。時間を経るにしたがって——何千年もかかることがある——、宿主と寄生体とのあいだに新たな安定した結びつきがつくりだされ、病原体は再び〝特定型〟になるのです。これをわれわれは〈変動仮説〉（oscillation hypothesis）と呼んでいます。つまり、大規模な気候変動が起きるたびに、微生物は移動し、宿主を多様化し、分布エリアを増大し、しだいに新たな存在になっていくのです。このダイナミックな現象は、われわれが〈分類群《タクソン》パルス〉と名づけた生態的現象によって起きるものであることを申し上げておきましょう。〈分類群《タクソン》パルス〉とは、動植物が環境の変乱に対応して、生存本能によって移動していくことをさします」。

「ストックホルム・パラダイムは、感染症の出現を説明することができますか？」。

「現在起きているすべてのことにかんがみて、われわれが新たな変動の時代に入っていることは確かです。ウイルスや寄生体が、以前は関係のなかった宿主のなかに入って疾病を発生させるとき、新たな感染症が出現するのです。最近のパンデミックは、われわれがその進展をほとんどリアルタイムで観察することができるので新しいもののように見えますが、しかし地球の歴史はこれと同じような出来事で満ちあふれています。古生物学研究によると、気候変動や大規模な生態的変乱に最も巧みにサバイバルできる病原体が、創発性《エマージング》の感染症の原因になるということです。言い換えると、宿主が消滅しても感染症出現のリスクはなくならないのです。問題はわれわれが引き起こしている変動が、ダーウィンが墓のなかで仰天するほどの速度だということです。ダーウィンは、微生物-病原体がこんなにも速く進化するとは思ってもみなかったでしょう！」。

「つまり人類は、有毒きわまりないウイルスによって、絶滅に追い込まれるということでしょうか？」と、私はため息をつきながら尋ねた。

「マイケル・クライトンの小説『アンドロメダ病原体』のようなシナリオを、私は信じません。あれは純然たるＳＦです（第1章44頁参照）。それでも私は、人類の活動が引き起こしたこの変動の新時代のあいだに、多数のエピデミックの温床が出現して、公衆衛生サービスや動物の健康への取り組み体制が堪えきれなくなるほどの負荷を加え、巨大な経済的結果をもたらすのではないかと考えています。じわじわと弱っていくというか……」。

「それをどうやって回避することができるのでしょうか？」。

「まず医師と獣医の協力関係を強化しなくてはなりません。それだけでなく、自然史博物館などで生物の歴史を研究している進化生物学者との協力も欠かすことはできません。さらには、新たな病原体が猛威を振るったあと、単に受動的に対応しているだけではなく、能動的に行動しなくてはならないでしょう。たとえば、短期的利益を見込んで森を破壊する前に、そのことが中長期的に生態的バランスや寄生体‐宿主の関係のダイナミズムに、どのような影響を及ぼすかを自問しなくてはなりません。もしそうしないなら、われわれは創発性《エマージング》感染症との戦いに敗北し、その経済的コストは計りがたいものとなるでしょう。ですからわれわれは、ハンガリーの同僚たちと一緒に、〈ＤＡＭＡ〉と命名されたプロトコルを推進しているのです。ＤＡＭＡとは、〝Document〟〝Assess〟〝Monitor〟〝Act〟の頭文字で、ようするに〝資料を集め〟〝評価し〟〝監視し〟〝行動する〟ということです。われわれはこれを政治的意思決定者に提案し、彼らがわれわれにとって緊急を要するこうしたグローバルなヴィジョンを具体化するように要請したいと思っています」。

北極地方のウイルスと抗微生物薬耐性

ビルジッタ・エヴェンガード（生物学、ウメア大学）
ロドルフ・ゴズラン（生態学、アマゾン生物多様性研究センター）

二〇一六年、シベリアのヤマル半島で暮らしていた一二歳の少年が、炭疽《たんそ》症で死亡した。九〇％以上が呼吸困難で死にいたるこの強烈な感染症は、炭疽菌《バチルス・アンシラシス》という細菌によって引き起こされる。この細菌は、細菌兵器としても開発されてきた（第1章51頁参照）。子どもの生命を奪ったこのエピデミックはまた、数十人を病院に送り込み、二三〇〇頭以上のトナカイを死に追いやった。原因は、北極圏の記録的な猛暑によって、感染していた一頭のトナカイが解凍されたことだった。通常の気温は一七度くらいであるが、三七度まで上った。突然の気温上昇が永久凍土層を融かしたのである。この凍土は、グリーンランド、アラスカ、シベリアなどに特徴的な土壌で、永久に凍ったままだと見なされていた。これが融解したのである。融け出した氷のなかからトナカイの骨が現われ、地面の下で数千年ものあいだ氷に閉じ込められ生き延びていた炭素菌の胞子が、地上に復活したのだ。

この悲しい物語を報告したのは、アトランタの疾病予防管理センター（CDC）のウィリアム・バウアー博士である。それはドイツのハノーバーで開かれたシンポジウムにおいてであった。これを主催したのは、アメリカの科学・工学・医学アカデミー（NASEM）とヨーロッパのアカデミー科学諮問委員会（EASAC。EU各国の科学アカデミーが協力して欧州の政策立案者に助言を与えることを目的として設立された）である。シンポジウムは「北極（地方）の微生物叢《マイクロバイオーム》の脅威と関連した公衆衛生安全保障上のグローバルなリスク」と銘打たれていて、一五カ国の五六人の科学研究者、北極地方《グレート・ノース》の先住民の代表が集まった。二〇二〇年九月に刊行されたシンポジウムの記録は、背筋を凍らせるものである。そこには、シベリアで凍結したマンモスの皮膚や体毛を発掘した研究チームの話が書かれているが、彼らはそのなかに四つの新たなウイルスを発見したという。また、数千年前から氷の下に埋まっていた人間の遺体からB型肝炎の古いウイルスが見つかっている。他方、アラスカでは、一九一八年のスペイン風邪の犠牲者の組織からウイルスのDNAの断片が見つかり、実験施設で再生措置の対象になっている。さらにまた、シベリアの永久凍土層に三万年前から埋まっていた植物が再生可能であるという研究報告もある。数百万年前から氷の層のなかに眠っていたウイルスや細菌に対して、人間は免疫を持っているのだろうか？

「その問題が、われわれの議論の中心だったのです」と、スウェーデンの生物学者ビルジッタ・エヴェンガード（Birgitta Evengård）が、二〇二〇年六月二三日、私に教えてくれた。「シベリア北部だけでも、炭疽菌で死んだ動物が埋められた場所が七〇〇カ所以上あります。気候変動にともなって、私たちは大きな公衆衛生リスクの時代に入っています」。この研究者は、ストックホルムのカロリンスカ研究所で臨床寄生体学を教えたのち、二〇〇七年にスウェーデン北部のウメア大学の感染症学部に移籍した。「この移籍を求めたのは、北部の〈生物群系《バイオーム》〉◆の動植物への気候変動の影響を研究したかったからです」と彼女は言った。当時は誰も理解してくれませんでした。しかし今では、すべての同僚が私のような不安を感じています。なぜなら、北極圏では気候変動の影響がほかの場所よりも三～四倍も速く進んでいるからです」。

二〇一六年、ビルジッタ・エヴェンガードは北欧先進研究センター（CLINF）の創設に関わる。このセンターは次のことを目的にしている。すなわち「北欧とロシアにおける気候変動の影響の地理的分布を突き止め、人獣共通感染症の疫学を確立すること」。スウェーデン、フィンランド、デンマーク、ノルウェー、ロシア、グリーンランドの研究者を結集し、人獣共通の健康サービス業務が効果的な監視プログラムを実行するための信頼のおけるデータを提供している。二〇一九年に発表した共同論文のなかで、彼女は四つの「気候に影響されやすい疾病」が北極に向かって進出してきたことを明らかにしている。[23] マダニ媒介脳炎、ライム病、青舌病、肝蛭《かんてつ》症◆の四つである。「媒介節足動物（蚊・マダニ・小バエなど）や、感染症の自然宿主《レゼルボア》（齧歯目の動物、鳥、野生の有蹄類など）も、北に向かって広がることになるだろう」と、執筆者たちは述べている。さらに次のように付け加えている。「こうした疾病にさらされたことのない人間や動物は免疫力が弱く、これらの新たなエピデミックの被害をより強く受けることになるだろう」。

CLINFが発表した別の研究によると、西ナイルウイルスを持った二つのマダニの新種がスウェーデンで見つかっている。これは二〇一八年の酷暑の際に、夏に渡り鳥によって持ち込まれたものだとい

◆**生物群系（バイオーム）** 熱帯雨林・夏緑樹林・ツンドラなど、主として気候によって分けられた生態系に含まれる生物の集団。生物を区分する最も大きな単位。

◆**肝蛭症** 肝臓の胆管に寄生する肝吸虫（肝臓ジストマ）によって引き起こされ、人に寄生すると胆管炎を起こし、発熱、吐き気、右腹の激痛、下痢などの症状が見られる。

う。[24] これらのデータは、グレッタ・ペクル（オーストラリアのタスマニア大学の海洋生態学の教授）が、二〇一七年に発表したメタ分析（69頁の訳注参照）で確証されている。ちなみにこのメタ分析は、ビルジッタ・エヴェンガードを含む四〇人の研究者の論文を精査したものである。[25] このスウェーデンの女性研究者は、次のように説明してくれた。「地球全体において、陸生の動植物が、一〇年で約一七キロのリズムで北に向かって移動しているのです。海洋生物は冷たい水を求めて、一〇年で七二キロ移動します。自然がcovid-19のパンデミックによって、私たちに強い警告を発しているということです。人類が進化の先端にいるという考えは捨てなくてはなりません。人類はほかの動物と同じ一つの種にすぎないのです。私たちの生活様式がエコシステムに激変をもたらし、動物や植物に移動を余儀なくさせ、その結果、創発性《エマージング》感染症が発生しているのです。抗生物質耐性が、感染症に対する私たちの対応手段を大幅に制限するリスクがあることは、たいへん不安を催させることです」。

実際、気候温暖化と抗生物質耐性の広がりとのあいだには、確かな結びつきが存在する。WHOによると、これによって毎年七〇万人以上の人が死亡し、二〇五〇年には年間一〇〇〇万人の犠牲者が出ると推定されている。[26] 抗生物質耐性の細菌の出現は、とくにアジアで懸念されている。アジアでは三〇億人近くの人が甲殻類や魚を食べていて、動物性タンパク質の摂取の二〇％に相当する。人口増加にともなって、水産養殖業は一大ブームとなっている。一億人以上に働き口を供給するこの産業は、家畜の飼育と並んで、抗生物質を使用している主要な分野である。

ロドルフ・ゴズラン（第2章75頁で紹介した、フランスの〈ブルーリ潰瘍〉の専門家）は、資料満載の啓蒙的な論文のなかで次のように書いている。[27]「二つ以上の抗生物質に対する耐性を持つ細菌の指標であるMAR（多剤耐性）について、水産養殖における細菌と、人間の身近にいる細菌とを比べたところ、そこには強い相関関係があることが初めてわかった。飼育水生動物に食物経由で投与される抗生物質の約八〇％が、周囲の環境（水や堆積物）に拡散する。そしてそれは、濃縮されて何カ月もそこに活性的状態でとどまり、細菌の群れに影響を与え続け、抗生物質耐性の強化を助長する」。

二〇二〇年に『ネイチャー・コミュニケーションズ』というオーストラリアの学術雑誌に発表された研究のなかで、このフランス人研究者は、地球温暖化が抗生物質耐性に直接影響を及ぼすことを明らかにしている。▼28 彼は次のように説明してくれた。「気温が上がると、細菌感染による養殖魚の死亡率が上がるのです。そのため抗生物質の使用量が増えて抗生物質耐性も高まるのです。細菌の多剤耐性（MAR）の高さは、気温の高さと相関関係にあり、ベトナム、インド、パキスタン、バングラデシュなど気候変動にきわめて弱い国々の特徴になっています。covid-19のパンデミックで明らかになったように、創発性《エマージング》の感染症の出現は南側諸国に限ったものではなく、公衆衛生に関わる世界的規模の問題なのです。これは人間、動物、そしてエコシステムの健康を同時に捉えるグローバルな健康ヴィジョンによってしか解決できない問題なのです。なぜなら、すべてが結びついていることを、われわれは以前にも増して思い知らされているからです」。

【コラム】

病気の調整機能としての〈生態系サービス〉

〈生態系サービス〉（第7章242頁参照）という概念は、二〇〇〇年代に入ってユネスコや国連環境計画（UNEP）が推進しはじめた生態系への取り組みによって一般化した。それは、大陸、海洋の水、生物資源を統合的に管理しようとする戦略である。生態系サービスとは、人々と人間社会が生態系の良好な機能から得る利益や恩恵として定義される。生態系サービスには、供給機能（水・食糧・材料などに関わる）、調節機能（浄化・洪水・気候・疾病などに関わる）、文化的機能（精神的影響・リクレーションなどに関わる）、主要な生物地球化学的循環（窒素・炭素などの循環に関わる）などがある。生態系サービスは、自然の生態系がそれを構成する種とともに存在を維持し、人間生活を満たす条件でありプロセスである。したがって生態系サービスは、人間にとっての必要性との関係で定義され、その社会経済的・生態学的・人間生活的な価値に応じて評価される。
　生物多様性が、人間や動植物の病気を制御するための生態系サービスを、どれくらい提供できるか確定する研究は、まだあまり多くない。農業に関しては、感染症や害虫の制御を行なう生態系サービスは、ある程度の研究の蓄積がある。しかし、人間が自然との接触によって獲得する安寧や健康が最も必要とされるのは、都市の生態系においてである。この都市における生態系サービスは、必ずしも生物多様性そのものがなければならないというものではない。それは、美しい風景とか都市の庭園の存在といった、生物多様性を構成するある種の要素が存在するかどうかによる。健康のための生態系サービスも、飲料水の良好な浄化を保証することができる生態系の健全性の確保、といったようなことからまずは着手すべきものである。

アンドリュー・ヘインズ〈疫学・環境保全学〉

二〇一五年における〈プラネタリー・ヘルス〉の提唱

「〈プラネタリー・ヘルス〉という表現に対するわれわれの定義は、以下のようなものである。人類の未来に関わる政治的・経済的・社会的な人間のシステムに対して適切な配慮をすることによって、また人類の繁栄を取り巻く環境の限界を規定する地球の自然システムに対して適切な配慮をすることによって、初めて可能となる世界的規模の健康・安寧・公正の最良の状態を実現すること。簡単に言うなら、〈プラネタリー・ヘルス〉とは、人類の文明とそれが依存する自然システムの健康を意味するということである」。これは二〇一五年に『ランセット』誌に「人新世の時代に人間の健康を守るために」と題して発表され、二二人の研究者が署名した文章である。▼29

ロックフェラー財団を後ろ楯とするイギリスのこの名高い科学雑誌のディレクター、リチャード・ホートンの要請によって書かれたこの文書は、〈プラネタリー・ヘルス〉という新たな概念が公的に発信されたものであるが、その主要な発起人はアンドリュー・ヘインズ（Andrew Haynes）であった。疫学と環境保全で著名な研究者で、いわばそのかかりつけ医であり、WHOや気候変動に関する政府間パネル（IPCC）とも協力関係にある彼の経歴を、要約するのは簡単ではない。二〇〇一年から一〇年まで、ロンドン大学衛生熱帯医学大学院（LSHTM）を率いた。二〇二〇年五月二一日に私がインタヴューをしたとき、アンディー——彼の側近はそう呼ぶ——は、七三歳とは思われぬ若々しい熱意にあふれていた。というのは、その二日前、九〇カ国の健康問題のプロフェッショナル四〇〇〇万人を代表する三五〇の医学アソシエーションが、G20の指導者たちに「公衆衛生をポストコロナ時代の中心を置くこと」を要請する書簡を送ったからである。オンラインで公表されているこの文書のなかで、医師や看護師は「未来の人間、経済、地球の健康を支援する変革を促進するために、巨額の資金を投じること」を訴えている。[30]「これはまさに、われわれが推奨する方向に向かうということです」と、ヘインズは言った。「covid-19のパンデミックは、絶対に持続不可能な経済システムの引き起こした深刻な環境的変乱が、この五〇年の医学の進歩を再審に付していることを理解した医療従事者たちの共同体を動員したのです」。

「あなたはどういう経緯で、活動的な生態学者になったのですか？」。

「たいへんいい質問ですね」と、このイギリス人は満面の笑みを浮かべながら答えた。「それを語ることは、活動家と学術的研究の結びつきを語ることになります。私の場合について述べると、自分のことを、まず科学的証拠を提供し、それを有効に利用するために人々に伝えねばならないと考える研究者と見なしているのです。率直に言って、政治的次元の右派や左派という考えは時代遅れだと思います。というのは、そうした考えは〈完新世〉という過去の時代に属しているものだからです。〈人新世〉を特徴づけるのは、われわれはすべてをシステムという観点から考え直さなくてはならないということです」。

「どうやってそういう結論に達したのですか？」。

「一九九〇年代の初め、気候変動の問題と健康への影響について真剣に関心を持ちました。当時は、この問題についての医学的文献は無に等しい状況でしたが、論文を公表しはじめました。すると、オーストラリアの疫学者トニー・マクマイケルがコンタクトしてきました。彼は、一九九三年に『地球への過負荷――地球環境の変化と人間の健康』[31]というタイトルの本を刊行した先駆的な研究者です。一流の科学者が、人間活動によって引き起こされるエコロジー的激変（土壌の劣化、種の絶滅、地球温暖化、オゾン層の減少など）が、公衆衛生に与える影響に警鐘を鳴らしたのはこれが初めてです。彼は、食料不足、新たな疾病の出現、免疫力の低下による癌などの疾病の激増、気候変動によって避難者が発生することの悲惨さなどを予言しました。それだけでなく、富者と貧者の不平等の増大という、現在問題になっている社会的害悪をも予言したのです」。

「二〇〇九年に『ランセット』に発表した論説のなかで、あなたは〝気候は、健康にとって二一世紀最大の試金石になるだろう〟と書いていますね。それはどういう意味なのでしょうか？」。

「二〇〇九年に『ランセット』が、化石エネルギーに頼らない脱炭素経済について、公衆衛生から見たメリットを評価するための気候変動に関する科学委員会を設立したのです。私は研究者グループをコーディネイトして、この問題について一連の論文を公表しました[32]。われわれは一つの確認から出発しました。すなわち、現在の支配的経済システムのなかには、〝外部化〟されているもの、つまり工業活動や農業活動の環境コストや公衆衛生コストが組み込まれていない、ということです。たとえば、石油を燃やすと温室効果ガスが発生するだけでなく、PM2・5の微粒子も排出され、われわれの肺に入って癌や梗塞症などを引き起こします。大気汚染は、毎年九〇〇万人の早死にの原因になっていますが、これは世界中の死者の一六%を占めていて、エイズ・結核・マラリアを合計した死者の数よりも三倍多いのです。また、ヨーロッパにおける集約的畜産の飼料としてモノカルチャーで大豆を生産するために熱帯林を燃やした場合、それによって生じた災害や損害は勘定に入れられていません。温室効果ガス、森林などの大規模火災による大気汚染、生物多様性の破壊、創発性《エマージング》感染症の出現、健康に害を与える食品などです。工業的農業には環境コストや衛生コストがかかりますが、これらは勘定に入れられていないのです。もう一つ忘れてはいけないことがあります。現在、covid-19のワクチンの開発が推進されていますが、われわれの生存が依存しているすべてのエコシステムを破壊したら、ワクチンなど役に立たなくなるでしょう……」。

「〈プラネタリー・ヘルス〉というコンセプトの由来を聞かせてください」。

「二〇一四年、リチャード・ホートンがプラネタリー・ヘルスについての委員会を設立してくれないか、と言ってきました。それで、この表現をすぐに採用したのです。目的は、健康と環境のあいだの多様な関係について、科学的研究の現在の成果を提供することでした。しかしそれだけなく、健康を改善し、エコシステムを安定し再生させ、持続可能な経済を実現できるような解決方法を提案することでもありました。そのために概念的枠組みが必要になりました。そこで、ヨハン・ロックストロームが提案する〈プラネタリー・バウンダリー〉(地球の限界)という概念に依拠することにしたのです」。

ロックストローム教授は、ストックホルムの環境研究所を指揮していたとき、二〇〇九年、『ネイチャー』誌に、今も参照され続けている論文を発表した。[33] 彼はそのなかで、二六人の科学研究者とともに地球の生物物理学的な九つの限界領域を明確にしている。これを無視したら、われわれは身の破滅にいたるという限界を持った領域である。すなわち、気候変動、成層圏のオゾン層の破壊、海洋の酸性化、土地利用の変化(森林の減少など)、生物多様性の喪失、淡水のグローバルな消費、生物地球化学的循環の損失(人工肥料の使用などによる窒素循環の阻害など)、大気のエアロゾル汚染(大気汚染)、化学物質による環境汚染の九つである。この論文の執筆者たちは、このうち三つに関して、すでに〝安全圏内〟から逸脱していることを明らかにしている。それは、気候変動、生物地球化学的循環の損失、生物多様性の喪失の三つである。「もちろんこの概念は、単純にすぎると批判することもできるでしょう」とアンドリュー・ヘインズは付言する。「しかしこれは、地球が複雑ではあるが有限なシステムであり、持続可能性には限界があること、そしてこの限界を超えたら連鎖的に悪影響が起きることを理解させてくれるものです。すべての可変的なものは結びついているからです。〈プラネタリー・ヘルス〉は、人間・動物・エコシステムの健康を結びつける全体的ヴィジョン——すでに予測している者もいるカタストロフを回避するための唯一可能な道——を展開することを可能にするものです」。

「〈ワンヘルス〉と〈プラネタリー・ヘルス〉とは、どう違うのでしょうか？」。

「歴史的に見て、〈ワンヘルス〉は、とくに動物の健康と人間の健康の関係に重点を置いています。それに対して〈プラネタリー・ヘルス〉の背景は、もっと広いのです。というのは、〈プラネタリー・ヘルス〉は気候変動・食料生産・工業的漁業・都市整備などを包含しているからです。それはあらゆる人間活動に関与し、人間活動がエコシステムやグローバルな健康に対して与える影響を体系的に検証するのです」。

新たな〈地球倫理〉のために

サミュエル・マイヤーズ（ハーバード大学環境センター）

「われわれは月を探索するために努力を傾けましたが、われわれが発見した最も重要なものは地球なのです」。これは、一九六八年にアポロ八号計画に参加した宇宙飛行士ビル・アンダースの言葉であるが、二〇一七年一一月一三日、サミュエル・マイヤーズ（Samuel Myers）はアメリカの医学アカデミーで行なった講演の冒頭で、この言葉を引いた。マイヤーズは五五歳、二人の青年の父親であり、この子どもたちが、彼の研究の主要な動機であると言う。彼はハーバード大学の環境センターの研究者で、プラネタリー・ヘルス・アライアンス（PHA）のディレクターでもある。『ランセット』誌のサイトに公表された演説[34]をした際、この叩き上げの医師は、ビル・アンダースが撮影した〈地球の出〉と名づけられた有名な写真を取り上げた。それは、月の軌道から地球が昇ってくる写真である。このイメージは環境保全運動のアイコンとなるが、「われわれが住む惑星の美しさを象徴するだけでなく、その孤立性、脆弱性、そして生命を支える一見比類のない能力をも象徴するものです」と彼は言う。マイヤーズ博士はさらにこう付け加える。「われわれを月まで運んだ驚くほどのテクノロジーの力はまた、人類の地球に対するエコロジカル・フットプリントの大規模な増大にも拍車をかけました。以後、われわれは、ウィル・シュテファンと彼の同僚たちが〈大加速〉と呼んだもののなかで生きています[35]。もしわれわれが未来の世代の健康を守ろうとするなら、地球の自然システムに否が応にももっと留意しなくてはならないでしょう」。

二〇二〇年五月二九日、サミュエル・マイヤーズと話したとき、彼はマサチューセッツ州のケンブリッジにある自宅に引きこもっていた。この州は当時、合衆国のなかでコロナによる死者の比率が最も高い州の一つだった。「このパンデミックは、われわれが報告のなかで〈プラネタリー・ヘルス〉について書いたことを確証するものです」と彼は言う。「つまり公衆衛生への負荷は、不平等に分配されているということです。最も厳しい状態に置かれるのは、最も貧しい人たちなのです。エコシステムを破壊する人間活動は、少数の勝者と多数の敗者を生み出しています。われわれは発電したり灌漑用の水を引くために川岸をコンクリートで固め、耕作のために森林の木を伐採し、近代的生活用品を生産するために鉱石を採掘しますが、こうした活動で利益を得る人々とそのために健康を害する人々とのあいだに大きな溝があるのです。〈プラネタリー・ヘルス〉という概念は、われわれを新たな倫理観に導くものです。現在生きていて明日も生きるであろう一人ひとりの人間が、お互いに結びつき、地球の反対側に生きる一人ひとりの人間とも結びつかなくてはならないということです」。

話を補足するために、マイヤーズ博士は、ジャスティン・ブラッシェアーズが『サイエンス』誌に発表した研究[36]を引き合いに出した。ブラッシェアーズは、現在、カリフォルニア大学バークレー校で、〈生態・野生生物保全学〉の講座を率いている人物である。この研究者は、アフリカのガーナで、ヨーロッパの大手漁業会社が過剰な漁を行ない、そのため地元の漁業を崩壊させたことを明らかにした。地元の漁業が崩壊したために魚が地域の市場に出回らなくなって、その結果、人々が禁漁区に入り込んで野生動物の猟を行なうようになった。四一種類の動物が犠牲になり、そのうち数種類は絶滅の危機に瀕しているという。ようするに、漁業産業の実業家による持続性を無視した営利活動が、アフリカ奥地で食料としての肉の消費をとてつもなく増大させ、それが公衆衛生リスクをあらゆる面で引き起こしているということである。

サミュエル・マイヤーズの研究キャリアは、本書のなかでインタヴューした多くの科学者のキャリアに似ている。彼らが専門分野の閉鎖性から抜け出すことがきたのは、大学外での人間的・環境的フィールドワークの経験のおかげである。若きサミュエルは、ボストンの自然好きの家庭で育ち、余暇をニューハンプシャーの山岳地帯で過ごした。彼は生物学者か獣医になることを夢見ていたが、結局、医学を勉強することになった。最初はハーバード大学、次いで、やはり森林学ならびに環境学で知られていたイエール大学で熱心に学んだ。その後、インターンのためにサンフランシスコ大学に行く。彼は人生の偶然に導かれて、昔の森林学の仲間から、チベット自治区の保健大臣を迎えた夕食会に招待された。この大臣は、アメリカ西部のカリフォルニアにあるような国立公園をつくりたがっていた。チベット代表団は、サミュエルにこのプロジェクト――デンマーク一国の面積を擁する公園の建設――に参加してくれるように求める。こうして彼は二年間、ラサ（中国）とネパールの国境にある水も電気もない小さな村で生活することになる。「この経験は、決定的だったですね」と彼は語った。「というのは、世界で最も貧しい人々と言われる人々が、自然資源を守りながら自分たちの経済的安定や健康を推進している姿を、目のあたりにしたからです」。

　サミュエル・マイヤーズは、チベットに滞在したあと、三年間、アメリカ国際開発庁（ＵＳＡＩＤ）で仕事をした。この開発機関で、彼は生物多様性保全と住民の健康を結合するプロジェクトを支える仕事を担当した。「そのとき、人口の問題とも結びついた貧困の問題を解決できなければ、エコシステムを持続的に保全することはできないことがわかったのです」と、彼は語気を強めた。「家族の生活を支える父親たちが魚を獲るために、珊瑚をダイナマイトで吹っ飛ばすのを見ました。彼らはそれが良くないことは自覚していましたが、しかし子どもたちを養うためには、ほかにどうしようもなかったのです。私はハーバード大学に戻って、環境と住民の健康と安寧の密接な関係を調査するための部門をつくろうと決心しました。というのは、政治家を動かすためには確実な科学的データが必要だと思ったからです」。

　彼の研究室が行なった最初の研究は、大気中の二酸化炭素の増大が、米やトウモロコシといった南側諸国の人々の主要農作物の栄養価にどのような影響を与えるかだった。この実験は〈開放系大気二酸化炭素増加実験〉によって行なわれた。これは炭酸ガスの濃度を野外でコントロールしながら高め、植物への影響を測るというものである。その結果、鉄分と亜鉛が減少し、すでに鉱物が欠乏している一〇億人の人々に加えて、さらに二億人の人々が影響を受けることがわかった。[37]さらに、空気中の過剰な二酸化炭素は、植物のタンパク質含有量を減少させるが、デンプンの含有量は増加させることもわかった。これは「心臓血管病を増加させるリスク」をもたらす。研究者たちは次いで、受粉を媒介する昆虫の減少――これはエコシステムの破壊、気候変動、化学殺虫剤などの影響による――が、公衆衛生に与える影響を調査した。これをモデル化することによって、蜜蜂の仲間が五〇％減少し、それが果物（果皮の有無にかかわらず）や野菜の収穫を減少させることがわかった。このことは、ビタミンAとB9◆の摂取の低下をもたらし、そのため年間七〇万人が死亡すると推定されている。[38]ただし、このような調査は網羅的なものとはほど遠く、さらに研究者たちは、バングラデシュの水資源の塩分増加が、公衆衛生にどのような影響があるかを調査した。この塩分増加は海面上昇によるものであり、定期的に発生する暴風雨によって沿岸地帯は海水をかぶり、その地下水の塩分濃度をあげるのである。[39]これと医療システムの不足が重なって、塩分過剰が妊婦に高血圧をもたらし、妊娠高血圧腎症（妊娠中毒）◆のリスクを増大させる。これは母親と生まれてくる赤ん坊にとって、致命的になりかねない疾病である。

「こうして私は、〈プラネタリー・ヘルス〉のプロジェクトに参加することになったのです」と、サミュエル・マイヤーズは満足げに締め括った。「現在、四〇カ国の二〇〇くらいにのぼる民間や大学の機関を結集した〈プラネタリー・ヘルス・アライアンス〉（ＰＨＡ）を組織しています。われわれの目的は、こ

◆**ビタミンAとB9**　ビタミンAの欠乏は、視力や免疫システムに悪影響を及ぼす。B9は葉酸とも呼ばれるが、胎児の神経システムの発達に重要な役割を果たすため、母親が欠乏すると、発達が遅れたり深刻な障害が生じたりする。

◆**妊娠高血圧腎症（妊娠中毒）**　とくに発展途上国において、母体・胎児・新生児に死をもたらしている。早産の三分の一はこれによる。

の概念を世界中に広めることですが、とくに政治家たちにアプローチして、経済モデルを早急に考え直して〝地球の健康《プラネタリー・ヘルス》〟のための必要に見合った経済モデルに変えるように要請しているのです」。

肥満は、ウイルスに対する脆弱性を高める

エリック・カールソン（ウイルス学、カンボジア・パスツール研究所）

これは大きな仕事であるが、とくに若い世代の科学研究者のなかには競い合ってやっている者たちがいる。たとえばカンボジアのパスツール研究所の三八歳のウイルス学者、エリック・カールソン（Erik Karlsson）である。「多様な科学分野の研究者が、一緒に研究することを身につけ、多発する公衆衛生領域の変乱に対する具体的な解決策を早急に提案しなくてはならないのです」と、彼は二〇二〇年六月一九日、プノンペンの自宅から私に話しかけた。「鍵を握っているものの一つは、食糧問題です」と彼は言う。

エリック・カールソンは、スウェーデンに生まれアメリカで育った。まず生物化学を研究し、次いで免疫学と感染症の博士号を取得した。テネシー州メンフィスにあるセント・ジュード子ども研究病院の先端研究ラボラトリーで鳥インフルエンザに取り組んだあと、カンボジアのパスツール研究所に移動し、インフルエンザやコロナウイルスといった呼吸器系ウイルスについての研究を続けた。「私の研究対象は、栄養摂取と感染症との相互作用です。これは重要であるにもかかわらず無視されがちなものです」と彼は言う。「われわれはみんな食物を摂取しなくてはなりません。ところが現在、一〇億人以上の人々が栄養失調で苦しみ、◆他方、一四億の人々が肥満と体重オーバーに陥っているのです。栄養失調は、微量栄養素（ビタミンやミネラルなど）の欠乏を引き起こし、感染症に罹りやすくなります。これは悪循環なのですが、人間の体は病原体の攻撃から身を守るために、食物によって提供されるエネルギーを利用します。これが不十分な場合、栄養失調を悪化させます。ですから食料が不十分だと栄養失調が重症化し、感染症に罹りやすくなるのです。また、食べすぎの人（というより、ひどい食事の仕方をしている人）も同様です。これはわれわれが実証したように、インフルエンザの場合に顕著です」。

二〇二〇年、エリック・カールソンはセント・ジュード子ども研究病院の同僚たちと一緒に、ある驚くべき論文を発表した。それは肥満が、インフルエンザの症状を重篤化し、それだけでなくウイルスの多様化や毒性を増幅することを証明したものである[40]。肥満したマウスを使って得られた結果は、肥満した患者の気管支の上皮細胞を使った実験で確証された。「肥満した人においては、ウイルスがはるかに速く繁殖するとともに、多様に変化して、より攻撃的な株をつくりだすことを確認したのです」とこの研究者は言う。「おまけに呼吸管から排出されるウイルスの量は、〝正常な〟人よりもはるかに多いのです。またウイルスの排出期間も長いのです。一般的に言って、体重オーバーの人はインフルエンザが重篤化するリスクが増大します。また、われわれが証明したように、肥満がワクチンの効果を顕著に減少させることも大きな不安材料です[41]。

「それはどういうことなのでしょうか？」。

「肥満の人は、免疫システムを抑制する慢性的な炎症状態にあるために、抗ウイルス反応が攪乱されるのです。これは、子どものときからの腸内微生物叢《マイクロバイオーム》の大きな機能不全と関係があるという研究もあります。とにかくわれわれの研究結果は、covid-19による重症者が肥満した人たちに多い、という現象に対する一つの答えを提供するものです。covid-19はインフルエンザと同様に、RNAウイルスによって引き起こされるものであることを念頭におかねばなりません……」。

◆一〇億人以上の人々が栄養失調で苦しみ　ＷＨＯによると、栄養失調によって、世界で毎年三〇〇万人の子どもが死亡し、五歳以下の子ども四人に一人が身体や精神の発達が遅れている。

［第7章］

人類の安寧と生態系の健康

——先住民が道標となる

「生態学をやって、何が悪い《エコロジー・ウィズ・ノー・アポロジー》」。アメリカのコロンビア大学の生態学・進化学・環境生物学の教授シャヒッド・ナイーム（Shahid Naeem）の研究室のウェブサイトの冒頭には、こう記されている。

二〇二〇年六月二六日にコンタクトしたとき、この研究者はブロードウェイ（ニューヨーク）のマンションに戻ったところだった。三カ月間、歴史家の妻と〝田舎の小さな家〟で過ごしていたのだという。しかし彼は打ちひしがれていた。「博士課程の学生を心配しているんですよ」と彼は言う。「コロンビア大学は、アメリカ合衆国で授業料が最も高い大学の一つなんです。学生のなかには奨学金を得ている者もいますが、金持ちの子弟をのぞいて、大部分の学生は博士論文を書くための五〜六年間、生活費を得るために働いているのです。これはたいへんなことです。外出規制となってから、彼らは生活の糧を得ていたアルバイトを失っています。私は同僚と一緒に、どうやったら彼らを経済的に助けることができるかを考えているところです。それと、コロンビア大学の執行部にとても苛立っています。大学執行部は、SARS-CoV-2（新型コロナウイルス）についての研究以外のすべての研究室を閉鎖しました。私が籍を置いている学部の専門は動物由来感染症の生態学ですが、にもかかわらず研究をやめなければならなかったのです。将来訪れるかもしれない新たなパンデミックを回避するための解決法の鍵を握っているかもしれないのにです。大学執行部は、薬かワクチンをできるだけ早く見つけることにしか関心がないのです。こうした〝通常営業《ビジネス・アズ・ユージュアル》〟に心底うんざりしているのです……」。

生物多様性は、生態系の健康の柱である

シャヒッド・ナイーム（生態学・進化学・環境生物学、コロンビア大学）

「どうしてあなたの研究室に〝生態学をやって、何が悪い《エコロジー・ウィズ・ノー・アポロジー》〟と名づけたのでしょうか？」と、このネーミングを不思議に思って尋ねた。不思議というよりも、アメリカ合衆国の最も権威ある大学の一つに所属する研究室の名前としては似つかわしくないと思ったからである。

「一九九四年にミネソタ大学の生態学の教授に任命されたとき、同僚研究者の反応に傷つきました。彼らは、生態学は科学の分野には入らない代物だと考えていたのです」と、シャヒッド・ナイームは仏頂顔で答えた。「その二年前に、クエンティン・タランティーノ監督が、凶悪犯たちを主人公にした映画『レザボア・ドッグス』を制作していました。そこから着想して、学生たちと一緒に大きなポスターを作成し、研究室の入口に掲げました。それは、この映画のポスターのように、われわれ全員が黒装束（ネクタイ・上着・サングラス）で映っている写真です。そしてそこに〝生態学をやって、何が悪い《エコロジー・ウィズ・ノー・アポロジー》〟というスローガンを掲げたのです。これはギャグではあるけれど、それだけなく、新鮮な空気や水を享受する最良の方法、ようするに生きるに値する地球についての研究をするのに、何のやましいところもない、ということを示そうとしたのです。生態学は、重要なテーマと見なされて膨大な予算が注ぎ込まれているほかの分野と同じように重要なテーマなのです。そして私は、二〇〇三年にコロンビア大学に移籍したときにも、このスローガンを継続したのです」。

二〇一四年、ロイター通信は、シャヒッド・ナイームの研究について「エコシステムの機能における生物多様性の重要性と人類への貢献」を評価して、彼を「世界で最も影響力のある科学的精神の持ち主の一人」として持ち上げたが、そこにいたる過程は平坦なものではなかった。ブルックリンのつましい家庭に

生まれたナイームは、子どものときから宇宙飛行士になることを夢見ていたが、両親は医者にしようと考えていた。結局、カリフォルニア大学バークレー校で生物学の勉強をして、イオノフォア（イオン透過担体）の専門家になる。イオノフォアとは、イオンが生体膜をとおるようにする低分子化合物の総称である。一九七〇年代の終わり、彼の指導者で動物学者のロバート・コルウェルから「三年間、熱帯地方（コスタリカ、メキシコ、ドミニカ共和国）で研究助手をしないか」と誘われた。それは「ハチドリが花粉を受粉させるときに、ハチドリのくちばしにつくダニ」の研究であった。この「密林のなかでの基礎的な体験」が、彼のその後の研究活動に刻印を押した。一九八八年、彼はバークレー校で動物学の博士号を取得したのち生態学の研究を続け、一九九二年に、インペリアル・カレッジ・ロンドンのバークシャー州アスコット近くにあるシルウッド・パークのキャンパスに赴くことになる。そこで、彼のもう一人の指導者になるイギリスの著名な生態学者ジョン・ロートン教授と出会う。ロートン教授はその頃、歴史上最初となる大規模な環境制御装置〈エコトロン〉の開発をはじめていた。

「ジョンは、天才的なアイデアの持ち主でした」と、シャヒッドは熱っぽく語る。「彼は、次のように考えたのです。物理学者は微粒子加速装置をつくる。天文学者は天体望遠鏡をつくって宇宙に向ける。それに倣って生態学者が、ある一定の条件のなかでエコシステムをつくる機械を構想してもよいのではないか。彼はそうやって二〇〇万ポンド（現在の相場で一五〇〇万ドル）の予算を勝ち取ったのです。当時、生態学研究には現在よりもさらに予算がつかなかったことを考えると膨大な額です（笑）。シルウッド・パークに着いたとき、シャロン・ローラーとリンジィ・トンプソンに紹介してくれました。二人ともジョンが〈エコトロン〉の実験のためにリクルートした、ポス・ドク［博士号を取得したあと］の研究者でした。装置は一連の密閉された部屋で構成されていて、光・温度・雨・炭酸ガスなどの数値を変えることができるようになっていました。それは人工的につくった植物や微生物の生物群集の反応を検証するためです。ジョンは気候温暖化の影響を実験しようとしていましたが、私はエコシステムの機能についての生物多様性の役割についても研究するように提案しました」。

「それは、リオデジャネイロで地球サミット（国連開発環境会議）が開催された年ですね？」。

「そうです。一九九二年のこの歴史的なサミットは、二つの条約を生み出しました。一つは気候変動枠組条約で、これが気候変動に関する政府間パネル（ＩＰＣＣ）の創設に結びつきました。もう一つは生物多様性条約で、これは具体的な行動には結実せず、〝生物多様性は重要である〟（biodiversity matters）という確認が行なわれただけです。当時の私は駆け出しの生態学者でしたが、私にとって、生物多様性が重要なものであるという認識です。生物多様性はエコシステムが人間にもたらす財やサービスを支えるものであることは明らかなことでした。しかしサミットの直後、ドイツで国連主催の会議が開かれ、科学研究者たちが次のような信じがたい主張をしたのです。ジョンに、このシンポジウムの記録のある章を読むように勧められました。そして、助言を求められた専門家の大半が、生物多様性がエコシステムの機能のなかで重要な役割を果たしているという事実を認めていない、ということを知って驚いたのです。彼らはだいたい次のように述べています。「生物多様性は良いことではある。なぜなら、一般に多様性は、画一性よりも好ましいからである。しかし、そのことを除いたら、生物多様性が何かの役に立っていることを証明する科学的証拠は存在しない」。だからこそ私は、生物多様性の有益性を証明するために〈エコトロン〉を活用することを、ジョンに提案したのです。それは、それまで行なわれたことのない実験でした」。

かくして、「種の多様性の衰退は、地球のエコシステムの機能を変質させることの実験的証明」と題された、シャヒッド・ナイームと二人の同僚とが、ジョン・ロートンの指導下で行なった研究は、この種の研究の草分けとなった。▼1 研究者たちは〈エコトロン〉のおかげで、すべて同一の質と量となっている一四のメソコスム（実験的小宇宙）をつくる（第4章149頁参照）。その構造（土壌の種類）と構成（微生物や虫は完全に同一で、またすべてのメソコスムは同じ科の植物や動物（草食性軟体動物や師管部◆から吸引する昆虫）で構成されていた。さらに、すべてが同じ光や水が与えられていて、同じ温度に保たれていた。異なっているのは、植物や動物の種の数が、九、一五、三一といったようにそれぞれのメソコスムで違っているということだった。この実験を続けた二〇六日間にわたって、エコシステムに関わる五つの過程の変化が検証された。呼吸のレベル、生産性、分解、栄養素の保持、水分の保持の五つである。「結果は、われわれの想定を超えるものでした」とシャヒッド・ナイームは言う。「生物多様性が希薄なメソコスムでは、エコシステムの働きは大きな影響を受けました。言い換えると、植物や動物の多様性が少なければ少ないほど、土壌の生産性は低下し、栄養分や水分を保持することができなくなり、有機物質の解体が進むということです。その一年後、われわれの論文は、年間で最も引用数が多かった論文ランキングの五位になりました。しかし引用の大半は、われわれの出した結果は科学の道から逸脱している、なぜなら〝自然はそういうふうに機能するものではない〟（笑）という、批判的見解を科学の名において行なうものでした。しかしあれから二五年後、生物多様性はエコシステムの健康の柱であることを確証する実験的研究やフィールドワーク、あるいは数学モデルなどが数多く登場してきたのです。革新的な思考が科学界のトップに君臨する者たちに疑いの目で見られることは、初めてではありません。そうした人たちの知的な硬直性は、進歩に対する強い足枷となっているのです」。

「あなたがたの研究は、どういう点で革命的だったのでしょうか？」。

「一九九四年の時点では、生物多様性は外的ファクターによって形成されるものだという見方が支配的でした。生物多様性は環境に影響を及ぼすいかなる固有の力も持っていなくて、いわば状況に対して無防備なものであると見なされていたのです。われわれの研究は、この見方を完全に引っくり返したのです。このことをよりよく理解できるように、私は学生がよく知っている二次元のグラフをよく例に引きます。

まず水平の線を引きます。このヨコ座標がX軸ですね。次に、垂直の線を引きます。このタテ座標がY軸ですね。このX軸の上に、Y軸に反応を引き起こすファクターを記します。たとえばX軸が水素イオンの数を示し、Y軸は溶液のペーハー（水素イオン指数）を示すというふうに。ヨコ座標で〝H^+イオン〟

◆**師管部**　維管束植物類の〈下降液〉と呼ばれるものを導く組織である。〈下降液〉は〈自然液〉（根のなかでつくられ水分や無機塩からなる）とは異なって、葉のなかで形成されサッカロースやソルビットなど糖質を多く含む。

の数を増やすと、タテ座標で溶液の酸度が増します。一九九四年までは、生物多様性は常にY軸に置かれていました。というのは、生物多様性はX軸のファクターに応答するものと見なされていたからです。開発による自然生息環境の断片化、降水の程度とか、二酸化炭素のレベルとかといったファクターと同じようにですね。

それに対してわれわれの研究は、生物多様性をX軸に置いて植物や動物の多様性のレベルを徐々に上げていったのです。そしてY軸に二酸化炭素濃度や温室効果ガスの作用力、あるいは土壌の肥沃性といったものを置いたのです。これについては現実に雄弁な例がありますよね。アマゾンの森です。この森に降る雨の約半分は、樹木によってリサイクルされることはよく知られています。簡単に言うと、木を切ることは水を断つことなのです。逆にリサイクルされた水――つまりエコシステムにとって有益な水――の量が、降雨をコントロールしているということです。したがってわれわれの研究では、森の木の量がY軸ではなくX軸に置かれています。誤解のないように言っておくと、もちろん直接的な物質的ファクターが、本源的役割を演じる例外的状況もあります。たとえば砂漠の場合ですね。砂漠では水の量がサボテンなど乾燥に強い植物の存在を規定しています。もしサハラ砂漠に水を加えたら生息環境や生物多様性は急速に変わるでしょう。われわれの研究が伝えているのは、ことは二方向で機能するということです。生息環境の変化は確かに生物多様性に変化を引き起こすけれども、生物多様性の変化もまた生息環境の変化を引き起こし、もっと一般的に言うとエコシステムの大きな機能不全をもたらすということです」。

「生物多様性は、種の数が多いだけでは不十分」――〈機能生態学〉

デヴィッド・ティルマン（保全生物学・生態学、ミネソタ大学）

シャヒッド・ナイームが〈エコトロン〉を使って実験を行なっていたとき、ミネソタ大学の彼の同僚デヴィッド・ティルマン（David Tilman）は、アメリカ北部にある農業の盛んな州の草原で似通った観察研究を行なっていた。彼は次のようなことに気づいた。すなわち、乾燥が極度に高まった場合、植物の多様性が豊かな草原は、それが希薄な草原よりも水分の不足に対して回復力が優れているということである。ようするに、生物多様性とそれを構成する諸要素は、外的条件に左右されず、農業エコシステムの安定性にとって鍵を握るファクターであることが実証されたのである。一九九四年、彼はその論文を『ネイチャー』誌に発表したが、[2] シャヒッド・ナイームの論文の一年前のことだった。この二つの論文は、その後〈機能生態学〉と呼ばれることになるものの誕生を画するものと見なされている。

「あなた方の出した結論の元にあるのは、どういったメカニズムなのでしょうか?」と、シャヒッド・ナイームに尋ねた。

「それは非常に複雑なメカニズムです。自律しているように見えますが、一緒になって全体としてエコシステムの安定を保証している数多くのメカニズムと、われわれは向き合わねばなりませんでした。土壌の生物、地球化学に影響を与える微生物、栄養素や光合成のサイクルに関係する植物、またはそれらを食べる動物などといったメカニズムです。しかし一口に言うと、二つのメカニズムが、なぜ生物多様性が重要なのかを説明してくれます。一つは、われわれが〈生態的地位《ニッチ》◆の相補性〉(complementarity of niches)と呼んでいるものです。一つのエコシステムのなかに、まったく異なった機能を行なう二つの種しか存在しないとしたら、それはよくありません。というのは、もしそのどちらかの種が消滅したら、それがエコシステムのなかで果たしていた機能は失われてしまうからです。それに対して、非常に似た役割を演じるいくつかの種があれば、一つの種が消滅しても、ほかの種が補うことによって、エコシステムは崩壊を免れるのです。受粉を例にとりましょう。安定の取れた環境のなかでは、受粉はもちろん蜜蜂によって担われます。しかし、マルハナバチ、ハエ、蝶、コウモリ、それにスズメやハチドリなどの鳥によっても行なわれます。人間が蜜を得るために育てている蜜蜂は例外として、集約的農業によって受粉を媒介する生物の大半が死滅したら、生物多様性の主要な機能は大きな危機に陥ります。二つ目のメカニズムは、われわれが

◆**生態的地位** 生物の種が生態系のなかで占める位置のことで、具体的には食物や生息場所など。

〈選択効果〉と呼んでいるものです。これは、私の同僚デヴィッド・ティルマンがミネソタで行なった研究に見事に体現されています。彼は、乾燥に対して抵抗力を示した草原には、水分不足から生き延びることができる多様なイネ科植物が存在してることを確認しました。反対に、雨が過剰に降ったときには別の種が代替機能を果たし、草原が簡単には死滅しないようにできていたのです。〈生態的地位の相補性〉と〈選択効果〉は、機能生態学の二つの柱なのです」。

ギアナで研究している健康生態学者ロドルフ・ゴズラン（第2章75頁参照）は、種の機能的多様性はエコシステムの健康と安定性の鍵を握っていると言明している。「生物多様性は、ときには人をあざむくこともあります」と彼は強調する。「とくにそれぞれの種が環境のなかで果たしている機能を考慮しないまま、種の数や種の豊富さだけ見ていては駄目なのです。一例を挙げましょう。スペースＡとスペースＢがあって、それぞれに二〇種類の種が存在しているとしましょう。ＡとＢそれぞれのスペースで五つの種が消滅したとします。すると、それぞれのスペースで一五種類という同じ数の生物多様性になります。次いで、スペースＡで消滅したのはすべて水を濾過する昆虫で、スペースＢで消滅した生物種は機能性に応じて適宜振り分けられていたとしましょう。するとスペースＢは機能し続けるのに、スペースＡはしだいに劣化します。というのは、スペースＡには本質的機能が欠けているからです。生物多様性では種の数が多くさえあればそれで良いというものではありません。それに加えて、動物種や植物種の機能性をマッピングしなくてはならないのです。これがエコシステムの健康、したがって人間の健康を守る唯一有効な手段なのです」。

他方、シャヒッド・ナイームは故障した車を例として出す。「故障した車を直すには、エンジンを構成している各部品の機能を正確に知らねばなりません」と彼は言う。「これを生きた世界に適応するのは複雑な作業ですが、非常に面白い仕事でもあります。私の研究室には、沼地や都市、農業地帯、水源などに生息する魚、微生物、トラ、鳥などについて研究している学生たちがいます。彼らが対象とする範囲は、ボツワナのオカバンゴデルタから北極圏、ソロモン諸島、中国、さらにはニューヨークの私のマンションから一〇分足らずのブラックロックの森にいたるまで、およそ地球の隅々にまで及んでいます。われわれは生きとし生けるものすべてを包摂しようとしていますが、われわれの研究室はコロンビア大学で最も小さなものです。科学研究の世界では生態学研究の足跡は微小なものですが、環境問題は現在の世界の最大の課題なのです」。

「covid-19（新型コロナ）のパンデミックは、エコロジーへの見方を変えたのでしょうか？」。

「そうありたいのですが、残念ながら私にはその確信が持てません。純然たるテクノロジー的解決――今回の場合で言えばワクチンや薬剤――で事足れり、とされるのではないかと恐れています。しかし、これまで知られていなかったウイルスが多くの人々に感染しているのはなぜなのか、ということを正確に突き止めなくてはならないのです。コロンビア大学で研究をはじめたときに、気候変動研究をしている技術者たちと話をしたことを思い出します。彼らは、超高層ビルと同じくらいの高さの実験用タワーを建てるために資金を探していました。マグネシウムを含む炭酸塩の白い粉を撒いて大気中の炭素を吸収するためです。一人の技術者が熱く語っていたのは、化学物質が循環する管がいっぱい通っている超高層の構造物だとのことでした。それで、彼に〝それは一本の木に似ていますね〟と言いました。さらに、〝地球温暖化を妨げる最良の方法は、自然生息環境を修復して生物多様性のレベルを高め、植林することですよ〟と付言しました。彼はショックを受けたようでした。というのは、彼や彼の同僚の多くの化学者や物理学者にとっては、生態学はテクノロジーに比べて原始的な科学研究であり、テクノロジーこそが環境問題をも含む諸問題に解決をもたらす唯一のものだからです。彼らはそう思い込んでいるのです」。

「そうした生態学への否認は、なぜ起きるのでしょうか？」。

「科学研究の世界には、〈エコモダニズム〉◆という根強い信仰があります。それを哲学だと言う人もいま

◆**エコモダニズム**　［訳注］現代的な科学技術によって生態系をコントロールし、経済成長と環境保護を両立していくという発想。たとえば〈グリーン・ニューディール〉など。

すが、私は信仰だと思います。その信奉者たちによると、人類は地球のすべての種を超越した存在であり、ある有名な詩の一節を借りれば〈解き放たれ野蛮な〉◆自然には属していないのです。彼らにとっては、自然の有益性は自然がわれわれにもたらす――あるいは押しつける――ものを基準として測られるものなのです。こうして〈生態系サービス〉◆という概念が生まれたのですが、これは自然を人間のためにサービスを提供するものに切り縮めてしまいます。われわれはこの概念を好みません。のみならず、自然の有害現象と見なされるものを〈生態系ディスサービス〉と呼ぶ対概念はもっと好みません。あるエコモダニズムを信奉する女性と交わした会話を憶えています。彼女にとって〈生態系ディスサービス〉の好例は、鹿でした。いったいなぜ、と思われるでしょう。何と鹿は、アルコール以上にアメリカの自動車事故の第一の原因だからと言うのです。この類いの考え方は、SARS-CoV-2についてもなされています。つまり、これを取り除かなくてはならない〝有害なもの〟と見なすのです。しかし鹿もウイルスも自然の一部なのです。その存在自体が問題なのではありません。人間の行動が原因で問題が発生しているのです。幸いなことに、二〇〇五年に刊行されたエコシステムの評価レポート以降、人類の健康や安寧は生物多様性やエコシステムの健康と密接に結びついているという考えが広がりはじめています。具体的措置を講じられるまでにはいたっていませんが、考え方が変わりはじめているのは、いい兆候であると……」。

人類の安寧は、生態系の健康に依存する

シャヒッド・ナイーム（生態学・進化学・環境生物学、コロンビア大学）
フィリップ・ワインスタイン（公衆衛生学・昆虫学、アデレード大学）

『生態系サービスと人類の将来』◆と題された国連の〈国連ミレニアムエコシステム評価〉の報告書には、二〇〇一年から〇五年にかけて諮問を受けた、九五カ国、一三六〇人の科学研究者が参加している。シャヒッド・ナイームとインド人研究者アナンタ・クマル・ドゥライヤッパ（Anantha Kumar Duraiappah）は、この合同チームの共同代表として一〇〇ページほどのこの報告書を作成した。そのなかで「エコシステムと人間の安寧が機能するために生物多様性が果たす重要な役割」を指摘している。国連がこの問題につい

て科学界に協力を要請したのは、これが初めてである。この報告の執筆者たちは、かの有名な〈生態系サービス〉つまり〝人類が生態系から得る恩恵〟を紹介している。そのなかには、食料・水・木・繊維などの供給、気候・洪水・疾病・廃棄物・水質などのコントロール、リクレーション・美的楽しみ・精神的充足の享受といった文化的有益性、さらには土壌の形成や光合成、あるいは栄養供給といったものも含まれている。この報告書の目的は、以下のようなものだった。すなわち「エコシステムの変化が、収入、物質的需要、健康、社会的諸関係、安全、選択と行動の自由といったものに、どのような影響を及ぼすかを評価すること」。加えて「このシステムの保存と活用を改善するために、ならびにそれが人間の安寧に貢献するために必要な行動を発動するための科学的根拠を確立すること」。

「この報告書の作成はたいへんな仕事でした。われわれは数千本の論文をまとめる役目を担うチームの調整役なのですが、これを引き受けたときには思いもしなかった苦労をしました」と、シャヒッド・ナイームは当時を思い出しながら言う。「そしてそれは、刺激的な仕事であると同時に、がっかりするような仕事でもありました。私は一方で、新たな世紀に向けて良い出足となる大きなプロジェクトに参加しているという高揚感を抱いていましたが、他方で、この国連の報告は各国の合意の結果であり、一つ一つの言葉や文章の区切り方までもが各国の代表の承認を得なければならないことが判明したからです。アフリ

◆**解き放たれ野蛮な**　著名なイギリスの詩人アルフレッド・テニソン（一八〇九～九二年）の最も有名な詩の一節の一つ“Nature, red in tooth and claw”（自然は、その歯と爪で赤〔血〕を喰らう、といった意味）に連なる文言。詩『イン・メモリアム In Memoriam A.H.H』の一部で、この詩はダーウィンの進化論の一〇年前に、自然淘汰の発想を予見したものと言われている。

◆**生態系サービス**　［訳注］生物・生態系に由来し、人類の利益になる機能（サービス）のこと。〈生態系の公益的機能〉とも呼ばれる。

◆**『生態系サービスと人類の将来』**　［訳注］邦訳：Millennium Ecosystem Assessment 編、横浜国立大学21世紀COE翻訳委員会訳、オーム社、二〇〇七年。

カのある国の代表——科学研究者ではない——が、エイズウイルスがサルの不正取り引きによってアフリカで出現したことを、報告から削除してほしいと執拗に要求したことを憶えています。彼は、エイズウイルスは西洋の研究室でつくられたと考えていたのです。また、われわれは生物多様性の経済的価値の評価を提起する研究を、報告から削除しなくてはなりませんでした。というのは、生物多様性に値段はつけられないと主張する者がいたり、そもそもこの問題にまったく関心がない者もいたからです。ですから発表された報告は、生物多様性やエコシステムについての実際の総括とは言えないものです。ただし、そうは言っても、この報告は重要な資料であることに変わりはありません。なぜならこの報告は、人類は健全なエコシステムや生物多様性が存在しないかぎり生きることはできないことを、はっきりと述べているからです。実際、海底一〇〇〇メートルにいる最小のカタツムリから、南極の氷にへばりついている単純な藻類にいたるまで、みな生きた地球の機能に貢献しているのであり、すべては結びついているからです。そして一見すると、尊敬・信頼・倫理観・道徳観といった抽象的な思考の問題のように見える良好な社会的関係というようなものも、環境が機能不全を起こし劣化するとそれを享受することはできなくなり、最も貧しい者や最も弱い者が暴力や紛争の犠牲になるのです。人類の安寧は、持続可能で回復力のある自然界でのみ実現できるのです」。

シャヒッド・ナイームは、二〇一六年に発表された論文のなかで、生物多様性の考え方の進展を確認することができる公的資料を分析しながら、二〇〇五年からこの進展がたどった道程を明らかにしている。それによると生物多様性は、長いあいだ「人間の安寧に影響を及ぼす可能性のある外的資源」と見なされていたが、それは現在「人間の安寧にとって基本的なもの」と見なされるようになった。[3]

「否定しがたい進展がありました。しかし、残念なことに、われわれが推奨したエコシステムの保全や回復のための措置は、まったく不十分なのです」と、二〇二〇年六月一九日、アデレード大学（オーストラリア）の生物科学部教授フィリップ・ワインスタイン（Philip Weinstein）は語った［現在は、公衆衛生学部と保健医療科学部の教授］。二五〇本以上の論文を発表しているこの研究者は、二つの肩書きを持っている。医師で公衆衛生の専門家であると同時に、昆虫学者でもあるのだ。「この二つの相補的アプローチ」が、彼に「環境が疾病の伝播に及ぼす影響ならびにエコシステムの健康と人間の健康との関係を研究する」ことを可能にした。この立場に立って、先に述べた国連の報告書の〈公衆衛生〉部門の章をまとめるために、シャヒッド・ナイームと緊密に協力する〈査読委員会〉のメンバーとなった。

「生物多様性は、エコシステムの機能と回復力を保証するために根元的な働きをするものです」と彼は言明する。「生物多様性が、都市化・集約農業・二酸化炭素の排出といった人間活動によって損なわれると、エコシステムの有益性は減退します。生物多様性を保全すれば、直接的あるいは間接的に感染症や慢性疾患の出現や再発を予防することができるのです。そのうえ生物多様性は、エコシステムの健康を測る〈生物指標◆〉という方法の有力な指標となります。生物多様性が衰弱するということは、エコシステムが健康ではなくなっていることの徴《しるし》であり、とくに疾病の制御といったような有益性がもはや機能しなくなるであろうという徴なのです」。

「あなたは、〝人間の健康は、エコシステムの機能を測る〈生物指標〉に指標として使えるか？〟[4]という標題の論文を発表しましたね。この問いに対するあなたの答えは、どういうものでしょうか？」。

「もちろん、イエスですよ！私は、食中毒の〈シガテラ〉の研究を行ないました。[5]微細藻に含まれる毒素が、食物連鎖によって魚に蓄積されて発生する食中毒です。致命的なケースがオーストラリアを含む太平洋地域で顕著に増えており、それはサンゴ礁のエコシステムの劣化によって起こっていることを明らかにしました。温暖化によってサンゴが摩滅したり、殺虫剤の垂れ流しがサンゴを傷めたりすることが、この食中毒の原因となるシガトキシンのような毒素を持った微細藻類を大量発生させ、それを草食性の小魚が食べるのです。その毒は食物連鎖によって濃縮され、小魚を食べる大きな魚（カマス、ハタ、ウツボなど）に重大な蓄積をもたらします。そしてついに、それを食べた人間に疾病を引き起こすというわけです」。

◆**生物指標**　環境の破損の度合いを、そこに生息している生物の状況を指標に用いて測定する方法。

「なぜあなたは〝環境劣化の公衆衛生への悪影響は、隠蔽されがちである[6]〟と書いているのでしょうか？」。

「なぜなら、この劣化の影響はすぐには目にとまらないからです。たとえばマングローブの沼を例に取ってみましょう。この沼は、マラリア蚊の幼虫の棲処です。この湿地帯をコンクリートで固めたとしましょう。すると生物多様性がなくなり蚊もいなくなって、一見、病気も消滅します。しかしその影響は、時間と空間が移動して現われるのです。この沼は稚魚を養う池でもありました。したがって、人々は魚を獲ることができなくなり、栄養不足に陥るのです。おまけに、マングローブは浸食や津波を防ぐ砦でもあり、サンゴ礁の健康にとっても重要な要素として機能していました。したがって、沼をコンクリートで固めることは短期的な対応措置であって、あとになってから次から次へとその影響がほかに現われるのです。疾病を媒介する蚊がいるという事実は、確かに重大な問題ではあります。しかしそれは、とりわけ森林伐採によって増幅されているのです。そして森林伐採は、われわれが〈ロスリバーウイルス〉について証明したように、オーストラリアなどの風土病になっている〈多発性関節炎〉を引き起こしてもいるのです[7]。カンガルーやワラビーのような有袋類の動物は、蚊によって伝播するウイルスの自然宿主《レゼルボア》です。われわれの研究は、リチャード・オストフェルトやフェリシア・キーシングによって展開されている〈希釈効果〉［病原体の感染力を抑止する効果］仮説を実証するものです。つまり動物の生物多様性を、農業地帯で衰退させると、有袋類や家畜しかいなくなり、蚊が人間に感染をもたらす可能性が顕著に増大するのです。農業による汚染によって水の塩分濃度が増して、蚊の幼虫を食べる捕獲動物がいなくなり蚊が増殖しやすくなった沼や池についても同じことが言えます」。

「あなたは、〝現在への教訓〟として、古代ローマが〝模範的な事例〟になるという論[8]文を発表していますが、それはなぜでしょうか？」。

「古代ローマ人の犯した誤りは、現在も地球上で日々くり返されています。当時、ローマ人は病原体の伝播による疾病についても、蚊がのちに〈マラリア原虫〉と命名される人に感染する寄生虫を運び、疾病を引き起こすということについて、何も知りませんでした。しかしながら彼らは、沼とマラリアの結びつきについては、経験的に知っていました。ですからローマ帝国の富裕階級は、蚊が来ないようにローマを取り囲む丘の上に家を建てたのです。それに対して貧者や奴隷は、沼に近い低地に住んでマラリアに苦しめられていたのです。古代ローマ人は良い場所で生活することが解決になることを理解していたのです。しかし彼らは、樹木の大量伐採のもたらす衛生的帰結を予想できず、船や砦、なかんずく道路を建設したのです。道路――とくにアッピア街道などは優れた素晴らしいものではありますが――を建設することによって、彼らはエコシステムの水理（地下水脈の流れ）を変化させ、幹線道路や都市の周辺に数多くの小さな沼地を出現させ、これが蚊の大量発生をもたらしてマラリア禍など公衆衛生上の大問題を引き起こしたのです。さらに樹木の伐採は、蚊のような昆虫を捕食していた動物を消滅させることによって、疾病の制御装置として役立っていた森林のエコシステムの有益性を一掃することになったのです。今日、アマゾンの森林伐採で同じような現象が起きています。これがマラリアやジカ熱の増大を引き起こしているのです」。

「そのことは同時に、生物多様性の保全が健康問題にもつながっていることを意味しているのでしょうか？」。

「そのとおりです。それはエコシステムの保全や回復に資金を投じるように政治家を説得するための強力な根拠でもあります。というのは、そうしないと、いずれツケが回ってくることになるからです。今後も起きるであろうcovid-19のようなパンデミックが、その好例と言えるでしょう。しかしこうした見方は、必ずしも生態学者や自然保全の専門家に共有されているわけではありません。彼らは、健康は二義的問題であり、哲学的あるいは倫理的理由で――たとえば未来の世代がパンダを見る権利を守るために――生物多様性を維持しなくてはならない、と言っているのです。私はこうした立論には根拠がないとは言いませんが、今や、すべての見方を結集して全体的ヴィジョンを打ち立てるべき時です。〈プラネタリー・ヘルス〉が提唱していること、あるいは〈社会生態学〉と呼ばれているものが提起しているのは、そういうことなのです。もう一度くり返しますが、すべては関連しているのです」。

【コラム】

〈社会生態学〉とは何か？

〈社会生態学〉◆は、一九世紀の半ば、ドイツの化学者ユストゥス・フォン・リービッヒ（農芸化学の創設者（一八〇三～七三年））による〈土壌の疲弊〉（都市住民を養うための収奪的な農業によって、土壌から植物に必要な養分が枯渇してしまうこと）についての研究と、こうした土壌の生態的な破壊と資本主義の拡大の下で工業都市が出現したことを結びつけて考えたカール・マルクスの研究との出会いから生まれた。

エコロジー的な物質代謝と社会的な物質代謝とを結びつけようとする社会生態学の理論によると、社会システムは、文化（コミュニケーション）と環境（物質代謝）とが混じり合った《ハイブリッド》システムである。[9] 人間社会は、人口の滞留《ストック》と流動《フロー》性によって特徴づけられる。環境は、生物学的生産性（インフラや家畜など）とその管理様式によって特徴づけられた領域の内部あるいは領域同士のあいだにおける生物物理学的な滞留《ストック》と流動《フロー》性によって特徴づけられる。

重要な指標となるのは、人間が〈純一次生産〉（NPP）◆をどのくらい消費しているか、である（これはエコロジカル・フットプリントと類比しても良い尺度である）。この指標は、生態系における生物エネルギーの利用可能性（純一次生産）に対する人間の土地利用の影響を測定し、農業や都市化といった人間活動と生態系の機能を関連づける。そのメリットは、生物多様性についての生態学的理論と経済学的理論に基づいて、環境の物質代謝に対する人間による消費を分析できることである。

人間による純一次生産の消費は、二〇世紀のあいだに倍増した。そして、さらにこれから数十年間でかなり増大していくことが示されている。したがって、この増加が、感染症を制御する生態系サービスを減少させていくという仮説は、もはや仮説ではなくなると思われる。動物由来感染症のエピデミックの増加は、人間活動による純一次生産の消費の増大と結びついているのである。

◆**社会生態学**［訳注］現在の生態系に関わるすべての問題が、社会的問題から生じていると捉え、生態系の諸問題を、社会内部に存在する諸問題との関係から理解し解決をはかってゆくべきとする生態学。
◆**純一次生産（NPP）**［訳注］植物が光合成によって大気中の二酸化炭素を固定し、生産する有機物の総量を指す総一次生産から、植物の呼吸による有機物消費量を差し引いたもの。これが人間や家畜が消費可能な量である。この量を推定することは、食糧確保の点からも、地球温暖化の予測の上からも重要となる。

森は、どうやって健康を守るのか？

フィリップ・ワインスタイン（公衆衛生学・昆虫学、アデレード大学）
ロベール・ナッスィ（国際森林研究センター）
ルイス・ロマン・カラスコ（環境科学、シンガポール大学生物科学部）

フィリップ・ワインスタイン教授は、インタヴューに応じているとき、二〇一九年と二〇二〇年にオーストラリアを襲った大火事が、いかに公衆衛生に影響を与えたかの研究を準備しているところだった。この大火事はイギリス全国土くらいの面積を灰塵に帰したが、その五分の一は森林だった。この国でくり返し発生する異常乾燥によって引き起こされた火事は、三三人の死者をもたらすとともに、三〇億頭近くの動物を死亡させたり移動させたりした。そして被害総額はアメリカドルで七〇億ドルにのぼった。二〇一二年に『ランセット』誌に発表された〈プラネタリー・ヘルス〉についての報告で引用している研究のなかで、執筆者たちは「主に森林の開墾が原因である」森林火災の引き起こす煙が、呼吸器の疾病を誘発して、「毎年、世界中で三〇万人の死者をもたらしている」と推算している。[10]「火事の影響で過小評価されることが多いのが、健康への影響です」とフィリップ・ワインスタインは言う。「火事は、地震や津波などほかのエコロジー的破局と同じように、人々に深刻な心理的混乱をもたらし――それはときに後々まで尾を引く――、自殺や病的心理現象の原因となります。そのうえ、生物多様性が損なわれた空間で生活していると、微生物叢《マイクロバイオーム》の変化や免疫システムの脆弱化のために、子どものアレルギーが発生しやすくなります。温暖化によって山火事が増加していることが知られていますが、それが公衆衛生に負担を負わせていることが心配でなりません」。

「森にのしかかっている脅威は、とてつもなく大きいのです」と、ロベール・ナッスィも言う。彼はインドネシアのボゴールにあるＣＩＦＯＲ（国際森林研究センター）（第2章74頁参照）の代表である。二〇二〇年六月二六日に彼にインタヴューしたが、そのとき彼はＦＡＯ（国連食糧農業機関）とＵＮＥＰ（国連環境計画）の『世界の森林の現状 二〇二〇年』◆という報告書を受け取ったところだった。「毎年一〇〇〇万ヘクタールもの熱帯林が失われているのです。その主要な原因は人間による森林伐採です。もちろん空気の乾燥による山火事の多発も無視できませんが、主要には人間活動が原因なのです」と彼は言う。

「インドネシアの状況はどうなのですか？」と、アブラヤシのプランテーション経営者やパルプ生産の実業家によって引き起こされる山火事のイメージを思い浮かべながら尋ねた。

「インドネシアは、二〇一八年から森林伐採の比率を下げた唯一の熱帯国です。山火事について言うと、原生林ではもう起きていません。原生林が伐採された居住地帯で起きています。したがってインドネシアは、あのとんでもないボルソナロ大統領が権力の座に就く以前のブラジルのように優等生なのです」。

「森林の生態系サービスとは、どういうものなのでしょうか？」。

「住民にとっては、まず薬草、家や道具を造る木材、あるいは食材を煮炊きする薪《たきぎ》など生活必需品の調達に役立ちます。また森は、地下水脈の維持、気温の安定、二酸化炭素の貯蔵などにも一役買います。マスメディアが絶えずくり返し発信している愚かな情報、あるいは最近ではとくにフランスのマクロン大統領が発信した愚かな言動とは逆に、アマゾンのような森林は酸素を産出しません。というのは、樹木が空気中の二酸化炭素を吸収したあとに放出する酸素は、夜間に〈細胞呼吸〉と言われるものによって再消費されるからです。われわれが吸っている酸素は、その九九％が、太古から海洋のプランクトンに貯えられたものなのです」。

「森林は、海洋に次いで二番目に大きな二酸化炭素の貯蔵場所ですね。気候変動は、この生態系サービスにどんな影響を及ぼすのでしょうか？」。

「それはじつに心配の種です。現在、七〇%の森林が〝水ストレス状態〟です。つまり水分が不足しているのです。それがある限界域（英語で"tipping point"と言われる〝転換点〟）に達すると、森林は二酸化炭素を貯蔵し続けることをやめ、樹木がとくに根の部分に貯えていた二酸化炭素を空気中に放出しはじめます。この〈反応循環〉が温室効果ガスの放出の激発を引き起こすのです」。

「健康にとって、森はどんな役割をしますか？」。

「人間の健康にとっての森の重要なエコシステムの有益性は、無視されがちですね。まず森は、非常に大きな心理的効果を発揮します。これは科学的研究が実証していることです。日本人は〈森林浴〉という言葉をつくりましたが、森を歩くことは幸福感や心理的安定感をもたらすのです。逆に森の破壊は、心理的・身体的な不安を引き起こします。これを証明する文献も数多くあります」。

こうした研究のなかから、ジェフリー・ドノヴァンの研究を特記したい。彼はアメリカ合衆国の農林局に勤めている人物で、トネリコ（梣）という木に付くナガタマムシ——これは一九九〇年から二〇〇七年までに一億本の木を枯れさせた[11]——によって引き起こされた森林伐採のもたらす心理的影響を調査した。アメリカの一五の州の公衆衛生データを比較検討して、影響が強かった州では、ほかの州よりも心臓血管病による死者が多く、呼吸器系疾患もそれに次いで多いことを確認したのである。樹木の死滅にともなうストレスが、こうした疾病の原因であることは明らかであり、これは〈バイオフィリア仮説◆〉を裏づけるものである。この説は、人間の自然環境に対する〈本能的・感性的嗜好〉のことである。ユニバーシ

◆『世界の森林の現状 二〇二〇年』［訳注］*The State of the World's Forests 2020*, Food and Agriculture Organization, 2021.

ティ・カレッジ・ロンドン（ＵＣＬ）のイギリス人研究者ヴァレンタイン・シーモアーの言葉を借りれば、「ほかのすべての生命体に対して潜在意識が惹きつけられること」である。[12]

二〇二〇年六月二二日にインタヴューしたルイス・ロマン・カラスコ（Luis Roman Carrasco）も、自分が牽引したある研究のなかで、カンボジアにおける森林伐採が住民の健康に直接的影響を及ぼしたことを実証している。[13] このスペイン出身の研究者は、インペリアル・カレッジ・ロンドンで環境科学の博士号を取得したあと、一〇年前から妻の祖国シンガポールで暮らしている。現在三九歳になるが、シンガポール大学の生物科学部に所属し、ある研究室を指揮している。この研究室はウェブサイトによると、「熱帯における生物多様性の保全、食糧安全保障、経済発展を調和させる戦略を打ち立てること」を目指している。彼は次のように説明してくれた。「われわれは、二〇〇五年二月一日から二〇一四年四月三〇日まで、カンボジアの保健省が集計した一万七七六六カ所の共同体に居住している、三万五五四七の家庭の医療統計を調査しました。他方、この国のＮＧＯ〈オープン・デベロップメント・カンボジア〉（ＯＤＣ）が、同時期の森林伐採に関する調査データを提供してくれました。その結果、熱帯林の破壊が五歳以下の子どもの下痢や呼吸器疾患を顕著に増大させることが明らかになったのです。森のもたらす生態系サービスの一つは、水の濾過です。木が刈り倒されると水質が劣化し、微生物や細菌が増えて下痢を引き起こし、これが貧しい国の子どもの主要な死亡原因になるのです」。

「森の保存が、公衆衛生の重要な争点になるということでしょうか？」。

「そのとおりです。そしてまた、人権問題でもあると私は言いたいですね。というのは、森は世界中の何十億という人間にとって決定的に重要なものだからです。残念ながら、この結びつきを理解している政治家はほとんどいませんがね。だから私の研究室には、生態学者や感染症学者だけでなく、経済学者も含まれていて、生物多様性の保全だけでなく、農業を発展させて人々を養うといった、一見矛盾した要請に対応しうるような解決を見つけ出そうとしているのです。そのためには、ソフトウェアを変えなくてはなりません。つまり長いあいだ支配してきたヴィジョンとは逆に、森林伐採は経済発展と同義語ではないということです。中期的視点に立てば、そうしたヴィジョンは真反対であると言わねばなりません」。「あなたは二〇一七年に発表した論文のなかで、〝野生的自然〟と〝熱帯農業〟とのあいだに〈グローバルな経済的妥協点〉を見つけなくてはならないと述べています。[14] これはどういうことなのでしょうか？」。「そうした研究をするために、私は二〇〇〇年から二〇一二年のあいだ、アフリカ、アジア、ラテンアメリカの熱帯地域での森林伐採における短期的な利益と長期的なコストを分析しました。前者について言うと、森の開拓による農業開発、家畜の飼育、大プランテーション造営といったものですが、そのためにやがて多くの土地は土壌が劣化して放棄されることになります。後者について言うと、森の提供していたエコシステム的有益性が破壊されることになります。結論的に言うと、長期的コストは、短期的利益よりもはるかに負担が大きいことが証明されました。例外は、長期的に見て高い生産性と収益の潜在力を持っている作物の植え付けです。たとえばギニア湾やタイの森などで行なわれている選択で、そこでは農業への転換のもたらす利益が現実的なものであり、農民が生物多様性の保全のために行なう仕事の報酬は、農作業による報酬に追いつかないので、森林保護戦略が成り立たないのです。それに対して、ラテンアメリカ、東南アジア、マダガスカルなどでは、森林伐採は農業による利益をあまりもたらさず、環境コストが高いのです。したがってこうした地域は、森林を保護するにふさわしい対象になるので、それを経済的に実行可能にするための財政措置が必要になります。一般的に言って、生物多様性や森林を保全する必要性と、人々が生きていくための経済性を得る必要性は、その各々の活動が〈ランドスケープ〉の観点から土地の整備を行なうことにより、両立させることは可能だと思います」。

◆**バイオフィリア仮説**　［訳注］人間は自然やほかの形態の生命とのつながりを求める生来の傾向を持っているという説。生態学者エドワード・ウィルソンが、著書『バイオフィリア』（一九八四年。邦訳：狩野秀之訳、ちくま学芸文庫、二〇〇八年）で論じ普及させた。

生物多様性は、土壌や人々を養う

ゲオルク・カディッシュ（農学、ホーヘンハイム大学熱帯農業科学研究所）

〈ランドスケープ〉を再検討し維持すること、これはゲオルク・カディッシュ（Georg Cadisch）が自らに課した使命である。カディッシュは、シュツットガルト（ドイツ）のホーヘンハイム大学の熱帯農業科学研究所を率いている。スイスの小さな村に生まれたこの六五歳の研究者は、初めは機械技師であった。その後、チューリヒとロンドンの大学で農学を学び、次いでラテンアメリカのＣＩＡＴ（国際熱帯農業センター）で数年間働いた。教師――これは彼にとって情熱を感じる仕事であるらしい――としてホーヘンハイム大学に戻ってから、アジアとアフリカにおける持続的農業計画に取り組む。

二〇二〇年五月二八日、彼にインタヴューしたが、そのときは年度末の試験を実施するために苦労していた。というのは、彼によると、オンラインによる試験は「違法であり有効ではない」からだ。「ドイツで〝外出禁止令〟が出るとは考えてもみませんでした」と彼はため息をついた。「しかし、こういう状態がしばらく続くのではないかと危惧しています。あらゆる極端な出来事と同様に、パンデミックは、生態系サービスが減退してストレスがたまり脆弱化した環境のなかで発生します。不幸なことに、今回のパンデミックに続いて、新たなパンデミックが発生するすべての条件がそろっています。われわれは慢性的な外出禁止の時代に入ったのです。これを回避するには、この袋小路に導いた原因に取り組む勇気を持たなくてはならないでしょう。私は学生たちに、解決方法を探そうという真剣な願望を伝えようとしているのですが……」。

「モノカルチャーを扱うのが専門である農学者が、どうして生物多様性の擁護者になったのですか？」。

「私は常に、地面というものに魅了されてきました。毎年、講義をはじめるときに、学生たちに次のように質問をするのです。「地面のない世界を想像できますか？」とね。もしもそういう世界があったら、常に水浸しになっている世界でしょう。植物もなく一滴の水も吸収されない世界ですからね。私は最初、モノカルチャーによって劣化した土壌を肥沃にする微生物やマメ科植物に関心を集中しました。その後少しずつ、土壌を豊かにするのは生物多様性であること、そして生物多様性の喪失は土壌やエコシステムの健康に直接的影響を与えることがわかったのです。健康な土壌には、根粒菌◆（これは空気中の窒素を固定する）のような植物に栄養分を与える菌根◆に代表される有益な微生物が数多くいます。また生物多様性は、農業システムの安定化のための強力な要素でもあります。というのは、生物多様性は農業システムに衝撃からの回復力を与えることができるからです。たとえば植え付ける植物を多様化すると、それぞれの植物がエコシステムの安定に寄与する生態的地位を持つようになるのです。一つの作物に問題が生じると、別の作物が補完するのです。確かにモノカルチャーでは、化学的手法で個々の作物の生産性を上げることができますが、同時に土壌の消耗や気候の変動によってすべてを失うリスクが増大します。さらに言うなら、畑の生物多様性は栄養の多様性をも意味します。これは人間の健康に直接効果をもたらします。今日、世界の食物の栄養の三分の二は、三つの植物に依存しています。トウモロコシ、小麦、米です。しかしこれは土壌やエコシステムの健康にとっても、人間の健康にとっても、良いことではありません」。

「あなたは、パラゴムノキ［天然ゴムの採取できる木］のモノカルチャーが、エコシステムの働きに及ぼす影響についての研究を領導してきましたね。[15] その結論はどういうものですか？」。

「ゴム生産の九〇％は、大メコン圏◆に広がる六カ国で行なわれています。そのうちタイと中国の雲南省で、

◆**根粒菌**　マメ科の植物の根と共生している土壌微生物。空気中の窒素を固定して植物の根に与え、根からは炭水化物などを得るという共生関係にある。

◆**菌根**　植物の根に共生して生育する微生物の総称。土壌中の養分を吸収して植物に供給し、植物が光合成によって生成した物質を受け取る共生関係にある。ドイツの植物学者アルバート・ベルンハルト・フランク（一八三九〜一九〇〇年）が、ギリシャ語のmykes（菌類）とrhiza（根）から名づけた（独語で〈Mykorrhiza〉）。

◆**大メコン圏**　東南アジアの六カ国（タイ、ラオス、ベトナム、カンボジア、中国、ミャンマー）に及ぶメコン川流域をさす。

われわれは研究プロジェクトを遂行しました。その結果、パラゴムノキのモノカルチャーが熱帯林を犠牲にして拡大し続けていることが明らかになり、このモノカルチャーは、炭素の吸収、土壌の肥沃化、水の循環と水質の維持といったエコシステムの働きに大きな悪影響を与えるということがわかったのです。さらにこのモノカルチャーは、大豆やアブラヤシのモノカルチャーと同様に、農民をエコロジー的のみならず経済的にも危険にさらしているのです。中国南部の雲南省のパラゴムノキのプランテーションを訪れたときのことを憶えています。これは一九六〇年代に農林省がこの国のゴムの供給を安定化するために植えたものです。しかし収益が上がらなかったので、政府は数ヘクタールごとに細分化して地域の農民に分配したのです。今でもありありと憶えていますが、ここには恐るべき沈黙が支配していました。鳥の鳴き声など動物がいる気配はいっさい感じられませんでした。命が宿っていない状態だったのです」。

「あなたは、農民にどんな提案をしたのでしょうか？」。

「まず、彼らが農業システムを多様化するように説得しなくてはなりませんでした。われわれは炭素のあり方がよくないことを彼らに説明しました。すると〝わかりました。だからどうだって言うんですか〟という返事でした。さらに、パラゴムノキのあいだに生える雑草を一掃するのに除草剤を使わなくてはならず、それは彼らの飲み水を汚し健康を害することを説明しました。これに対しては、彼らはやり方を変えることに同意しました。最終的にわれわれは、除草剤をやめて雑草取りをすること、そして絶滅寸前の三種類の植物を植えることを提案しました。この植物はパラゴムノキの陰で育つ薬草です。こうした森林農学によって化学汚染を減らし、土壌を元に戻し、水質を改善することができました。しかしこれは必要最小限のことです。現在、私は持続的農業と森林保護のための効果的なプログラムを構想していますが、それは〈ランドスケープ〉と称されるプログラムで、地域のあらゆる当事者とともに、エコロジーにとってもエコノミーにとっても有益な集合的プロジェクトをつくり上げることをめざしています」。

エコロジー、エコノミー、カルチャーの調和による生態系保全の構想

デヴィッド・ラポート（健康生態学）
ルイサ・マフィ（言語学・人類学）

八一歳のカナダ人デヴィッド・ラポート（David Rapport）、六七歳のイタリア人女性ルイサ・マフィ（Luisa Maffi）に、インターネットでインタヴューするための約束を取り付けるのは容易ではなかった。この夫婦は引退後も活動しているが、カナダ西海岸のブリティッシュ・コロンビア州サルトルリング島に暮らしている。デヴィッド・ラポートはミシガン大学で経済学の博士号、トロント大学で行動生態学の博士号を取得したのち――これは、かなり稀なことである――、人間活動がエコシステムや水理や景観に及ぼす影響を評価する方法の確立のパイオニアとなった。一方、ルイサ・マフィは言語学者・人類学者で、〈生物文化多様性〉についての新たな研究分野を開拓し、絶滅の危機に瀕している土着語の保存のためのNGO〈Terralingua〉を創設したことで知られている。

「私たち二人は、一緒にインタヴューしてくださいね」と、彼女は私宛てのメールで伝えてきて、インタヴューは二〇二〇年七月一日と決まった。「というのは、私たちはそれぞれの専門領域でお互いに助け合いながら切磋琢磨してきたからです。ところで、人類が現在、歴史上最も深刻な生態的・文化的危機に陥っているのは、西洋社会が人類の祖先の知恵を無視してきたからです」と彼女は言う。一九七四年、ラポート教授はカナダの統計調査局にリクルートされた。当時、地球上で最もエコロジーを大事にする国の一つであった、カナダにおける環境破壊についてのデータをつくるシステムを開発するためであった。こうして彼は一九七九年、同僚のアンソニー・フレンドとともに、〈侵害－反応〉（英語ではStress-Response）と呼ばれる〝環境情報システム〟を構築した。

「われわれはまったく対極的な二つの見方、すなわちエコロジストとエコノミストの見方を両立させようとした」と、カナダ統計調査局に提出した文書のなかで二人は書いている。そしてこの文書はカナダの工業通商大臣のお墨付きを得ている。「われわれは、人間の諸活動（経済的・政治的・社会的などの活動）

は、生物圏《バイオスフィア》に存在する相互関係の部分的集合にほかならず、したがってそれは自然環境の変化に影響を及ぼすとともに、自然環境がこうむる変化に刻印されていることを確認した。実際、人間の行動は、自然のエコシステムの安定をしばしば顕著に攪乱するのであり、そうした観点から侵害の源と見なすことができる。その明白な事実を確認することによって、われわれは人間活動の環境への影響についてのデータを作成するためのプランを確立しなくてはならないという考えを持つにいたった」。「専門家・政治責任者・市民に向けて」提案されたこのプランは、一九九三年、ＯＥＣＤ（経済協力開発機構）によって、〈ＰＳＲ〉（環境への負荷・環境の状況・社会による対応：Pressure-State-Response）という、国家の環境パフォーマンスを評価するための指標に取り入れられた。ＯＥＣＤの資料によると、その目的は「人間活動がエコシステムや環境に及ぼす負荷、それによる環境の状況、ならびに行政機関・企業・家庭などの経済主体によるそれへの対応を表わし、エネルギー・輸送・工業・農業など人間生活の基本的需要を満たすこと」である。ＰＳＲはまた、〈国連ミレニアムエコシステム評価〉や同様の報告の基本構想としての役目も果たした。これらはヨーロッパ環境庁や世界銀行によって公表された。一九八九年、デヴィッド・ラポートはオタワ大学にＩＲＥＥ（環境・経済研究所）を創設し、さらにグエルフ大学の健康生態学の教授に任命されるが、これはこの分野で最初の教授職であった。[16] 付け加えると、彼は一九九四年に〈健康生態学国際学会〉を創設し、一九九〇年から二〇〇一年まで学会誌の編集長として活躍した。

「エコシステムの健康状態は、どうやって測るのでしょうか？」と、〝島の隠居所〟の書斎に妻と並んで座っているこのカナダ人研究者に尋ねた。「基本的に医師が患者に対して行なうメディカルチェックと同じですよ。生物が生きることを可能にするさまざまな器官の機能状態を教えてくれるいくつかの指標を測定し、侵害的な種がいないか、水や空気が汚染されていないか、動物種や植物種が衰退していないか、土壌が浸食されていないかといったことを調べ、不安定や異常を調査するのです。他方、人類の諸活動がエコシステムに及ぼすあらゆる影響をも調べます。肥料が大量使用されて水源に流れ込むとか、森林の乱開発とか、工場の吐き出す有毒な煙とか、気候変動——これも原因は人類の活動です——の悪影響とかですね。こうしたすべてのことが診断の元になります」。

「あなたの行なった診断の一例をあげてもらえませんか？」。

「私は、カナダ全域で診断を行ないました。〈侵害－反応〉の統計システムを共同開発したあと、政府はそれをカナダの環境に適用するように私に要請しました。これは大仕事だったので、私は環境汚染の専門化ピーター・バードに助力を求めました。一九七〇年代に支配的だった考えは、たとえば空気と水を別々にきれいにするという考えでした。それに対して私は――初めて！（笑）――エコシステム的アプローチを行ないました。さまざまな環境構成要素のあいだの相互作用を考慮に入れたのです。私は同僚の地理学者と一緒に、一七の生物地理学的ゾーンを決めました――五大湖（オンタリオ湖とエリー湖）の地域、サンローラン川、西海岸の森林山岳地帯、北極圏の針葉樹林帯、大草原地帯などといった具合にです。こうした〝エコゾーン〟は〝エコリージョン〟や〝エコサイト〟といったふうに、さらに小さく再区分しうるのですが、それぞれがかつて先住民がエコロジー的に適応して暮らしていた時代のエコシステムに対応するものとして考えられています」。

妻のルイサ・マフィは、この話を聞きながらうなずいた。他方、夫の方は、一九八六年に刊行された『カナダにおける環境の現状』▼[17]という書名の大著を私に向けて掲げた。そしてこう言った。「これは、この種のものとしては最初の著作です。われわれの著作はその厳しい結論にもかかわらず、環境大臣のジム・ブラッドリーによって国会に提出されました。そして政府は五年ごとに新たな報告書を刊行することを約束したのです。しかしピーターと私は、その後二度と報告書には関わりませんでした。それが妥協的かつ官僚的な報告書になったからです。そしてついに、報告書の刊行は停止されてしまったのです」。

「どうしてそうなったのでしょうか？」。

「健全な環境を保持することが、経済にとっても最終的には良いことであるということを、政治家は理解できないのです。今起きているパンデミックがその好例です。もう一つ例を挙げましょう。私はベトナムにおける〈エコヘルス〉構想に、コンサルタントとして参加しました。これはベトナム政府が立てた、鳥インフルエンザの予防計画です。政府は強力な有毒ウイルスの出現を恐れたのです。その際、私が発言しようとしたとき、この計画に資金を出していたアメリカ国際開発庁（ＵＳＡＩＤ）の代表が私を呼び、ニワトリの工業的畜産について言及しないように強く求めたのです。これこそがこの問題の鍵を握っているにもかかわらずです。残念ながら、短期的な経済利害が長期的な経済利害よりも優先されるのです。ようするに、妻のルイサが熟知している先住民の知恵に学んで、ものの考え方を変えないかぎり、人類が現状から抜け出すことはできないだろうということです」。

ちょうどここでうまい具合にバトンタッチの機会が訪れた。私はルイサ・マフィ教授へのインタヴューを準備するために、彼女の経歴に目をとおしたところだったのだ。彼女は夫と同じくらい豊かな経歴の持ち主である。この言語学者・人類学者は、ニューメキシコ州のアルブケルクの会議のとき、アメリカの〈ジョージ・ライト・ソサエティ〉◆（ＧＷＳ）のディレクターで環境保全論者のデヴィッド・ハーモンと出会った。この協会は、北アメリカの国立公園のなかで働くプロフェッショナルたちを結集している。彼らは同じ考えを持っていた。すなわち、生物的・文化的・言語的な多様性は、地球上における生命の多様性が相互に結びついていることの現われである、という考えである。しかしこの多形的な多様性は、現在、人間の活動が原因で危機に瀕している。彼らがＮＧＯ〈Terralingua〉を創設しようとしたのは、まさに彼らが〈生物文化的多様性〉と呼ぶものが浸食されるのを止めるためである。この創設のきっかけとなったのは、一九九六年にカリフォルニア大学バークレー校で開催された国際会議だった。この会議は〈危機に瀕している言語・知識・環境〉と銘打たれていて、自然科学や社会科学の研究者、エコロジー活動家、先住民の代表などが参加した。▼18

「生物的・言語的・文化的な多様性を理解するには、先住民の宇宙観のなかに入り込まなくてはなりません」とルイサ・マフィは言う。「彼らの宇宙観は、それとは逆の力によって抑圧されてきましたが、にもかかわらず自然環境と奥深い相互依存的関係を保ち続けてきました。たとえば、メキシコ南部のチアパスのマヤ共同体は――私はそこに住み込んで、彼らの健康や病気についての考えを博士論文にまとめたのですが――、人類の健康や病気は自然の一部をなしていて、エコシステムに内包されるあらゆるもののなかの一つの生命形態にほかならない、と考えているのです。彼らにとって、生命の主な特徴は、さまざまな生態学的地位を構成する多様性であり、それらは時間の流れを経てその地位を獲得してきたのです。デヴィッドが〈エコゾーン〉◆の地理区分を決定したとき、私は彼に、カナダという国ができる前から居住している先住民族たちの分布領域に合わせるように示唆しました。それらの領域はそれぞれが特殊なエコシステムを有していて、人々はそのエコシステムのなかで生きるために相互作用をしてきたのです。未来の世代の生を保証するためには、そのエコシステムの特性や機能を知り、資源を使い果たすことなく利用し続けられるようにしなければなりません。人類学者が〈伝統的なエコロジー的知恵〉と呼ぶこうした知は、先住民社会の文化の一部をなしていて、それは言語によって伝えられてきました。ただしこれは、先住民は誤りを犯さないという意味ではありません。とくに彼らが別のエコシステムに移行するときには注意が必要です。しかし彼らは一定の期間を経てそのエコシステムに適応します。というのは、レーモンド・ダスマン◆の言葉を借りるなら、彼らはエコシステムと結びついた〈エコシステム・ピープル〉だからです。私はここでヨーロッパによる植民地化の歴史をたどりなおそうとは思いません。この歴史は諸大陸とそこに生きる人々を隷属させてきた歴史ですが、今日、私たちは同じような仕方でわれわれの子どもたちの未来を危ういものにしようとしていることに思いいたらなくてはなりません。この〈文明の崩壊〉と呼ぶ人

◆**ジョージ・ライト・ソサエティ（GWS）** ［訳注］公園・保護地域・文化史跡のために活動する研究者や公園管理者などの専門家のNGO。協会名は、アメリカ国立公園局に採用された最初の科学者ジョージ・メレンデス・ライトにちなんでいる。

◆**エコゾーン** ［訳注］カナダのエコゾーンは、一五の陸域と五つの海域で分かれている。

◆**レーモンド・ダスマン** アメリカの生物学者で生態学の教授（一九一九〜二〇〇二年）。自然保護運動の創設者の一人であり、一九七〇年代にユネスコの〈人間と生物圏（MAB）計画〉の発足に参加した（本書第3章を参照）。［邦訳書に『野生動物と共存するために』丸山直樹訳、海鳴社、一九八四年］。

もいるものに向かっての歩みは、思考の画一化から生じます。この思考は多様性——生物的なものであれ、文化的なものであれ——を豊かなものとしてではなく、自然資源の搾取と消費による発展に対する障害だと見なしているのです」。

「一つお聞きしたいのですが、生物多様性と言語的多様性との関係は、どうやって確かめることができるのでしょうか?」。

「一九九八年、設立直後の〈Terralingua〉に、世界自然保護基金(WWF)が接触してきました。WWFは、八八六の〈エコリージョン〉を示した世界地図を作成したところでした。植物種や動物種の保存戦略の優先順位を決めるために、そうした世界地図を作成したのです。しかしこの地図には、人類は載っていませんでした!そこで私たちは、五大陸で当時使われていた六八〇〇の言語をこの地図に加えたのです。それらの言語は、三二%がアジア、三〇%がアフリカ、一九%が太平洋地域、一五%がアメリカ大陸、三%がヨーロッパという分布です。これらの言語の半分ほどは、話し手が一万人以下しかいない言語です。私たちが関与した新たな世界地図は、動植物の多様性が豊かなエコリージョンは、同時に、言語的・文化的な多様性が最も豊かなエコリージョンであることをはっきりと示すものでした[19]。さらに私たちは、ユネスコの求めに応じて、新たな世界地図を作成しました。それは、生物多様性が脅かされ、言語が消滅の危機に瀕している地域を明らかにすることを目的としていました。そのとき、そうした世界の地域が重なり合っていることがわかりました。つまり生物多様性の消滅は、言語多様性の消滅をともなっているのです。この現象はとくに熱帯地域や森林地域において顕著です」。

「あなたは一九九八年に〝自然資源としての言語[20]〟と題された論文を発表しましたね。これはむしろ〝言語は自然の状況の見張りである〟とでも言い換えた方がいいのではないでしょうか?」。

「それは二つとも、そのとおりですね」とルイサ・マフィは答えた。「言語とは、環境と調和して暮らすための基本的知識の伝達手段であるという意味で自然資源であるわけですが、同時に見張りでもありますね。というのは、言語が消滅することは、言語が結びついていたエコシステムが崩壊することを意味するわけですからね」。

類人猿を守ることは、人類の健康を守ることでもある

サブリナ・クリエフ（生態人類学・民族生物学・霊長類学、パリ自然史博物館）

ルイサ・マフィは、サブリナ・クリエフ（Sabrina Krief）に会ったことはない。しかしこの二人の卓越した女性は意気投合するであろうと、私は思った。二〇二〇年六月八日、私は二時間以上にわたって、この後者の女性、霊長類学者でパリの自然史博物館の生態人類学と民族生物学の教授であるサブリナ・クリエフと言葉を交わした。彼女の専門知識と熱弁は私を魅了した。インターネットのディスプレイをとおしても伝わってくる、彼女の素晴らしい話しぶりと言葉の数々に私は圧倒されたのだ。

まだ四七歳であるが、サブリナ・クリエフは人並みはずれた経歴の持ち主である。一七六六年からフランス国立獣医学学校があるメゾン＝アルフォール（ヴァル＝ド＝マルヌ県）に生まれた彼女は、その学校の卒業生で、幼い頃から獣医学に馴れ親しんでいた。「祖父母がノルマンディーに家を持っていて、夏休みにそこで、家族の友人の獣医があちこちに行くときに、私は一緒について回っていました。それで獣医の仕事をすぐに大好きになりました」と彼女は言う。「ですけど私は、犬の毛や秣《まぐさ》のアレルギーがあったので、町の診察室で仕事をするわけにはいきませんでした。そのため獣医学の論文を書くときに野生動物を選んだのです。ただし何も知らずにです。というのは、メゾン＝アルフォールの獣医学校では動物学は教えられていなかったからです。友だちの写真家で、のちに夫になるジャン＝ミシェルと一緒にコンゴに行って六カ月間過ごしました。私の仕事は、人間に拾われて育てられたのち自然環境のなかに放たれた六頭のチンパンジーの集団を六カ月間、追跡調査することでした。それで、チンパンジーたちを追っているあいだに、私は熱帯林、植物、アフリカというものを発見したのです。目的はチンパンジーたちができるかぎり自立し、手助けをしなくても食べ物を得ることができるようにすることでした。ですから私は、チンパンジーがとくに困ったとき以外は介入せず、彼らの行動をただ見守るだけにしました。そして彼らが

食べるものをすべてメモしようとしましたが、それは容易なことではありませんでした。というのは、私には植物学の素養がなかったからです」。

「チンパンジーたちは、多くの植物を少しずつ試食し、そのうちいくつかを選びました。そしてそれが最終的に、森の野生チンパンジーの通常の食と符合することがわかったのです。こうして彼らは、母親なしでも自力で食を学ぶことができたのです。私はまた、彼らが食べた植物がコンゴの伝統的な薬草であることを発見しました。私はこのことに興味を引かれ、〝薬草〟についての生態学研究を、ＤＥＡ［専門研究課程修了証書］取得のための研究テーマにしました。これは動物の自己治療能力についての問題です。私はチンパンジーがときどき食べるいくつかの植物を分析して、それらがタンニンやアルカロイドを多く含有し〈二次代謝産物〉と呼ばれるものを含んでいることを確認しました。これは草食動物に対する、植物の自己防衛に役立つ有機化合物です。嫌な味（ひどく苦いなど）がするので草食動物は少しずつしか食べられなくて、そのため植物は延命することができるのです。しかしこれは、たとえばヤナギの樹皮から抽出されるアセチルサリチル酸（アスピリンの成分）のように治癒力があるので医療用に使うことができます。さらに私は、チンパンジーが下痢止めに効果のある植物を食べることを発見しましたが、コンゴの人々もこれを下痢止めに使っていたのです。こんな素晴らしい発見をしながら、私は自然史博物館にいるときに植物化学の新たな博士論文を書くことを決意し、その後、ランス大学で自然にある化学物質についての論文を仕上げたのです。ここにいたるまでに一〇年かかりましたがね！　しかし、一つの問題が私の頭にこびりついて離れなかったのです。果たしてチンパンジーは植物の薬効を知っていたのだろうか？　という疑問です」。

「その問題は、すでに研究されていたのでしょうか？」と、彼女の話に魅了されながら尋ねた。

「この分野の第一人者はリチャード・ランガムというハーバード大学で教鞭を執っている、イギリスの人類学者・霊長類学者です。彼は、チンパンジーが朝の空腹の際、ざらざらした葉っぱを口のなかでぐるぐる巻いて食べることに気がついたのです。これはチンパンジーの腸管にへばりついている寄生虫を引き離して、腸を通過させて排出することを可能にします。葉っぱを噛まずに飲み込んでいくので、ランガムはこのチンパンジーの行為はカロリーや栄養を摂取するためでなく、寄生虫を追っ払うためだと考えたのです。次に京都大学の霊長類研究所の研究者マイケル・ハフマンという人がいます。彼は日本人化学者と一緒に、チンパンジーが絶えず食べるショウジョウハグマという植物の苦みのある茎が、寄生虫を駆除する物質を含んでいることを証明しました。[21] そんなわけで、私はリチャード・ランガムに、彼の研究フィールドであるウガンダの西部にあるキバル国立公園で、この飛びきり面白い問題の研究を深めたいと提案したのです。それ以降、私はここで一年の大半を過ごしているというわけです」。

「あなたはどういうやり方で、この問題に取り組んでいるのでしょうか？」。

「私のチームのメンバーと一緒に、一〇メートルから二〇メートル離れたところから、チンパンジーを観察し続けるのです。ときにはチンパンジーの小便や大便を回収することもあります。チンパンジーが怪我をしたときに血を回収することもあります。こうした観察の初期段階から、私は現地の治療師や民族植物学者に加わってくれるように頼みました。キバル国立公園が開園されてから、ここに入れるのはもっぱら諸外国からやってくる観光客や科学研究者に限られて、現地の彼らが公園のなかで植物採集をする権利を失っていたので、この提案を喜んでくれました。一言つけ加えると、この事態はまったく常軌を逸していて、そのため植物の医療的用途についての現地の人たちの知識が失われようとしているのです。ともあれ、こうして私たちは、チンパンジーが食べる――栄養のためなのか自己治療のためなのかはわかりませんが――三〇〇種類の植物の目録を作成することができました。私たちの化学実験室で少しずつこれらの植物の薬効を検証しながら、いくつかの植物は現地の人たち（バトゥーロスと言われる民族）も、チンパンジーとまったく同じやり方と理由で使用していることがわかりました。たとえば虫下しが必要なとき、現地の人たちもチンパンジーも〈*Albizia grandibracteata*〉という植物の皮を剝いて咀嚼するのですが、のちに私はこの皮のなかに肺や喉の細胞に癌ができることを予防する働きを持つ成分があることを見つけたのです。呼吸障害に効く〈*Markhamia platyclayx*〉についても同じことが言えます。チンパンジーが食べる植物の治療効果を、バトゥーロス族が知らないこともあります。たとえば〈*Trichilia rubescens*〉は人間が痛み止めに使いますが、チンパンジーは抗マラリア薬として使います。私たちはまた、抗マラリア物質を含有する植物を二〇種類ほど見つけました。[22] マラリア原虫に感染したチンパンジーはそうした植物を次から次へと食べ、それによって特殊な成分に対する寄生虫の抵抗力を弱めます。それはたいへん巧妙なやり方です」。

「そうした自己治療は、ほかの動物でも見られるものですか？」。

「もちろんです。二〇一九年にラオスの〝象使い〟——彼らは象の主人であると同時に象の治療者でもあります——について共同論文を書いたことがあります。[23] 中心執筆者のジャン＝マルク・デュボストは三二人の象使いに、象の食生活と健康問題についてインタヴューしました。その結果、象のような厚皮動物を治療するために象使いが使う薬草の大半は、もともとは象の自己治療を観察して得た知識に基づいていることがわかったのです」。

「人類と九八％以上の遺伝子を共有していると言われるチンパンジーは、われわれ人類の薬剤師になれるということでしょうか？」。

「おっしゃるとおりです。それは私が、コレージュ・ド・フランスの同僚で民族学者のフロランス・ブリュノワとともに主張している仮説です。彼女はウガンダのバトゥーロス族の人々の先祖伝来の知識について研究しています。キバル国立公園の近くで生活している彼らの共同体は、チンパンジーを彼らのトーテムとして崇めています。彼らはチンパンジーが彼らの先祖を体現していると見なしているのです。ある共同論文で私は次のようなことを証明しました。つまり、現在、植物の薬効についての知識は、チンパンジーの方が人類よりも多く持っているということです。[24] ですから私は、ユネスコに、類人猿という自然的・文化的な世襲財産を〝人類の世界遺産〟として位置づけるべきだと提言しているのです。それは、彼らが齧歯目《げっし》（ネズミ目）の動物や蜘蛛などよりも高等だからというのではなくて、彼らがいわゆる〈アンブレラ種〉◆だからです。彼らを守ることによって、彼らを取り巻くエコシステム全体を守り、人間の健康も守ることができるのです。またこうした認識は、私たちが地球上でどんな位置を占めているかを問い直すことにもつながります。私たち人類が生物のヒエラルキーの頂点に位置するという考えと、手を切らねばなりません。私たち人類は、ほかの種と変わらない一つの種でしかないのです。しかし不幸なことに、このことを理解しているのは、先住民の人々だけなのです。そして彼らは今、絶滅の危機にさらされています。これは人類にとって、けっして良い兆候とは言えないでしょう」。

【コラム】

植物の〈二次代謝産物〉と〈民族植物学〉

植物は〈二次代謝産物〉と呼ばれる多種多様な分子を生成する。この用語は、植物の物質的代謝による生成物のなかで、有益性が認識されてこなかったけれども、その後、植物の生態系のなかで有用な役割を果たしていることが認められたもの、という歴史的経緯を表わしている。多くの代謝産物が医療的な有効性を有していて、生薬学という固有の研究分野となっている。その目的は、自然由来の薬効の特性を明らかにすることである。

治療目的での植物の利用の起源は、動物と植物の相互作用の進化にある。たとえば多くの動物種は、植物によって自己治療をする能力を有している。それは家畜動物にも見られる。非人類霊長類は、さまざまな植物のなかで、治療効果のあるものを認識し利用する。しかし、植物を健康のために利用することに最も力を注いできたのは人類である。アメリカの植物学者ウィリアム・ハーシュバーガー（一八六九〜一九二九年）は、一八九五年に「原住民の使用する植物の研究」を示す〈民族植物学〉という用語を提唱した。また、この学問の起源にあるのは、ヨーロッパ人によるヨーロッパ外の世界の植民地化であり、彼らにとっての新たな薬剤の探索である。これによって、ヨーロッパ人は熱帯病と戦う新たな薬剤（キナの樹皮に含まれるアルカロイドからつくられるキニーネなど）の開発が可能になったのである。

民族植物学の方法と目的は、二〇世紀の終わり頃から大きく変化し拡大した。つまり、植民地における医療的な必要性のための植物の利用という当初の問題意識から、病気の認識や治療の指標としての利用について、いつどこで薬用植物を集めるかの方法と理由について、さらに、植物の薬理的な潜在力は人間活動による生態系の変化によってどのような影響がもたらされているか、などといった問題意識へと進化したのである。民族植物学の研究は、現地の文化やその生態系との関係をフィールドワークしなくてはならないので、現在、次のように定義されている。「植物と伝統的民族社会の相互作用、とくに植物についての知識と利用を体系的に研究すること」。

コロンビアの先住民とヨーロッパの科学研究者との出会い

ジルベール・コシェ（仏自然史博物館）
エリック・ジュリアン（地理学、〈チェンドゥクア〉協会）
ベアトリス・コシェ（生命科学・地球科学）

「先住民族クギとわれわれとの違いは、彼らが自然を信頼しているということです。これがすべてを変えるのです」と、フランス人ジルベール・コシェ（Gilbert Cochet）は次第に声を高めながら言う。彼は六六歳の情熱的なナチュラリストであり生命科学と地球科学の研究者で、ジャック・ペラン監督のドキュメンタリー映画『シーズンズ──2万年の地球旅行』◆（二〇一五年）の技術顧問をした人物である。軟体動物（とくに淡水の軟体動物）の専門家で、自然史博物館に所属している。二〇二〇年、私が彼にインタヴューしたとき、彼は妻のベアトリス・クレメール＝コシェ（Béatrice Kremer-Cochet）とともに書いた『再野生化するヨーロッパ』▼25という新たな著作を刊行したところだった。ベアトリスは、彼と同じく生命科学と地球科学の教授である。アルデッシュ県［フランスの南東部の県］の奥深い田舎──インターネットができないのでスカイプもできない──に暮らしているこの夫妻に、私がコンタクトしようと思ったのは、夫妻が二〇一九年八月、ドローム県［アルデッシュ県の隣の県］で三〇人ほどのヨーロッパの科学研究者と三人のコギ族のシャーマンとともに"ユニークな実験"を行なったからだ。

この出会いを企画したのは、コロンビアの先住民族クギを支援している〈チェンドゥクア〉協会の創設者エリック・ジュリアン（Eric Julien）である。この先住民族はコロンブスのアメリカ大陸到達以前の偉大な文明の最後の継承者であり、スペインによる征服によって奪われた彼らの土地を取り戻そうとしている。コギ族は、カリブ海の海岸で最も高い山シエラ・ネバダ・デ・サンタ・マルタ山地――カリブ海沿岸からわずか四二キロで標高五七七〇メートルに達する――の山中に暮らし、世界で最も重要な生物多様性のホットスポットときわめて親密な関係を維持してきた。ここでは海岸から万年雪にいたるまで無数のエコシステムが展開され、熱帯雨林、雲霧林◆、パラモ◆などが見られる。この自然の宝庫は、一九七九年にユネスコによって〈生物圏保存地域〉（ユネスコエコパーク）（第3章100頁参照）に指定されているが、この四〇年間に七〇％以上の森が失われた。原因はマリファナやコカを栽培する植民者の侵入である。コギ族は白い木綿のシャジュブル◆のような服――コギ族の格言によると「人生を織るように織る服」――を身にま

◆**アンブレラ種**　［訳注］その地域における生態ピラミッド構造、食物連鎖の頂点の種。アンブレラ種を保護することにより、生態ピラミッドの下位にある動植物や広い面積の生物多様性・生態系を、傘を広げるように保護できることに由来する概念。

◆**『シーズンズ――2万年の地球旅行』**　［訳注］日本では、ギャガ配給で二〇一六年に全国公開された。

◆**雲霧林**　［訳注］絶えず雲や霧のかかる場所に発達する森林。主に常緑樹からなり、湿度が高くて冷涼なため、林木の高所にまでコケ類が密生し下垂する。コケ林ともいう。

◆**パラモ**　コロンビア、エクアドル、ベネズエラの湿気の多いアンデス山脈で、標高三二〇〇~四二〇〇メートルの高地にある熱帯生態系。地球上のどの生態系よりも速く新しい種を生成し、コロンビアのパラモには約五〇〇〇ものユニークな植物種が生息している。

◆**シャジュブル**　［訳注］司祭が教会でのミサで着る袖のない上衣のことで、前と後ろの二枚の布で作られたポンチョ形式の上着。

とっているが、このコギ族が一九八五年一二月二四日、エリック・ジュリアンの命を救ったのである。それはこういうことだ。商業学校出身でベテラン登山家のエリックは、標高四五〇〇メートルのところで高山病を発症した。そのとき彼は、三人の〈kagadas〉――〈土地の人〉という意味でコギ族が自分たちをそう呼ぶ――によって助けられた。彼らはエリックをラバの背に「じゃが芋袋」のように乗せて「彼を高度の低いところに運ぶため」谷まで下りたのである。彼は意識を失っていたが、一人のシャーマンによって治療される。シャーマンは彼に「何かを飲ませ」て湿布をしたあと、凍てついた急流に彼を浸した。三週間後、エリックは回復し、彼は助けてくれた人たちに、「先祖伝来の土地を取り戻す」のを支援するために、また訪ねてくることを約束し、とおりがかったトラックに乗った。彼はその後〈チェンドゥクア〉協会を設立して、ようやく一九九七年に再訪した。それから二三年後、協会は二五〇〇ヘクタールの土地を「ケチな入植者たち」から買い取った。

「〈チェンドゥクア〉というのは、どういう意味なのですか?」と、ヴェルコール山地［南フランス］の南に住んでいるエリック・ジュリアンに尋ねた。

「コギ族の言葉で〝思慮が集中するところ〟という意味です。シャーマンが育つ村の名前ですね。シャーマンの使命は、コギの人々が〝世界の中心〟と見なすシエラ・ネバダの山々を守ることです。モンブラン(〝ヨーロッパの母の山〟)やアジアのエベレスト、アフリカのキリマンジャロなどに相当すると考えたらいいでしょう。彼らの宇宙観によると、地球の大陸を生かしているエネルギーの流れは世界で一番高い頂《いただき》をとおるのです。その近くにいるコギ族は、自分たちは〈人類の兄〉であり〈地球の保証人〉であると考えているのです。彼らにとって〈母なる大地〉は女性のような生き物であり、植物や動物を誕生させるものなのです。しかもそれらは同等の重要性を持ち、互いにつながっているというわけです。恣意的な政治によって変動する法に規定されたわれわれの近代社会と違って、コギ族の社会は彼らが〈生の原理〉と呼ぶものに立脚しています。それは触れることのでないものであり、シャーマンはその管理人なのです。この原理を侵すと不安定が生じて、エコシステムや人間が病気になるのです。ですから環境は生命のない物体ではなく、人体と同じ性質の有機的機能を持った〈地の体〉（corps territorial）と見なされているのです。そして、シャーマンがこの〈地の体〉の不安定を察知し、場合によってはその〝ツボ〟を治療するというわけです。彼らの話によると、大地の生きている場所と死んだ場所を感じとることができるということです。彼らはどうやって、そうした知恵と認識を身につけたのでしょうか。この問題のために私は、二〇一九年八月にドローム県でコギ族のシャーマンとヨーロッパの科学研究者に集まってもらい意見交換の機会をつくったのです」。

「世界で初めてのその意見交換の会は、どんな展開になりましたか？」。

「三人のシャーマン（男性二人・女性一人）と三〇人ほどの科学研究者が、ドローム県のディーという村の周辺のエコロジー的な〝健康診断〟を行ないました。各々のグループが別々に一週間の作業をして、そのあと三日間意見交換したのです。コギの人たちは山の中を歩きたいと言いました。一方、科学研究者たちは県の古文書館や図書館に籠もりました。彼らはそこで空から撮った写真や資料を参考にしたのです。明らかにアプローチの仕方が異なっていました。シャーマンは景色を身をもって感受しようとしたのに対し、ヨーロッパ人は頭で理解しようとしたのです。われわれが山中を散歩していたとき、コギは水源から水を引く装置のところで足を止めました。真ん中に有刺鉄線に囲まれたコンクリートの大きな貯水槽があり、二つの水道管で谷間の村に水を供給できるようになっている場所です。設置者は、動物がこの場所に入って水を汚すことがないように考えたのでしょう。すると、シャーマンの一人が驚いてこう尋ねたのです。〝これじゃあ鹿やイノシシは、どうやって水を飲むんでしょうか？〟とね。〝喉が乾いて死ぬか、立ち去るしかないですよね。どっちにしても、動物がいなくなったらエコシステムは崩壊するでしょう……〟。また別のときにシャーマンたちは、ある岩の端っこを割ったりしました。それはドローム県の特徴である石灰岩や泥灰土とは非常に異なった一種の黄色の砂岩のようなものでした。彼らの一人がこう言いました。〝この岩は非常に古くからあるものです。これは大地の中心から出てきたもので、われわれに地球の創造について教えてくれる岩です〟。この説明を地質学者が聞いたときの驚いた表情を、私は忘れることができません。というのは、ディーの地域には、地体構造的に二つのプレートがぶつかって生じた非常に深い断層があるからです。意見交換の最中、科学研究者たちは〝シャーマンたちがどうやってそれを知ることができたのか〟について質問をし続けました」。

ジルベールとベアトリスのコシェ夫妻は、コギ族のシャーマンが大地の健康診断をしたときの科学研究者グループの驚嘆を当然だと見なす。夫妻はコギ族のシャーマンと、半日、山中で行動をともにした。「私が驚いたのは、彼らの素晴らしい観察能力です」とベアトリスは言う。「彼らは少しずつこの新たな自然環境のなかに入り込んでいきました。歩きながら長いあいだ足を止めて周囲の風景を眺めていることもありました」。ジルベールはベアトリスの話を受けてこう続ける。「突然、シャーマンの一人が瞑想から覚めたかのように〝この木はここにあっても何にもならない〟と言ったのです。それは、われわれのよく知っているオーストリア黒松という木で、森林伐採による森の損耗を食い止めるために一九世紀末から大量に植林された木でした。早く育つ針葉樹ですが、酸性の強い針を持っていて土壌を不毛化します。シャーマンたちはこの木を一目見ただけで、この木があるべきでない場所にあることを理解したのです」。

エリック・ジュリアンはこう言う。「私はコギ族の行動様態を観察しながら、盲人たちの住む村に象が来たときの様子を語った、一五世紀の物語に想いを馳せました。村人たちはこの未知のものが何なのかを突き止めようと、何人かの密使を派遣しました。最初の一人は、象の足に触ってから戻ってきて〝これは巨大な肉の柱です〟と言う。二番目の盲人は、象の鼻に触り、三番目は耳に触るといった具合です。つまり、各々が現実の存在の部分的体験を語るわけです。西洋の科学はこれと同じように機能しているのです。つまり西洋の科学は対象を細分化して捉え、そのため問題の理解に必要な全体像を見失ってしまうのです。それに対してコギ族の人々は、もっと体系的かつ横断的なアプローチをするのです。これはエドガール・モランが述べていることでもあります――正確な言い方は忘れましたが」。

このフランスの社会学者の言葉は、彼の著作『知識、無知、謎』（「はじめに」23頁参照）のなかにある。「さまざまな専門分野における知識の散乱と断片化は、そうした諸分野のなかに閉じこもった知識を結合するとき出現する大きな問題を排除することになる。こうして根本的な問いが排除されてしまう。そして、こうした無知はわれわれ現代人を支配するだけでなく、自らが無知であることを知らない研究者や専門家をも支配する、無知への依存を維持し続けることになる」。

［おわりに］

すでに新たなパンデミックが迫っている

「われわれが生活条件の全面的崩壊を回避しようと思うなら、エコシステムの浸食を食い止め、社会的不平等を根本的に縮小するための政治的措置を、すぐにでも取らねばなりません」。二〇二〇年六月二四日、サファ・モテシャレー教授はそう述べた。

教授は二つの博士号（公共政策への応用数学および物理学）をメリーランド大学で取得し、この大学で教鞭を執っている研究者で、細やかな神経の持ち主である。肉声で二時間以上も話をしたにもかかわらず、彼は私のすべての質問に対して、記述した回答を送ることにこだわった。たとえば「数学者がどうして環境の専門家になったのですか？」という質問に対して以下のように答えてきた。「地球のシステムを特徴づける自然過程は、物理学によって描くことができます。数学は動態方程式によって地球の進化を説明することができます。地球のシステムは双方向的フィードバックのメカニズムをとおして、人類のシステムとつながっています。この二つのシステムの進化は、人類の決定と行動によって条件づけられているのです。ですから公共政策は、環境問題において決定的な役割を果たすのです。科学研究者としての私の役割は、人類が直面している困難を研究して、地球のシステムと人類のシステムがうまく調和するような実用的な答えを提案することなのです」。

新型コロナは警告か？
――無為のコストと社会崩壊のリスク

サファ・モテシャレー（メリーランド大学システム科学）

二〇一四年、サファ・モテシャレー（Safa Motesharrei）は、気象学者エウゲニア・カルネーの指導下で傑出した研究を刊行したが、その研究の目的は、マヤとかローマ帝国、クメール帝国、グレートジンバブエ、イースター島などを、不可逆的な消滅に導いたダイナミズムをモデル化することだった。[1]〈HANDY〉と名づけられたこの分析用具をつくるために、彼はカナダの経済学者ジェームズ・ブランダーとスコット・テイラーの〈捕食者‐獲物〉という概念モデルを使った。捕食者とは人間で、獲物は自然資源というわけである。[2]「われわれはそこに、富の蓄積という要素を加えたのです」とサファ・モテシャレーは言う。「さらに捕食者としての人間を二つのグループに分けました。自然資源を使って金持ちになる〝エリート〟つまり富者と、生き延びることだけを求める〝庶民〟つまり貧者です。気候や農業などの要因に加えて、経済的不平等が、産業革命以前の社会が崩壊したケースに影響を及ぼしたことを検証したかったのです」。

「どういう結論になったのでしょうか？」。

「社会崩壊の二つの主要な理由は、自然資源の乱用と富の不平等です。この二つが結びついて発生したのです。エリートたちは資源の大半を自分たちの利益のために利用し、そのため資源の枯渇が生じて、そのうえ富の創出に不可欠な労働力である〝庶民〟の大量死にいたったのです。エリートたちは数十年間もバブルな繁栄のなかで生き続けますが、彼らもまたいずれ、エコシステムの衰退によって危機を迎えるでしょう。その典型的な事例は、一〇世紀に地図から消えたマヤ文明です」。

「どうしたら崩壊の危機を回避することができるのでしょうか？」。

「一九五〇年以降、地球への負荷は一七年ごとに倍増しています。地球システムの環境収容力◆を重視した持続的発展政策によってしか、マヤ文明のような運命を避けることはできないでしょう。[3]われわれを救うのは、テクノロジー的解決ではありません。なぜならそれは資源の浪費の増大をもたらすからです！」。

「あなたのシナリオでは、covid-19（新型コロナ）のパンデミックは何を意味しますか？」。

「それは自然からの警告です」と、サファ・モテシャレーは躊躇なしに答えた。「地球システムが脆弱になり回復力を失うと、どんな圧力要因も人間システムの弱点につけ込むように機能しはじめます。私から見ると、このパンデミックは社会の崩壊にいたる地球システムの衰退過程が、すでに進行している証拠です」。

世界の六二人の科学者たちの未来への希望と絶望

私が本書のためにインタヴューした六二人の科学者のなかで、人類の近未来への不安を口にしない研究者は一人としていなかった。〈警告〉という言葉が私の頭のなかで幾度となく強い響きとなってよみがえった。

「われわれは分岐点にいるのです」と、アメリカの生物学者トーマス・ラヴジョイ（第1章38頁参照）は言った。彼は八〇歳で、初めて科学研究書のなかに〈生物多様性〉という言葉を記した人物である。「われわれの孫の世代のために、持続可能な未来をつくることを選択するか、逆に彼らを恐るべき生活へと追いやるか、という分岐点です。希望は、スウェーデンのグレタ◆さんのような若い世代が担っています。彼らはおそらく人類の行動を変える力を持っているでしょう」。

他方、北極地方《グレート・ノース》の専門家ビルジッタ・エヴェンガード（第6章218頁参照）は「私には孫がいます。彼らの

◆**環境収容力**　［訳注］ある環境において、そこに継続的に存在できる生物の最大量。特定の生物群集の密度（個体群密度）が飽和に達したときの個体数。
◆**グレタ**　［訳注］グレタ・エルンマン・トゥーンベリ。スウェーデンの環境活動家。二〇〇三年生まれ。

ことを非常に心配しています」と言う。「ですから私は、グレタさんのような若い同国人の戦いを支持するのです」。また、香港のウイルス学者マリク・ピーリス（第2章85頁参照）は、悲観的な見方を隠さない。「われわれはもう、引き返すことができない崩壊寸前の状態に達しているのではないか、と恐れています」。これはセルジュ・モラン（「序文」13頁参照）も共有している。モランはいつものように冗談めかしてこう言う。「悲観主義者《ペシミスト》と楽観主義者《オプティミスト》の違いは、何でしょう？ ペシミストはこれ以上悪い状態はありえないと言い、オプティミストはもっと悪い状態だってありえると言います。だから私は、ときどきちょっとばかりオプティミストになるのです」。

〝最悪の事態がくるかもしれない〟ことを知っている人たち、いわば世界の現状を知ってしまった者の仲間入りをすると、とても重たい気分になる。ギアナで研究している生態学者で、四人の子持ちのロドルフ・ゴズラン（第2章75頁参照）はこう打ち明ける。「私は、家族からペシミストだと非難されます。われわれは明晰にものを見ているので、マージナル化されるのです。われわれがタイタニック号に乗っているのだということを理解しようと思う人は、ほとんどいないのです」。環境保全を提唱している教授で、三人の若者の父親でもあるドイツ人ピエール・イビシュ（第2章80頁参照）も、次のように言う。「これは非常に厳しい状態ですね。私は、私生活では楽観主義者《オプティミスト》であろうとしてきました。しかし私は、今、現われつつある苦しみの世界を、子どもたちにどう説明したらいいかわからないのです」。〈ワンヘルス〉のパイオニアであるスイス人ヤコブ・ジンスタッグ（第6章197頁参照）など、宗教的信念に支えを求める者もいる。「私はプロテスタントの女性牧師と結婚し、私自身キリスト教徒です。神は世界が破壊されるのを放っておくとは考えられません。私はよくルターを引用します。彼はこう言っています。〝明日世界が終わると告げられても、私はリンゴの木を植えるだろう〟。オーストラリア人フィリップ・ワインスタイン（第7章244頁参照）は、物理学者アルバート・アインシュタインの言葉を引き合いに出す。「異なった結果を期待しながら、いつも同じことをくり返す者は愚か者である」。

〈プラネタリー・ヘルス〉の創設者でイギリスの疫学者アンドリュー・ヘインズ（第6章223頁参照）は、政治家たちに来たるべき災厄がいかなるものかを認識するように訴えながら、ため息まじりにこう述べる。「無為無策のツケは、計り知れないものとなるでしょう。引き戻せなくなるまで待っているわけにはいきません。早くしなくてはなりません」。ハーバード大学教授のサミュエル・マイヤーズ（第6章226頁参照）はこう言う。「あらゆる生のかたちが花開くような健全な世界を、われわれはまだつくることができます。すべては、われわれがいま、ここで、何をするかにかかっているのです」。

【コラム】

〈ウイルス・ハンター〉という仕事

科学の遠征は、ヨーロッパによる植民地化とともにはじまった。博物学者チャールズ・ダーウィン（一八〇九〜八二年）は周知のごとく、一八三一年から三六年にかけてビーグル号で出航した旅行の際、観察に基づいて自然淘汰による進化の理論を着想した。現在の〝ウイルス狩り《ウイルス・ハンティング》〟は、生物の目録づくりというこの同じ欲求から行なわれている。さらにここには、すべてのウイルスが判明すれば、新たな感染症の出現からわれわれを守ることができるだろう、という期待が込められている。

このウイルス・ハンティングは、野生動物を生息環境で捕獲し、血液や組織を採取したり、口腔や直腸から綿棒でぬぐい取ったりして行なわれる。得られたウイルスは、生物学研究所で分析される。ウイルスやほかの微生物の特定には、ウイルスの遺伝子物質を摘出して、ゲノム・シークエンシング［DNAの塩基配列の解明］をしなければならない。その結果、解読された分子配列は、これまでに解読されてきたものの遺伝子データの分子配列と比較される。

そして類似性がなければ、新たなウイルスであるということになる。さらに、それを特定するために、細胞を培養しゲノムの分子配列全体を確定しなくてはならない。アメリカの〈グローバル・バイローム・プロジェクト〉（GVP（「おわりに」281頁参照））という計画は、動物の全ウィルスを特定しようとするものである。しかし、生物をすべて収集してみても、生物多様性の衰退と戦うには不十分であるのと同じように、すべてのウィルスを特定してみても、〝次に来たるべきパンデミック〟を予測するのには、たいした役には立たないだろう。

〈生物安全保障〉のさまざまな潮流

「齧歯目の動物、霊長類、コウモリなどは病原体の主要な自然宿主《レゼルボア》ですが、それらの動物を除去してはいけないということでしょうか？」。この質問は、私がインタヴューしたすべての相手をびっくりさせた。しかしこの質問は無視していいとも言えない。というのは、こうした選択もあちこちで聞かれたからである。「それは、〝森林火災をなくすには木を切り倒せばいい〟と言ったドナルド・トランプみたいなものです」とセルジュ・モランは皮肉る。「コウモリを絶滅させたら、そのエコロジー的・経済的結果は途轍もないものになりますよ」と、ガボンのウィルス学者ガエル・マガンガ（第3章111頁参照）は強調する。「食虫目の動物は昆虫による作物への被害を食い止め、種子をばらまく素晴らしい受粉推進者なんですよ。また彼らはその糞で土地を肥沃にします。変えなくてはならないのは、われわれの環境との関係です」。さらに、ベトナムで研究しているウィルス学者アリス・ラティンヌ（第3章120頁参照）はこう付言する。「それはロシア式ルーレットに似ています。つまりエコシステムのネジをゆるめればゆるめるほど、新型ウィルス出現のリスクが高まるということです」。

来たるべきパンデミックを回避するために提案された〝解決法〟のなかで、セルジュ・モランがとくにショックを受けたものが一つある。それはサンディエゴ（カリフォルニア州）の動物園のある女性の生物学者が提案したもので、彼女は『サイエンス』誌に発表した論文のなかで「野生動物の厳格な衛生監視」を行なうことを提案したのである。[4]「ネズミやコウモリに電子ブレスレットを装着するとでも言うのでしょうか？」と、このフランスの研究者は声を荒げた。執筆者は北京大学の疫学者で、モランはさらに二〇二〇年七月に発表され、彼を苛立たせたもう一つの論文を引き合いに出した。執筆者は北京大学の疫学者で、養豚場で働く労働者をしっかり「監視する」ことを提案したのである。[5] H1N1（豚インフルエンザウイルス）の新たな株が発生する可能性があるから、というのだ。「こうした生物安全保障の潮流は、たいへん不安をもよおさせるものです」とセルジュ・モランは言う。「というのは、それはエピデミックの原因を隠蔽してしまうからです。そうした流れは、一九九八年に狂牛病が発生したときにはじまりました。このときイギリスで二四〇〇万頭の牛が殺処分されました。さらに二〇〇四年には、H5N1（鳥インフルエンザ）の際にも同様の事態が起きました。タイ当局は六〇〇〇万羽のニワトリを予防的に殺処分しましたが、これは小規模の飼育業者をターゲットにしたもので、大規模飼育業者のニワトリはコントロールが良好だという理由で殺処分の対象にならなかったのです。またその際、当局は地域のニワトリの固有種を増やすことを禁じました。その結果、タイを原産地とする多様な遺伝子を持つニワトリがいなくなり、ヨーロッパ産の工業生産的な種類のニワトリばかりになったのです。[6] こうした生物安全保障のやり方は、生物多様性や公衆衛生に逆行しているのです」。

二〇一八年、アメリカ国際開発庁（USAID）の元ディレクターのデニス・キャロルと、PREDICT計画（第1章55頁参照）から財政支援を受けている〈エコヘルス・アライアンス〉の創設者であるイギリスの動物学者ピーター・ダスザックがはじめた〈グローバル・バイローム・プロジェクト〉（GVP）は、さらなる当惑をもたらした。[7] GVPの目的の一つは、哺乳類や鳥類に宿っていると見なされる一七〇万ほどのウイルス――その半分は人間に感染する可能性がある――を特定し、分子配列を確定することである。これは途轍もない作業であり、一二億ドルの費用がかかると推定され、またパンデミック予防の有効性を疑われ批判されている。批判の矢はイギリスの三人のウイルス学者から放たれた。彼らは『ネイチャー』誌で、エボラウイルスの分子配列を確定したにもかかわらず、二〇一八年にコンゴ民主共和国で再出現するのを防止できなかったことを指摘した。[8]「これは途方もない金の無駄使いであって、エコヘルス・アライアンスのような私的機関を存続させることにしかならない」と、タイに住むアメリカ人生物学者ブルース・ウィルコックスは持ち前の率直さで切り捨てる。「ピーター・ダスザックをよく知っています。彼は、私が二〇〇四年に創刊した雑誌『エコヘルス』に協力してくれましたからね。しかしですね……」。

他方、香港のパスツール研究所で研究をするマリク・ピーリス教授は、もっと微妙な言い方をする。「ウイルスの多様性を解明することは重要ですが、それだけでは不十分なのです。新型ウイルスの出現を促す要因を突き止めることがもっと重要なのですが、そのためにはそんなに多くのお金は要りません」。フランス人ロドルフ・ゴズランも同じようなことを言った。「熱帯林の奥地にある樹木を守るために予算を獲得するのは、そんなに容易なことではありません。しかしウイルスの分子配列を確定しても、たいして役に立ちません。なぜなら、ウイルスの特性は絶えず変化することだからです」。

ユカタン半島（メキシコ）にある国際研究所を率いるフランス人研究者バンジャマン・ロッシュにとっては、問題は次のようなことである。「ワクチン開発――これはチクングニア熱やジカ熱の場合は放棄されたのですが――のため、そして治療薬のために、お金を大量に使おうとするのは政治的な短見です。というのは、そういった努力は目立つのですが、長期的に見たら、たとえばアジアの農民が森林を伐採することをやめさせるために、彼らを支援する方がよほど有益であることを理解していないからです」。セルジュ・モランは、それは甘い罠だと告発する。「GVPは分子配列の確定を体系的に行なうことによって、抗ウイルス剤をつくり特許を取得することができる、という幻想をちらつかせていますが、それは砂浜のなかの針を探すようなもので、無駄骨というものです」。

「ピーター・ダスザックが私のインタヴューを断わったのは、なぜなのでしょうか？」。

「それは、私とあなたが協力関係にあることを知っているからです。多くのヨーロッパの科学研究者と同じように、GVPは大量のお金を使って、予防対策としては何の役にも立たないことをやっているのだと思います」。これは、ブルーリ潰瘍の専門家ジャン＝フランソワ・ゲガン（第2章60頁参照）も共有する意見である。ゲガンはため息まじりに言う。「現在、〈感染症探検学〉などと称される潮流ができています。将来のモンスターを描写しようというわけです。しかし、われわれがそのモンスターをつくりだし、森から連れ出していることを忘れているのです」。

南側諸国の人口増加に歯止めをかけ、貧困を減らすこと

「ブッシュミート（野生動物の肉）を食べることを禁止すること」。これは幾度となく提唱されたオルタナティブな解決法であるが、これはまた全面的に反対されてもいる解決法でもある。CIFOR（国際森林研究センター）の代表で、インドネシアにいるロベール・ナッスィ（第2章72頁参照）は、「それは、フランス人にイノシシや野ウサギを食べることを禁止するようなものだ」と、この解決法を一掃する。「動物飼育が行なわれていない中央アフリカでは、年間五〇〇〜六〇〇トンのブッシュミートが食べられています。これを牛の飼育に換算すると、森林を一五〇〇ヘクタール伐採しなくてはなりません。栄養失調の人も少なくない住民に、彼らの唯一の動物タンパク源であるジビエを食べるのをやめさせるわけにはいきません」。ガエル・マガンガは言う。「ガボンでは、狩猟が許されるのは半年間だけです。われわれは狩猟に関する教育キャンペーンを行ない、彼らがジビエを安全に扱うように指導しています。しかし、センザンコウ、象、サルといった保護動物種を狙う密猟者に関しては、厳しく対処しなくてはなりません」。霊長類学者のサブリナ・クリエフ（第7章263頁参照）はこう付け加える。「絶滅危惧種の密猟者に対する措置を強化しなくてはなりません。というのは現在、国境は密猟者に対しては、麻薬よりもはるかに規制がゆるいからです」。

武漢などにある中国の〝ウェットマーケット〟（生鮮食品市場）についても同じ議論になる。そこで研

究したロドルフ・ゴズランは言う。「まず、センザンコウやサイを食べたがる新富裕層を教育しなくてはなりません。そのうえで、厳格な衛生管理をしなくてはならないでしょう。しかし一般的に言うと、アジアやアフリカでは貧困と戦わなくてはなりません。これは人口増加の問題でもあります。貧困が存在するかぎり、自然を守ることはできないのです」。同じ意見を、カナダのデヴィッド・ラポート（第7章257頁参照）も述べている。彼は、アメリカのウォーレン・トンプソン（一八八七〜一九七三年）の〈人口推移〉理論を参照して、女性の出産率と女性の経済状態との関連を示している。貧しければ貧しいほど子どもができ、家族を養うのが困難になるという関係である。

「チャドで〈ワンヘルス〉の計画をはじめたとき、遊牧民の女性たちは、いつも妊娠するのにうんざりしていたので、この計画に家族計画を含めるように求めてきました」とヤコブ・ジンスタッグは証言する。彼は四〇年前からアフリカ各地をめぐっている人物である。「アフリカの大都市では、人口爆発と貧困のために、女性は地獄を味わっているのです」。メキシコの生物学者ヘラルド・スサーン（第4章158頁参照）にとって、根絶しなくてはならないのは〝スラム街〟である。なぜなら、そこには「開発によって寸断され断片化の一途をたどる自然空間の近くに、極貧な人口の過密が集中している」からである。アンドリュー・ヘインズはくり返しこう述べる。「プラネタリー・ヘルスは、エコロジー爆弾の導火線である社会的不平等の問題を解決しないかぎり実現不可能なのです」。

バンジャマン・ロッシュと共同で論文を執筆した[9]ジャン＝フランソワ・ゲガンは、英語で〈ハザード〉（偶然的危険）と呼ばれるものと〈リスク〉と呼ばれるものの違いを指摘する。「病原微生物による偶然的危険は、常に存在します。あなたがマリゴ（頻水低地）に行き怪我をしたら、ミコバクテリア症に感染するかもしれません。しかし、第二の要因があります。あなたが水を恐れていれば、ブルーリ潰瘍にかかる確率はほとんどゼロでしょう。細菌に接触しなければ感染しないのです。さらに第三の要因があります。個人的あるいは社会的な脆弱性です。これは不安定な生活、栄養失調、治療にアクセスできないといったことです。リスクというのは、ハザード（偶発的危険）、エクスポージャー（危険にさらされること）、そして脆弱性という三つの要素の組み合わせの産物なのです。したがって人々の生活条件をより良くし、私が〝創発性《エマージング》疾病の出現領域〟と呼ぶ貧困をなくすことによって、リスクと接する人口を減少しなくてはならないのです。そして、それには政治が必要です」。

「大地の叫びと貧者の叫び」――いかに生物圏保全と発展を両立できるか？

サブリナ・クリエフ（生態人類学・民族生物学・霊長類学、パリ自然史博物館）
メリアン・ブーアムラン（〈人間と生物圏（MAB）計画〉専門家）

生物多様性の保全と村の発展をどのようにして両立させるか？　これが二〇一七年、キバル国立公園で、サブリナ・クリエフが現地住民と一緒にはじめた〈ウガンダにおける森・動物・住民の新たな共生のためのプロジェクト〉の核心的な問題である。この霊長類学者は語る。保護エリアは、七七六平方キロの熱帯雨林とその周囲に広がる人口の多い村落である。「私は少しずつ、自分の城から抜け出しました。つまり、チンパンジー研究という専門領域から脱却しはじめたのです。貧困と栄養失調のなかで生きている村人と接触を深めていったのです。彼らは農業ビジネスの誘惑に押されて、国立公園のはずれで収益をあまり見込めないバナナや赤トウモロコシのモノカルチャーを行なっていました。種子はイミダクロプリドでコーティングされていて、これはネオニコチノイド系の殺虫剤です。彼らはトウモロコシを盗むチンパンジーに怒っていました。というのは、トウモロコシ六本で一日の食事になるので、彼らにとって貴重品からです。ところが数年前から霊長類の動物に、それまで見られなかった先天性奇形が多発するようになりました。口唇口蓋裂、顔面異形成などだけでなく、生殖困難なども生じてました[10]。そこで私は、国立公園内を流れる小川の水を調査しました。そうしたら一三種類もの殺虫剤が混じっていることを見つけたのです。そのいくつかは、内分泌疾患を引き起こすことが知られているものでした[11]。何か手を打たなくてはと思いました。というのは、村人も殺虫剤の悪影響を免れないと思ったからです。さらに、チンパンジーは畑で大便をします。その上を農民が素足で歩くわけで、これは衛生上大問題なのです」。

かくして国立公園周辺の住民が参加するグローバルな発展計画が生まれたのである。目的は食料供給の不安定さと貧困をなくし、自然資源の持続的管理によって生物多様性を保全することである。トウモロコシは有機栽培の作物によって置き換えられた。チンパンジーが食べないお茶・バニラ・ピーマンなどで、こうした作物が保護エリアと多様な家族的な食料生産（養魚・食用昆虫・薬草など）とのあいだの緩衝地帯に植えられた。また、村人たちが自分自身で環境を守るように誘導することも目的の一つであった。密猟者を監視するためのパトロール、教育施設、公園のなかをとおる道路のプラスティック廃棄物の回収などである。「私たちが危機から抜け出そうと思うなら、科学研究者、住民の共同体、政治家が協力すること以外に方法はありません」この霊長類学者は、そう強調する。彼女の考えは自然史博物館やユネスコによっても支持されている。

実際、ウガンダのプロジェクトは、一九七一年からユネスコがはじめた〈生物圏保存地域〉◆（ユネスコエコパーク）（第3章100頁参照）の活動に基づいている。これは〈人間と生物圏（MAB）計画〉◆というユネスコのプログラムの一環である。それから五〇年後、国連はこのプログラムをオーストラリアの面積に匹敵する、あわせて七〇一の地域◆（二四カ国に及び、一二の国境にまたがり、二億六〇〇〇万人の人口を抱える）にまで拡張する。各々の〈生物圏保存地域〉には〈核心地域《コアエリア》〉が一つあり、そこでは動物や植物のエコシステムが厳重に保全されている。さらに〈緩衝地域《バッファゾーン》〉が設けられ、そこでは有機栽培や科学研究や科学教育といった〈エコロジー的持続性〉のための諸活動が展開されている。さらに付け加えると、〈移行地域《トランジションゾーン》〉も設けられ、そこでは、住民の経済的・社会的安寧のためのあらゆる活動が許容されている。

「〈生物圏保存地域〉は持続的な生活様式が可能であるだけでなく、それがすでに存在している証拠です」と、二〇二〇年六月四日、〈人間と生物圏（MAB）計画〉の専門家メリアン・ブーアムラン（Meriem Bouamrane）は言う。「このプログラムはまた、地域レベルにおける持続的発展◆の革新的アプローチの実験でもあるのです。そしてそれは国連の掲げる〈持続可能な開発目標〉（SDGs）の実現をめざしてもいるのです。念のために言っておくと、生物圏保存地域は、そこに人間が暮らしていないと、この指定をされることがないのです。なぜなら、ラディカルな自然保護原理主義者とは異なって、われわれは問題は人間よりも支配的な経済システムであると考えているからです。生物圏保存地域は、私が〈生の循環〉と呼ぶものであり、そこでは人間も生物の大きな連鎖のなかにその位置を見出すのです。たとえば、コギ族が暮らすコロンビアのシエラ・ネバダ・サンタ・マルタはこの地位を一九七九年に、ダブリン湾（アイルランド）は一九八一年に、ヴォージュ＝プファルツ（独仏国境）は一九九八年に、それぞれ獲得しましたが、それはそこの住民たちが人類と自然の結合に基づく共通の価値を分かち合っているからです」。

二〇二〇年五月七日、メリアン・ブーアムランは五人の科学研究者（セルジュ・モランもその一人）とフランスの日刊紙『リベラシオン』に論評を掲載した。それは「エコロジー的連帯の時代が来た[12]」と題されていて、「探検家にしてヒューマニストの偉大な生物学者」テオドール・モノー（一九〇二〜二〇〇〇年）の引用からはじまっている——「人間は人間以外のすべてのものと結びついていることを肝に銘じなくてはならない」。メリアン・ブーアムランは言う。「エコロジー的連帯は正真正銘のパラダイムチェンジなのです。というのは、それによってわれわれ一人ひとりが、われわれ全員が、他者と生き物の世界に依存しているという意識を持つことができるようになるからです。これはパンデミックがもたらしたいいことの一つです。外出制限のおかげで、われわれはハムスターのように車輪のなかで回り続けることをやめて一息つくことができ、こうしたすべてのものの相互連関を、個人的にも集団的にも身をもって体験すること

◆**人間と生物圏（MAB）計画**　ユネスコの長期政府間共同研究事業計画として、一九七一年に発足した研究計画。自然および天然資源の合理的利用と保護に関する科学的研究を国際協力のもとに行なうことにより、環境問題の解決の科学的基礎を得ることを目的としている。

◆**七〇一の地域**　二〇二〇年における〈生物圏保存地域〉の地理的分布は、以下のようになっている。アフリカ（七九）、アラブ諸国（三三）、アジア太平洋（一五七）、ヨーロッパと北アメリカ（三〇二）、ラテンアメリカとカリブ海域（一三〇）。

◆**持続可能な開発目標（SDGs）**　全部で一七項目あり、国連の貧困を根絶するためのプログラムの一部で、次のように銘打たれている。「われわれの世界を変革する——持続可能な開発のための2030アジェンダ」。

ができたのです。われわれは看護師や農民に依存して生きているということだけでなく、地球の反対側の森から出現した極小のウイルスとも一緒に生きていることを発見したのです。一人ひとりが自分の責任を引き受けなくてはなりません。市民・企業・政府・国際組織など、全部が全部です。全員でわれわれの生産様式・消費様式を考え直し、エコロジー的連帯の要請にしたがわなくてはならないのです。ローマ教皇フランチェスコが〈回勅〉のなかで言ったように、「大地の叫びと貧者の叫び」の両方に耳を傾けなくてはならないのです。われわれの家は燃えています。しかし同時に、われわれがカードを切り直すまたとない時を生きているのだと考えています。私は明晰なオプティミストの立場に立ちたいと思っているのです……」。

経済的パラダイムを変え、工業的畜産を減らし、エコロジー的農業を推進すること

本書のためにインタヴューしたすべての科学研究者が、メリアン・ブーアムランと同様に経済的パラダイムの変更を呼びかけている。GDPの増大ばかりを追求することに疑問を呈しているのだ。実験台にかじりついているばかりと思っていたウイルス学者や寄生体学者が、かのGDPこそが創発性《エマージング》感染症の主要原因の一つであると述べたことは、正直言って私には意外であり驚きでもあった。「経済成長という考えは、まったくナンセンスです」と、マリク・ピーリスは言う。彼はSARSウイルスを単離◆した人物である。「経済学者や政治家は大切なことを知らないのです」。またサファ・モテシャレーは、皮肉まじりに次のように言う。「資源や廃棄物の収容力に限界がある地球上で、無限の量的成長——もっと生産もっと消費——を追求することが数学的に不可能であることを理解するのに、数学に強い必要はありません」。サファはこのことについて二〇一六年に研究を公表している。▼[13]「それに対して、創造力や知性に限界があるとは私は思いません。また身体的・精神的健康あるいは生活の質についても同様だと私は思っています」。動物学者マシュー・ベイリス（第2章84頁参照）は「GDPは見かけだけの友人なのです」と言う。「と

いうのは、その計算式には、外部費用つまりGDPの増大のための環境コストが含まれていないからです」。経済学者で生態学者のデヴィッド・ラポートはこう付け加える。「金融システムを全面的に見直し、エコシステムを破壊する活動と、逆にエコシステムの健康を促進する活動とをはっきり区別しなくてはなりません。前者には重税を課し、後者には助成金を出すようにするのです。しかし現状はその逆ですよ」。疫学者アンドリュー・ヘインズにとっては、「ポストコロナ社会」は「政治家が自分たちの論法を変えることを受け入れないかぎり」出現しえない。彼はニュージーランドの女性首相ジャシンダ・アーダーンの例を引く。四〇歳の彼女は、二〇二〇年時点における〝新政治世代〟を体現していて、「われわれが人新世の時代に必要としている人物」であると、彼は言う。「しかし残念ながら彼女だけですね」。ヘインズの同僚サミュエル・マイヤーズも同じことをくり返し言う。「われわれは、やり方を全部変えなくてはならないのです。生産の仕方、食べ方、暖房の仕方、移動の仕方など、何から何まで全部ですね」。

この点で、工業的畜産による肉の過剰消費の問題は決定的に重要である。それは二〇二〇年七月二二日、セルジュ・モランが所属する国際農業開発研究センター（CIRAD）が発したジャーナリズム向け声明のタイトルにも示されている。すなわち「家畜の増加が世界的パンデミックの要因の一つである」。この声明は、セルジュ・モランが保全生態学の学術誌『生物学的保全』に発表した最新研究を紹介しているが、[14]この研究はジャーナリズムでも広く取り上げられた。そしてこの研究は背筋を寒くさせるものである。セルジュ・モランが、動物由来感染症は、絶滅寸前の野生種の数によって測ることができる生物多様性の消失と結びついていることを明らかにしたことは、すでに述べた（第3章106頁参照）。彼はこの最新論文のなかで、一九六〇～二〇一九年のデータを現状に合わせて進化させ、そこに二つの要素を加えている。つまり家畜の数と家畜の疾病である。そうして彼は「絶滅危惧種の数とエピデミックの数の関係が、ピークに達するほど強まっていること」を確認している。ようするに「エピデミックのリスクは、家畜の数の増大

◆**単離**　［訳注］ある微生物集団から、特定の微生物を分離して培養すること。

と相関関係にある」ということである。

「これは大きな警告ですよ」と彼は言う。「生物多様性の危機が最後の段階にさしかかっているのです。野生動物の消滅が急進行しているので、そうした動物が新たな病原体をわれわれにもたらすことはやがてなくなるでしょう。家畜動物とくに牛がそれに取って代わることになります。家畜はパンデミックのリスクを強める二重の影響力を持っています。家畜は植物性たんぱく質を必要とし、これは野生動物が生存できる生きる空間の減少をもたらします。家畜は、動物由来感染症の病原体を人間にうつす橋渡しをすることになります。こうして家畜は、パンテミックの要因になるのです」。

「あなたが〈牛新世〉の時代と呼ぶのはそのことですか？」。

「そのとおりです。これは〈人新世〉の特徴の一つなのです。最近、フランス農業アカデミーにいる生態学者で獣医でもあるベルナール・ユベール（Bernard Hubert）が、動物の移動の逆転現象に言及しています。つまり昔、動物は、たとえばニワトリは鶏小屋のなか、牛は草地のなかというように、それなりの広い範囲で動いていましたが、現在は大農場に閉じ込められています。動物が動くのは、生きているか死んだ状態かはともかく、遠い場所に売られていくときだけです。EUはこうした成りゆきを放置しておいてはならないでしょう。共通農業政策◆（仏PAC／英CAP）の農業助成金を、土地の多機能的回復力を強める発展に見あった農業実践の方向に向け直さなくてはなりません」。

この意見は、ホーエンハイム大学（シュツットガルト）の熱帯農業科学研究所を率いるゲオルク・カディッシュ（第7章254頁参照）も共有している。「一次生産（農耕）と二次生産（畜産）を切り離すことをやめて、食糧生産を競争しようという考えはやめなくてはなりません。具体的に言うと、ドイツの牛の食糧供給のために、ブラジルから大豆を輸入することなどはやめなくてはなりません」。この研究者はスイ

◆**共通農業政策**　EUの農業補助に関する制度や計画を扱う政策。これに充てられる予算は二〇〇五年度で四三〇〇億ユーロに及び、全体のおよそ四四%を占める。

スが模範例だと言う。「(スイスでは) 農民は、トウモロコシやジャガイモを大量生産して稼ぐ食糧生産者とは見なされていません。彼らは景観の園芸家と見なされ、共同体にエコシステム的サービスを行なう者として報酬を得ているのです。巨視的に見ると、政治家が悪しき食糧生産に補助金を与えることをやめて、有機農業や食料の流通回路の改善を積極的に支えることによってしか、これはできない相談なのです」。「共有財に力を注ぐ真の政治的意志が必要です」と同調するのは、アンヌ・ラリゴドリー(第3章93頁参照)である。彼女は、生物多様性及び生態系サービスに関する政府間科学・政策プラットフォーム(IPBES)の執行役員である。「農業の未来は、殺虫剤でもなければ、モノカルチャーでもありません。そうではなくて、気候、生物多様性、健康のためになるエコロジー農業です。それは一石三鳥なのです。同時に、私たちは食肉の消費を減らさなくてはなりません。それはアマゾンなどの森林伐採を減少させることにつながるのです」。

【コラム】

〈牛新世〉の時代

一九六〇年から二〇一七年のあいだに、地球上に生存している牛の総数は、五億未満から一六億近くに、豚は五億から一五億に、ニワトリは五〇億から二〇〇億になった。飼育動物の数が非常に増えたので、それを合算した重量は人類や野生動物を合算した重さを上回るにいたった。われわれは家畜の時代、〈牛新世〉の時代に突入したのである。

これらの飼育動物は、アメリカ合衆国に出現して地球全体に広がったが〈高密度家畜飼養経営体〉(CAFO:concentrated animal feeding operation)と呼ばれる工業的大農場で〝生産〟されることが多くなっている。〝工業的畜産〟は、少なくとも牛なら一〇〇〇頭、豚なら二五〇〇頭、あるいはニワトリなら一二万五〇〇〇羽を単位として行なわれる。イギリスは、このモデルを実践するヨーロッパで最も進んだ国で、二〇一七年の段階で八〇〇の大農場が存在する。大きな農場は二万三〇〇〇頭の豚、三〇〇〇頭の牛を飼育している。他方、ニワトリの品種の三七％、豚の品種の三五％、牛の品種の三一％が絶滅の危機に瀕している。

ロベール・ナッスィ（国際森林研究センター）
ディディエ・バジル（農業生態学、CIRAD）

〈木材輸入のための森林伐採〉を最大限制限すること

「北側の諸国が玄関口をきれいに掃除しなくてはならないのです」と、国際森林研究センター（CIFOR）のディレクター、ロベール・ナッスィは言う。「北側諸国は動物の餌として大豆を輸入し、またエンジンや加工食品用にアブラヤシを輸入することによって森林伐採に関わり、したがって感染症の出現に関わっているのです。南側の諸国に教訓を垂れるのは簡単なことですが、輸入のための森林伐採を最大限制限する措置をとって一貫性を示さなくてはなりません」。この〈木材輸入のための森林伐採〉の問題は、国際自然保護連合（IUCN）（第2章66頁参照）によってマルセイユで開催される世界自然保護会議のときに動議として提案されることになっていた。この会議は当初二〇二〇年六月に予定されていたが、パンデミックのために二〇二一年秋に延期された。「フランスによるこの動議の目的は、ヨーロッパの消費者の買うすべてのもの——木材、ヤシ油、ブラジルから輸入する牛肉など——が、原産国の環境に影響を及ぼしているということを強調することです」と、二〇二〇年六月四日、ディディエ・バジル（Didier Bazile）は私に言った。彼はCIRADの農業生態学者でIUCNのフランス委員会のメンバーでもある。「当初は二つの類似した提案がありました。一つはフランスのエコロジー・持続可能開発・エネルギー省から出されたもの、もう一つはCIRADとIUCNのフランス委員会から出されたものでした。動議を検討する委員会は、この二つを一つにまとめるようにわれわれに求めました。その方が議論が生産的になり、世界的レベルでの統治機能の改善への第一歩になり、諸国間のエコロジー的連帯を発展させることができると考えたのです」。

霊長類学者サブリナ・クリエフは、この動議の作成に積極的に参加した。彼女はマルセイユの世界自然保護会議で、フランスを代表して論陣を張ることになっている。「生物多様性の消失、気候変動、パンデミックのリスクに同時に対抗しようと思ったら、絶対に熱帯林を守らなくてはなりません」と彼女は、いつものように熱っぽく要約した。「類人猿は、人類が生き延びるために不可欠のこの三つの問題を象徴する種なのです。マルセイユの世界会議では、私はウガンダの農民や同僚と一緒に参加します。彼らが、なぜチンパンジーを守るべきなのかを説明してくれるでしょう。それは、われわれ人類の健康や未来を守ることでもあるのです」。

科学と市民の対話と信頼が〈解決学〉を生み出していく

すでに「はじめに」（21頁参照）で指摘したように、哲学者リュック・フェリーは二〇二〇年三月三〇日付の『エクスプレス』誌で、「大気汚染や生物多様性と、新型コロナウイルスとのあいだに関係があると考えるのは、科学ではなく、シュルレアリスムの分野に属することである！」と断言した。彼はそうやって、エコロジストは「公衆衛生の危機と環境の危機を混合して政治的に利用しようとしている」と非難したのである。フランスの元教育・研究大臣（在任、二〇〇二〜〇四年）のこの発言は、当然、IPBESの執行役員アンヌ・ラリゴドリーを苛立たせた。「まったく知識人とも思えない低劣な無知をさらけだしたものです。知らないことは黙っていた方がいいのです。こういう否定の仕方は、私たちの最も恐るべき敵です。気候変動問題に現われているように、彼は政治家の無為無策を励ましているのです」。

オーストラリア人フィリップ・ワインスタインは、こうした政治家の問題とは別に、科学研究者の責任をもためらいなく俎上にのせ、「（科学研究者は）不毛な還元主義にはまり込んでいる」と指摘する。この意見は、私が本書のためにインタヴューしたすべての人々が共有している。「近代科学はタコ壺式にしか機能していません。つまり極度に専門的な分野別に厳重に仕切られているのです」と、〈プラネタリー・ヘルス〉の牽引者アンドリュー・ヘインズも同調している。「バーゼル大学で、私はこの還元主義が日常化しているのを目の当りにしました」と、ヤコブ・ジンスタッグも語気を強める。「人間の知は爆発的に広がったために、いま知の重荷が語られているほどです。私は講義のとき、一五三六年にバーゼルで死去したオランダ出身の人文学者エラスムスの墓碑の写真を見せます。エラスムスは知識を総合的に見渡すことができた最後の世界的天才の一人です。しかし今日、それは不可能なことです。そうではあっても、各分野の優れた人は学際的研究に目を向けています」。

二〇一五年、メキシコ人の研究者ヘラルド・スサーンは、バンジャマン・ロッシュとある研究を発表した。それはエボラのエピデミックから教訓を引き出したもので、「動物由来感染症が、人類や動物の健康に対してもたらす複雑な問題」を解決するために領域横断的なアプローチが必要であることを強調した研究論文である。[16] 彼は言う。「われわれが五年前に書いたことは covid-19 に完全に当てはまります。次に来たるべきパンデミックを回避しようと思ったら、ウイルス学者、寄生体学者、動物学者、疫学者、医師、獣医、農学者、地理学者、数学者、社会学者、経済学者、人類学者、生態学者などを総動員しなくてはならないでしょう」。「これは絶対に不可欠のことです」とNASAの研究者アサフ・アニャンバ（第6章210頁参照）も言う。「いかなる専門分野も、エピデミックや気候変動のリスクを単独で解決することはできないのです」。霊長類学者サブリナ・クリエフは「厳しい現実」を強調する。「私たちは資金調達に苦慮しています。残念なことに、研究機関は領域横断的なプロジェクトにあまりお金を出さないのです」。こうした発言は、私がインタヴューしたすべての研究者の抱いている感想でもある。彼らは「今も少ない資金を減らされることを懸念しながら」恐る恐る言うのだが。

「学際的考えは、研究者としての実績にブレーキをかけることになるのです」と、セルジュ・モランは断言する。「私は、自分が専門領域にとらわれない研究者であることでたいへん損をしました。国立科学研究センター（CNRS）で、八年間も研究ができないような位置に置かれ続けたのです。それで私はポストを離れたのですが、それは科学研究とは無縁の科学評議会に居続けることに嫌気がさしたからです。この評議会の主要な仕事は、他人の研究を評価することだったのですからね」。かくしてこの健康生態学者は、自分の研究を続けるために「自ら望んで」タイに移住した。「良かったことは、あまり飛行機に乗らなくてもよくなったことです。パンデミックの影響を免れますからね」と笑いながら言う。「もっと真面目に言うと、人間や動物、商品などを地球の隅から隅まで移動させるケタ外れのグローバル化によって問題が生じているのです。航空機を使った取り引きや国際観光事業の推進にあまりお金を使うべきではないでしょう。その破壊的な悪影響を、私はタイにいて日々痛感しています」。モランは彼と同様に寄生体学者で健康生態学者のタイの同僚キッティポン・カイシリ（Kittipong Chaisiri）と一緒に、地方政府と協力してナーン県のターワンパー郡（バンコックの北六〇〇メートルのところにある）の小さな無料診療所のなかに現地調査研究室を開設した。彼はそこで〈希釈効果〉［病原体の感染力を抑止する効果］の研究をしつつ、ネズミや野生動物の健康監視を続け、農民のレプトスピラ症（ワイル病）や抗微生物薬耐性の予防キャンペーンを行なったり、森林復活プログラムを構想したりしている。アメリカの生物学者でタイによく行っているブルース・ウィルコックスは、「セルジュがタイでやっていることを、世界中に広げなくてはならないのです」と言いながら、「しかし、そうするためのお金がないのです」と嘆く。

インターネットを通じてインタヴューしながら、この点について私は「大いなる幻滅」を感じ続けた。「大いなる幻滅」という表現は〈ストックホルム・パラダイム〉を創設したアメリカ人の寄生体学者ダニエル・ブルックスのものである。彼は言う。「ワクチン開発のために民間研究室や巨大研究機関が注ぎ込んでいる途轍もないお金を考えると、呆然としますね」。

フランスの公衆衛生高等評議会のメンバーであったジャン＝フランソワ・ゲガンも、この点について、「しかもワクチンが有効であるという確かな証拠はないのですからね」と語気を強める。「ワクチンを作成するには二年から一二年かかりますが、一般的に言うと、二年ではなく一二年です。現在機能しているワクチンは四〇種類足らずですが、これまでに幾千もの試みが途中で頓挫しています。エイズワクチンもそうです。そうやってノーベル賞を追いかける者たちのために法外なお金が注ぎ込まれているのです」。ハーバード大学の研究者サミュエル・マイヤーズは、「研究機関は人新世の時代の困難にまともに対応していないのです。ワクチン開発をやめろと言っているわけではありません。ただワクチン開発のために、領域横断的な研究を阻害してはならないと言っているのです。領域横断的な研究だけが、長期的に見たら公衆衛生の緊急事態に対応することができると思われるからです。そのためには医師の養成の仕方を根本的に見直して、彼らがほかの専門分野との絶えざる意見交換をとおして、健康問題の全体的ヴィジョンを身に付けるようにしなくてはなりません」。

これは、獣医ヤコブ・ジンスタッグの考えでもある。彼は、日本人の科学技術論の教授・有本建男◆とともに、二〇二〇年七月「トランスディシプリナリー研究（学際共創研究）の活用による社会的課題解決の取組み」――OECD主催の〈グローバル・サイエンス・フォーラム〉の作業部会――の座長を務めた[17]。「われわれは、各国政府・大学・資金提供者に対して、科学研究者たちが新たな卓越した境域を開拓すること、つまりさまざまな専門分野のあいだに認識論的つながりと共通の言葉をつくることができるように取り計らうことを推奨したのです。人新世の時代における科学の役割を再定義することも目的の一つでした」。

これについては、私がインタヴューしたすべての科学研究者も賛同した。「基礎科学であろうと応用科学であろうと、最良の科学は社会に貢献する科学です」と、数学者サファ・モテシャレーは言う。「われわれは現代の深刻な問題を解決するための〈解決学〉を必要としていることを恐れることなく主張しなくてはなりません」と、〈希釈効果〉の概念の発案者リチャード・オストフェルトも言明する。「そのためには、科学研究者たちが象牙の塔から抜け出して、政治家、ジャーナリスト、教育の専門家、さらには企業家に向かって発信しなくてはならないでしょう」。フィンランド人ティーナ・ラーチカイネンは、「科学は政治的意思決定の過程に組み込まれなければ使命を果たすことができない」と言う。ドイツ人ゲオルク・カディッシュは、さらにその先を行く。「状況は深刻このうえないので、科学研究者は政治家に圧力をかけ市民や若者を動員しなくてはならない」と言うのだ。「そのためには、科学研究者の知が、もう一つの世界は可能であるだけでなく、それが望ましいということを証明しなくてはならないのです」。また、ヤコブ・ジンスタッグはこう言う。「科学研究者が、私が〝非アカデミックな学者たち〟と呼ぶ人々、つまり現場のエキスパートである現地の活動家たちとの協力を受け入れなければ、何ごとも可能になりません。こうした対話だけがものごとを変える知を生み出すことができるのです」。セルジュ・モランも、もちろんこの意見に同意し、「市民に対する科学の信頼が欠如していること」を強く指摘する。「科学と社会の真の対話をつくりだすことが是が非でも必要なのです。それがお互いを豊かにし、われわれがいま緊急に必要としている変革の力を生み出すのです」。

私に発言を託すことを受け入れてくれた男女すべての科学研究者たちは、みな市民の勇気と参加に敬意を示した。そうした市民は世界中にいて、ブルース・ウィルコックスの言葉を借りると、「グローバリゼーションをひっくり返すために手作りの実験をし、別のやり方を試みている」のである。サミュエル・マイヤーズはこう言う。「奴隷制廃止、女性の選挙権獲得といったような大きな社会的変化は、常に立ち上がって〝もううんざりだ！〟と叫ぶ市民によって実現したことを歴史が証明しています」。ダニの専門家フェリシア・キーシング（第4章131頁参照）は、一九三〇年代のアメリカ大統領の妻エレノア・ルーズベルトの言葉を引用する。「人類の普遍的人権はどこからはじまるのでしょうか？私たちのすぐ近くからです。それはとても近い場所にあって、とても小さいので、どんな世界地図にも載っていないのです」。

◆**有本建男**　［訳注］政策研究大学院大学客員教授、JST研究開発戦略センター副センター長。内閣府大臣官房審議官（科学技術政策担当）、文部科学省科学技術・学術政策局長などを歴任した。なお、この作業部会の報告書は、以下に日本語仮訳がある。https://www.jst.go.jp/crds/report/CRDS-FY2020-XR-01.html

［新版への補章］
ますます深まる新型コロナの謎
——自然起源か流出か？

私が本書の執筆を終えてから、一一ヵ月が経った。その間に一つの事実が明らかになった。すなわち、本書のなかで研究者たちが表明した不安が確証されたということである。ダニエル・ブルックス教授が強調したように（第6章213頁参照）、SARS-CoV-2（新型コロナウイルス）は「世界中のいたるところに存在」し、「われわれはけっして厄介払いすることはできない」という事態が生じているのだ。言い換えるなら、すべてのRNAウイルス（インフルエンザ、エイズなど）と同様に、変異し組み替えを行なう並外れた能力を備えたコロナウイルスとともに生きる術を、われわれは身につけなくてはならないということである。

SARS-CoV-2は出現以来、変異体をつくり続け、そのつど新たなエピデミックの波を引き起こし、公衆衛生の管理に挑戦を突きつけてきた。イギリスで見つかったアルファ株、次いで南アフリカ起源のベータ株、さらにブラジルのガンマ株、そして二〇二一年春からはインドのデルタ株などといった調子である。さらにほかの変異体が続くだろうことは言うまでもあるまい。

パンデミックがはじまってから二年近く、その起源や影響について、まだ多くのことが未解明のまま残されているが、本書のなかで私がインタヴューを行なった人々が喚起した仮説や筋道は、充分に確実なものであることが証明されたと言えるだろう。そのうえで私は、本書の刊行以降の出来事についての簡潔な

〝現状報告〟を、新版のためにまとめておくことが重要だと考えた。

〈生物多様性仮説〉が確証された

二〇二〇年一一月三〇日、セルジュ・モラン（13頁参照）が本書に「序文」を書いてくれたとき、世界中で六〇〇〇万人以上の人々が感染し、そのうち一五〇万人近くが死亡していた。ジョンズ・ホプキンズ大学のデータによると、二〇二一年一〇月二三日の時点で、感染者の数は二億四〇〇〇万人に達し、covid-19（新型コロナ）による死者の数は一八カ月で五〇〇万人ほどにのぼった。これは疑いもなく〈インフルエンザ〉よりも破壊的なパンデミックであると思われる。というのは、致死率が約二%で、これは通常の季節性インフルエンザの二〇倍であり、季節性インフルエンザでも毎年二九万人から六五万人が死んでいるからである。ジョンズ・ホプキンズ大学のデータは低く見積もっていることに注意しなくてはならない。というのは、世界の感染者数はもっと多いかもしれないからだ。その理由は自覚症状のない感染者も多く、その数が測りがたいからである。

これは言い換えると、SARS-CoV-2（新型コロナウイルス）による致死率はもっと低いということを意味する。しかし公式発表にこだわるなら、このcovid-19のパンデミックの致死率は、二・五%と見積もられている〈スペイン風邪〉に近いということである。スペイン風邪は一九一八年三月から二一年七月にかけて五〇〇〇万人から一億人の死者をもたらしたが、当時の世界人口は一八億人であった（現在は七七億人）ことも考慮しよう。他方、第一次世界大戦後のＨ１Ｎ１（豚インフルエンザ）ウイルスによる被害の結果はSARS-CoV-2よりも、はるかにひどいものだった。この違いはインフルエンザの株の桁外れの感染力と発症力によるもので、インドでは二〇歳から三五歳を中心に人口の五〇%が感染したほどであった。これはまたコロナウイルスとの違いでもあって、コロナウイルスは一般に若い人々に被害が少ない（若者の大半は無症状である。ただし若者でも、併発的ファクター、肥満症・糖尿病・高血圧・慢性病・

自己免疫疾患などがある場合は、そのかぎりではない）。

二〇二一年二月に本書が刊行されてからも、私は数多くのインタヴューを行ない、多くの会合をもってきた。そのなかで、とりわけ第5章「免疫システムと〈生物多様性仮説〉」（163頁〜）は、インタヴューの相手や読者から注目を集めた（なお本書は現時点で販売部数が五万部を超えている）。一一カ月経って、本書のインタヴューで研究者たちが慎重に主張していたことが、データ的に確証された。ジャーナリズムが常時表明した危惧とは逆に、アフリカ（とくに生物多様性が豊かな農村地帯）では被害はほとんどなかった。私は、二〇二一年四月、本書に続けて世に問うことになっていたドキュメンタリー映画の撮影のためにガボンに行ったとき、そのことを私自身の目で直接に確かめることができた。ガボンでは、ウイルス学者ガエル・マガンガ（第3章111頁参照）と直接会うことができた。そして彼と一緒に、ガボンの九〇％以上を占める熱帯林の奥地まで行った。でこぼこ道を一〇時間進み、さらにジャングルのなかを二時間歩き、到達した洞窟のなかで撮影した無数のコウモリの姿を、私は生涯忘れることはないだろう。このフランスヴィル国際医学研究センター（CIRMF）の研究者は、ここでエボラウイルス（その致死率は場合によると九〇％にのぼる）だけでなく、コロナウイルスをも追跡し続けている。「われわれの実験施設で、〈ベータ・コロナウイルス〉（beta-coronaviruses）というSARS-CoV-2と同じ種類の二つのコロナウイルスを見つけました」と彼は言う。そして「この二つのコロナウイルスは、人間にとって危険ではなく、コウモリと接触した野生動物や家畜に人間が触れると、人間に部分免疫を与えることができます」と説明してくれた。

このガボンの撮影旅行で、われわれはまた、地方都市のラトゥールヴィルの近くの猟師の村を撮影した。そのとき、この村では当局や村人はcovid-19について、〝豊かな国々を襲っている遠くの疾病〟という

◆**致死率**　感染者の総数に対する死者の数の比率。全人口に対する感染による死者の数を示す〈死亡率〉と混同してはならない。

認識を持っていた。ただし実際には、私がこの「補章」を書いている時点で、ガボンは二〇〇万人の人口のうち三万四〇〇〇人の感染者、二一三人の死者が出ている（主に首都のリーブルヴィルであるが、フランスヴィルでも）。ジョンズ・ホプキンズ大学のデータに基づくと、ガボンではcovid-19の死亡率は〇・〇一％（一〇万人のうち一〇人の死者）で、致死率は〇・六％である。「これはまったく低いものですよ」とガエル・マガンガは言う。そしてこう続ける。「このことは〈生物多様性仮説〉を裏づけるものです。ガボンの村人は、生物が多様に存在する環境と絶えず接触することによって守られているのです。植物群、野生動物、家畜、あるいはあらゆる種類の細菌や寄生体がいるという環境です。農村地帯では、問題はcovid-19ではなく、多くの村民を殺し続けているマラリアなのです」。

　二〇二一年一二月末に、タイにいるセルジュ・モランに、私はようやく直接会いに行けることになったが、このタイでも同じことが確認されている（タイでの撮影は、すべての入国者に対して二週間の足止めが強制されていたために、幾度となく延期となった。これは製作プロダクションを窮地に陥らせた）。この健康生態学者もまた〈生物多様性仮説〉を主張する。二〇二一年一〇月末の時点で、七〇〇〇万人の人口のタイでは、一八五万人の感染者、一万八〇〇〇人の死者を数える。したがってcovid-19の死亡率は〇・〇二六％（一〇万人につき二六人の死者）で、致死率は〇・九％である。セルジュ・モランが研究室を置いているターワンパー郡（ナーン県）での撮影の際には、地域保健に携わっているボランティア団体〈オッソモ〉◆に対する、キッティポン・カイシリ医師の指導を撮影することを予定している。このタイの寄生体研究者は、蟯虫《ぎょうちゅう》に早い時期に接触することの防護効果を証明するとともに、政府がこれを推奨することの意義を主張している。「とくに子どもから徹底的に寄生虫を駆除するのをやめることです。そうしないと免疫システムが強化されないからです」と彼は言う。

　セルジュ・モランもまた、二〇二一年一〇月に電話で話をしたとき、マラリアの罹患率が高い国では、covid-19の罹患率が非常に低いことを証明する研究を発表する予定であると言った。彼はこう説明してくれた。「マラリアの危険にさらされると、〈交差免疫〉ができて防護効果がもたらされるのですが、そのメカニズムはまだ解明されていません」。しかし、少なくとも一つのことは確実である。すなわちタイでは、ガボンの場合と同様に、covid-19による深刻なケースは、とくにバンコックのような大都市に多いということである。それはつまり、バンコックでは住民の〈微生物叢《マイクロバイオーム》〉が、アトランタ、メキシコシティー、リオデジャネイロなどの住民の〈微生物叢《マイクロバイオーム》〉と同じ欠陥を持っているということなのである。

肥満症がリスクの第一要因である

第6章（230頁）で、カンボジアのパスツール研究所のウイルス学者エリック・カールソンが、「肥満症がウイルスに対する抵抗力を脆弱にする」のはどうしてか、について私に説明してくれたことを書いた。彼は「免疫システムを抑制する慢性的炎症状態のために」抗ウイルス反応が混乱するためだと述べている。カールソンは〈セント・ジュード子ども研究病院〉（テネシー州メンフィス）の先端研究ラボラトリーの同僚たちとともに、「体重オーバーの人は、インフルエンザが重篤化するリスクが増大」することを証明した。この事実はcovid-19にも明らかに当てはまる。実際、死亡率が高い国々は、子どもでも大人でも肥満率が非常に高い。まずアメリカ合衆国だが、この国では大人の三九・六%、二歳から一九歳の子どもの一八・五%が肥満症である。二〇二一年一〇月、この世界一の超大国は、人口三億三〇〇〇万のうち、七四万人の死者を数えた。

『ワシントンポスト』[▼1]紙は二〇二一年九月に掲載された記事で、アメリカ人の五〇〇人に一人が新型コロナウイルスで死亡したと報じ、犠牲者の多くは〝有色人種〟、アフリカ系アメリカ人、ラテン系アメリカ人であるということを強調した。記事にはこう書かれている。「パンデミックは、数百年にわたる社会的・

◆**オッソモ**　［訳注］ossomos. タイの地方の村で活動する医療ボランティア団体。各グループが約一〇戸を担当して、医師の指導のもとに住民の健康をフォローアップしている。

環境的・経済的・政治的な違いが健康に影響を及ぼし、有色人種の生命を縮めるものであることを明らかにした。彼らは、新型コロナウイルスに対する免疫システムを弱める慢性疾患に罹るリスクが、ほかの人々よりも高いのである」。問題なのは、まず〝ジャンクフード〟であり、これはアメリカ合衆国の最貧層に深く浸透し、しかも彼らは医療機関へのアクセスがきわめて制限された殺伐たる環境で暮らしている。

　メキシコでも同じ構図である。メキシコは子どもの肥満症は世界記録（三一％）となり、大人の肥満症も世界第二位（二七％）である。この国の新型コロナによる死者は二八万六〇〇〇人に達し、北側の大きな隣国アメリカ合衆国と同じ死亡率（〇・二％）を示している。これは、アメリカが、メキシコに惨憺たる農業・食糧モデルを輸出したことと関係している。二〇二一年三月、私は撮影チームとともにヘラルド・スサーン（第4章158頁参照）を撮影しに行った。彼は、一九九二年にアメリカ・カナダ・メキシコ間で結ばれた〈北米自由貿易協定〉（ＮＡＦＴＡ）◆を俎上に載せる。「アメリカの農産物加工産業の産品が、わが国に押し寄せたのです」と、この健康生態学者は嘆く。「そのため膨大な数の小農民が破産しました。そして食生活が一気に変わり、公衆衛生の観点から栄養失調・肥満症・糖尿病が爆発的に増大したのです。これらはcovid-19感染の死亡率を高める併存疾患です」。ヘラルド・スサーンは〈希釈効果〉［病原体の感染力を抑止する効果］の専門家で、オアハカ州などの先住民の共同体で研究をしたいと考えている。先住民はジャンクフードの侵入に抵抗し、生物多様性の豊かな環境で暮らしている。「先住民の共同体に関心があるのは、彼らがcovid-19の影響をあまり受けなかったのが、〈生物多様性仮説〉の正しさや食物の影響を裏づけるものだと思うからです」。

　世界中で一四億人に及んでいる肥満症は、もちろんヨーロッパも例外ではない。フランスでも肥満症の比率は増大し続け、現在大人の一七％に達している。二〇二一年一〇月末、この美食の国はcovid-19による死者が一一万八〇〇〇人に及び、死亡率〇・一七％（一〇万人につき一七〇人の死者）で、人口がほぼ同じのタイ（フランスは六八〇〇万人、タイは七〇〇〇万人）の七倍に達している。人口八三〇〇万人の隣国ドイツでは、大人の二四％が肥満症で、covid-19による死者の数は九万五〇〇〇人、死亡率は〇・

一一％（一〇万人につき一一一人の死者）である。この違いをどう説明するか？　これはおそらく両国が保有している集中治療室の数の違いによるのであろう。ＩＮＳＥＥ（フランス国立統計研究所）によると、人口一〇〇〇人につき、フランスは六つ、ドイツは八つである。そうであるがゆえに、パンデミックの第一波のとき、ドイツでは、フランスの病院では受け入れることができない患者を引き受けられたと考えられる。

ウイルスは武漢のＰ４実験施設から流出したのか？

「SARS-CoV-2の起源を解明することは、現在起きているエピデミックによりよく対処し、未来のパンデミックのリスクを軽減するために必要不可欠である。しかし残念ながら、今回の症例が発生してから一年以上経っても、このパンデミックの起源はあいかわらず明らかになっていない」。これは二〇二一年三月、三〇人ほどの研究者が『ウォールストリート・ジャーナル』紙と『ルモンド』紙に共同で送った公開書簡◆の一節である。彼らはそのなかで「中国におけるパンデミックの起源についての独立した調査」の必要を訴えている。

二〇〇三年、やはり中国で〈ＳＡＲＳ《サーズ》〉（重症急性呼吸器症候群）が出現したとき、香港大学の調査チームが、キクガシラコウモリと人間とを媒介する中間宿主としてのハクビシンのなかに、病因となるコ

◆**北米自由貿易協定**（ＮＡＦＴＡ）　この協定のメキシコへの影響についての情報は、私の以下の著書およびドキュメンタリー映画を参照。著書：*Les Moissons du futur*（二〇一二）。ドキュメント映画：*Les Déportés du libre échange.*

◆**公開書簡**　この書簡の執筆者のなかには、以下のような人物がいる。クリントン政権時のホワイトハウス国家安全保障会議のメンバーでジョー・バイデンの協力者でもあったジャミー・メッツェル、ウイルス学者ブリュノ・カナール、エチエンヌ・デクロリー、遺伝子学者ジャン＝ミシェル・クラヴリー、ヴィルジニー・クルティエ。

ロナウイルス（SARS-CoV-1）を見つけ出した（第2章87頁参照）。しかし、covid-19の場合はこういうことは起きなかった。すぐにセンザンコウが話題になったが、この候補は決定的に否定された。それ以降、新たな要素が提起され、武漢のウイルス研究所のP4実験施設から偶発的に流出したのではないか、という説が真剣な検討対象となる。この研究所は、一九五六年に中国科学院の指導下で創設されたものである。二〇〇三年、SARSが話題になりはじめたときに、この研究所はフランスと共同で厳重に安全装置を施した実験施設を建設することを決めた。この実験施設のスタッフの一部は、リヨンにある同種の実験施設◆で養成された。しかし最終的に、とくに安全性の問題のためにフランスはこのプロジェクトから撤退したが、このP4実験施設は、二〇一五年に公式に設立されるところとなった。[2] そして運営責任は〝コウモリ女〟（バットウーマン）の異名で知られる研究者・石正麗《シー・ジェンリー》に託された。

彼女は、SARSのウイルスの自然宿主《レゼルボア》がコウモリであることを突き止めた人物である。この時期、中国の科学研究者は、PREDICT計画に財政支援を受け、アメリカ定住イギリス人ピーター・ダスザックによって設立された〈エコヘルス・アライアンス〉（「序文」15頁参照）と協力関係にあった。二〇二〇年二月、この実験施設における君臨ぶりから中国で〝禍をもたらす女性《レディー・オブ・イーヴル》〟というあだ名をつけられたこの女性研究者・石正麗が、エコヘルス・アライアンスと協力してつくったウイルス保管庫から、SARS-CoV-2に九六％が一致するウイルスを見つけたことを『ネイチャー』誌に公表した。[3] このウイルスは、コウモリが大量に棲み着いた銅の廃坑から二〇一二年に採取したもので、この銅の採掘場では六人の坑内労働者がcovid-19による症状と非常に似た重度の肺炎で死亡していた。

そうすると、二〇一九年九月に武漢のウイルス研究所が、P4実験施設のすべてのデータベースをアクセス不可能にしたことは、どう説明したらいいのだろうか？ このことによって、二〇一二年のウイルスと二〇一九年のウイルスとの関係についてのすべての研究が、深刻な困難に陥っているのである。

この透明性の欠如は多くの憶測を生んだが、石正麗と彼女のアメリカのパートナーたちが、〈機能獲得〉と呼ばれる実験をしていたのだから、それも当然である。この危険をともなう実験は、ウイルスの遺伝子を操作して、その病因性や感染力を高めたものを作成するというものである。その目的は、病原体が森から自然流出したときにワクチン開発や治療法を迅速に準備するためと主張されている。ここにはPREDICT計画や〈グローバル・バイローム・プロジェクト（GVP）〉（「おわりに」281章参照）の推進者の論法と同じものを見出すことができる。そしてそれはまた、国家的な安全保障のために、〈準備体制《プリペアドネス》〉（第1章42頁参照）を営利がともなう形で構築していくというやり方にも符合するものである。

〈機能獲得〉実験を最初に行なったのは、ロッテルダム（オランダ）の〈エラスムス医療センター〉の微生物学の教授ロン・フーシェーである。二〇一一年九月、彼はマルタ島で開かれたインフルエンザについてのヨーロッパ会議の際に、致死性の強いH5N1ウイルスから、鳥インフルエンザウイルスを作成したと発表した。H5N1ウイルスのなかに、きわめて感染力が強いH1N1ウイルスの三つのヌクレオチド〔DNAやRNAを構成する要素〕を加えてつくったというのだ。私は第1章（52頁）で、ソウルの集約的養鶏場におけるH5N1インフルエンザのエピソードが、たいへんなパニックを引き起こしたことを報告した。しかし結局、このエピデミックは世界中で一〇〇人程度の犠牲者をもたらしただけであったが。

二〇二〇年五月二六日、フランス開発研究所のバンジャマン・ロッシュ（第2章90頁参照）は「H5N1ウイルスは、人から人にはうつらないのです」と私に言った。「二〇〇三年の感染者は、感染したニワトリに直接接触した農業労働者だけで、その大半が死亡しました。それは病原性がはるかに弱いH1N1（豚インフルエンザ）とは、まったく異なるものです。H1N1の場合は、豚に適応したために哺乳類から哺乳類に、そして人から人に容易に感染するのです。ロン・フーシェーは手柄を立てるために、インフルエンザにもってこいの実験モデルとなる動物フェレット◆を使ったのです」。

実際、哲学史家・人類学者のフレデリック・ケックが、二〇一五年に発表した秀逸な論文で述べている

◆リヨンにある同種の実験施設　メリユー財団（Fondation Merieux）によって資金援助され、ＩＮＳＥＲＭ（フランス国立衛生研究所）が運営しているＰ４実験施設。

ように、「フェレットは、［インフルエンザに］感染したときに、人類と同じように咳をする唯一の哺乳類」なのである。ケックはこう述べている。「オランダの微生物学者は、フェレットを変異ウイルスに感染させた。そして、このフェレットの鼻から採取したものを別のフェレットにうつし、これと同じ操作を一〇回くり返し行なった。〈継体培養〉という手法である。一〇回目になると、H5N1ウイルスは哺乳類の体に適応するようになり、隣り合わせに置かれた二つの檻に入れられたフェレットは、空気感染だけでH5N1ウイルスがうつるようになった」[4]。そして死ぬことになる、というわけだ……。

同じ頃、東京大学の生物学者・河岡義裕らは、病因性と感染力が強いインフルエンザ病原体を生み出すために、H5N1ウイルスとH1N1ウイルスを結びつけて、同じ結果に達していた。『ネイチャー◆』誌と『サイエンス』誌に発表されたこの二つのイノベーションは、国際的な抗議の声を引き起こした。そのなかには生物学者も含まれていた。実験施設からの偶発的流出のリスクがあるからである。実際、この危惧には明確な根拠があり、ハーバード大学のマーク・リプシッツとイエール大学のアリソン・ガルヴァーニという二人の疫学者が、その根拠を提示している。二〇一四年に『*PLoS medicine*』誌に発表された研究論文のなかで、二人はある機密報告を引用している。その報告によると「アメリカ合衆国では、二〇〇四年から二〇一〇年のあいだに、P3実験施設◆における事故率が年間〇・二％にのぼった。それは一〇カ所の実験施設で研究されている変異病原体が、一〇年で二〇％流出の危険があるということを意味する」[5]。そしてこの二人の研究者は、実験施設で病原ウイルスをつくることを正当化するものは何もない、なぜなら偶発的流出のリスクが自然発生のリスクよりも高いからである、と結論している。

二〇一三年一二月、三人のノーベル章受賞者を含む五六人の研究者が、この二人の立論を引き継いで、ヨーロッパ委員会に書簡を送った。「問題は、ロン・フーシェーが、ヨーロッパ連合（EU）から研究資金をもらっていたということです」と、バンジャマン・ロッシュは言う。「この種の実験施設における遺伝子操作が、ワクチンをつくるためである仮定すると、これは正真正銘の〝ブルシットワーク〟（意味のない作業）でしかありません。なぜかと言うと、実験施設でつくられた変異ウイルスが、いつかどこかに出現するという可能性は、ほとんどないからです。この種のイノベーションは、研究者がきわめて無責任な人種であることを証明する以外に、たいした役に立たないものです」。

話を戻して、SARS-CoV-2（新型コロナウイルス）に関して述べると、独立性の強い専門家が問いかける謎は、このウイルスが人と人のあいだで伝染する高い能力を持っているということである。第2章（87頁）で、香港のパスツール研究所のマリク・ピーリス教授は、二〇〇三年のＳＡＲＳのコロナウイルスについて、次のように述べている。「ＳＡＲＳウイルスは通常、感染者の最初の症状が出てから数日後に感染力を持つもので、感染者の症状が出る前にも感染力を持つcovid-19（新型コロナ）ウイルスとは、たいへん異なっています。このような点を考え合わせると、われわれが二月の初めに発表したように、SARS-CoV-2ウイルスは、インフルエンザウイルスと同じように機能するのであり、これがコントロールをより難しくしているのです」。

ピーター・ダスザックによる声明と利害関係

「武漢のＰ４実験施設の冷凍庫に何が保存されているかわからないかぎり、またどんなウイルス操作が

◆**フレデリック・ケック**　〔訳注〕現在は、フランス科学研究センター（ＣＮＲＳ）に所属。邦訳書に『流感世界――パンデミックは神話か？』（小林徹訳、水声社、二〇一七年）がある。

◆**『ネイチャー』**　この論文は「鳥インフルエンザＨ７Ｎ９での機能獲得実験」ロン・フーシェー、河岡義裕ほか二〇名の共同執筆（*Nature*, 7 August 2013, p150）。以下でサマリーを見ることができる（https://www.nature.com/articles/500150a）。

◆**Ｐ３実験施設**　〈バイオセイフティーレベル〉が〝3種〟に分類される病原体を扱う実験施設。3種の病原体とは、人体にとって深刻な疾患を引き起こすが、効果的な予防措置や治療が存在するもの（結核、Ｈ５Ｎ１、ＨＩＶ、狂犬病など）。これが〈Ｐ４〉との違い。

行なわれているか、これまでいかなる事故があったかなどがわからないかぎり、P4実験施設で働いている人間が自分では気がつかずに感染したかもしれないという道筋を排除することはできない」と「序文」（15頁参照）でセルジュ・モランが書いているが、それもうなずけるところである。そして一般に「厳重管理のウィルス実験施設の秘密主義、透明性の欠如、利害関係といったもの」が、真実の究明に対する強力なブレーキになっていると言う。これは、われわれに当然にも武漢のウィルス研究所を想起させる。しかし、〝バットウーマン〟や、二〇一〇年代初めから多くの科学論文に共同署名◆しているピーター・ダスザック、そしてそのアメリカの仲間たちのことを想起することはあまりない。

　タイに住んでいるアメリカ人の生物学者ブルース・ウィルコックス（第3章98頁参照）は、二〇二〇年六月八日のインタヴューで、私に次のように語った。「〈エコヘルス・アライアンス〉がPREDICT計画の一環として、コロナウイルスの〈機能獲得〉実験を行なっているP4実践施設の実験の一部に資金提供をしていることを忘れてはなりません。ピーターはこの実験施設で何が起きたかよく知っているのです……。SRAS-CoV-2が、もし彼らが操作したものではなくコウモリ由来のウィルスであるなら、どうして中国政府はP4実験施設のデータベースへのアクセスを禁止したのでしょうか。それに、このウィルスは、コロナウイルスとしては異例の人間への感染能力を持っているのです。したがって、P4実験施設から流出した可能性はきわめて高いと思います。しかも、ピーター・ダスザックが、（二〇二〇年）三月に『ランセット』誌で共同署名した声明は、自己弁護としか思えないものです……」。ブルース・ウィルコックスはこう言っていたが、当時の私はいささか言いすぎではないかと思った。しかしあとでわかってきたことを考え合わせると、彼は正しいことを言っていたのではないかと思われる。

　順を追って事実確認をしよう。二〇二〇年三月七日、〈グローバル・バイローム・プロジェクト〉の共同創設者デニス・キャロルとピーター・ダスザックを含む二七人の研究者は、『ランセット』誌に掲載された声明「covid-19と戦う中国の科学者、公衆衛生専門家、および医療専門家を支持する声明」◆[6]に共同署名する（ダスザックは五番目に名前が記載されている）。中国政府の透明性の欠如を考えると、この中国への恭順な姿勢には驚かざるを得ない。

「私たちは、とくに中国の科学者、公衆衛生の専門家、医療専門家が、（新型コロナ感染症の）発生の背後にある病原体を迅速に特定し、その影響を軽減するための重要な対策を講じ、その結果を透明性をもって共有するために熱心かつ効果的に取り組んでいるのを、保健医療関係の国際社会とともに見守ってきました。この努力はじつに注目に値するものです」。おまけにこんなことまで書いているので、もう少し引用しておこう。「（新型コロナ感染症の）発生に関するデータの透明で開かれた迅速な共有は、現在、その発生源に関する噂や誤った情報によって脅かされています。私たちは、covid-19が自然起源ではないことを示唆する陰謀説を強く非難するために協力します」。この声明は、二〇二〇年一〇月時点で七五万回もダウンロードされ、アップした『ランセット』誌の最も人気あるものとなっている。なお彼らは、この声明の最後で、この問題について「利害関係はない」と断言しているが、事実はまったく異なる。

　このことは、アメリカの〈情報自由法〉――研究活動が部分的にでも公的資金を使っている場合、行政文書の閲覧を許可するという法律――に依拠して活動するNGO〈アメリカの知る権利〉（US Right to Know：URK）が明らかにしたところである（ちなみにURKはこの法律のおかげで、除草剤〈ラウンドアップ〉問題◆のとき、多数の〝モンサントの内部文書・Eメール・報告書〟◆を入手することができた）。二〇二〇年一一月一八日、このNGOのURKがインターネットに公開した記事◆で、裏づけのある情報に依拠して、「『ランセット』誌の声明は「〈エコヘルス・アライアンス〉のメンバーによって仕組まれた」

◆**多くの科学論文に共同署名**　たとえば以下の論文は、石正麗やピーター・ダスザックを含む一九人の科学者が共同署名している。Xing-Yi GE et al., "Isolation and characterization of a bat SARS-like coronavirus that uses the ACE2 receptor," *Nature*, vol. 503, 30 octobre 2013, p. 535-538.

◆**「covid-19と戦う中国の科学者……を支持する声明」**　［訳注］以下の『ランセット』誌のサイトに、全文がアップされている（https://www.thelancet.com/journals/lancet/article/PIIS0140-67362030418-9/fulltext）。

ものであり、「エコヘルス・アライアンスは、武漢のウイルス研究所の研究者たちとともに、コロナウイルスの遺伝子操作をするための数百万ドルの公的資金を得ていた」ことを明らかにした。[7] そしてこのNGOは、共同署名者のなかで、ピーター・ダスザックの名前とともに「エコヘルス・アライアンス」が一度しか登場していないが、実際にはあと三名がこの組織と「直接関係がある」ことを指摘している。◆

ようするに、かの有名な声明の執筆者は、エコヘルス・アライアンスの代表であるピーター・ダスザックにほかならないことは、URKが入手しサイトに公表されているいくつかのEメールを見てみれば明らかなのである。ダスザックは、共同署名者の一人で女性ウイルス学者リンダ・サイフに宛てたEメールのなかで、「このテクスト〔声明〕は特定の組織や人が書いたことがわかってはならないこと」、そして「著名な科学研究者たちによるシンプルな声明とすること」を求めている。ダスザックは、これが「政治的声明の様相を呈するのを回避すること」を望んだのである。[8]

ダスザックは「声明」の趣旨を次のようにはっきり述べている。「複数の国の科学者が、原因となる病原体である重症急性呼吸器症候群コロナウイルス2（SARS-CoV-2）のゲノムを公開および分析しており、このコロナウイルスは野生生物に由来すると圧倒的に結論づけています」。しかし、公開されたほかの一連のEメールのなかには、次のように書かれているものもある。「SARS-CoV-2が実験施設でつくられたことを否定するこの声明に署名した研究者のなかには、実験施設起源論を個人的には否定しない者も少なからずいる」。[9]

URKが入手したEメールのやりとりのなかには、ぼんやりした不安が流れているが、議論はもっぱら、通常covid-19のウイルスを含むベータコロナウイルス属のなかには存在しない四つのアミノ酸の連鎖――〈タンパク質分解複合体〉（SCF）と呼ばれる――が、SARS-CoV-2のなかに存在するかどうかに集中している。SCFは人間の細胞の感染を助長する。そこから、それがウイルスのゲノムのなかに意図的に挿入されたのではないか、という仮説が生まれる。女性微生物学者スーザン・ワイスは、二〇二〇年二月二一日付のEメールを次のように締めくくっている。「これが遺伝子操作によるものだと考えるのは身の毛がよだつ」。そしてその五日後、この研究者はウィルス操作の可能性をはっきりと否定する論文「SARS-CoV-2の遺伝子工学説を裏づける信頼できる証拠はない」[10]（『新たな微生物と感染症』誌に掲載）に共同署名しているのだが……。

◆**除草剤〈ラウンドアップ〉問題**　［訳注］アメリカの多国籍バイオ化学企業モンサント社（現在はドイツのバイエルン社が買収）が販売している除草剤だが（日本でも販売されている）、その主成分〈グリホサート〉は〝発癌性〟が疑われている。カリフォルニア州で、夫婦が同社に賠償を求めた裁判で、「癌を引き起こす可能性がある」と示された同社の機密文書が明らかになり、「癌の可能性を知りながらも警告しなかった」として、二〇一八年に二億八九〇〇万ドル（約三二〇億円）の損害賠償金の支払いを命じる判決が下された（会社側は控訴）。なお、モンサント社についての詳細は、本書の著者マリー＝モニク・ロバンの著書『モンサント——世界の農業を支配する遺伝子組み換え企業』（邦訳版：作品社）を参照。

◆**モンサントの内部文書・Eメール・報告書**　これらは、以下の私の著書と同名のドキュメンタリー映画のなかで紹介している。*Le Roundup face a ses juges*, La Découverte, Paris, 2017［映画は、フランス語版と英語版のＤＶＤが発売されている］。

◆**ＵＲＫがインターネットに公開した記事**　［訳注］以下のサイトにアップされている（https://usrtk.org/biohazards-blog/ecohealth-alliance-orchestrated-key-scientists-statement-on-natural-origin-of-sars-cov-2/）。なお、『ランセット』誌は、これらの批判に対する反論を以下のサイトで発表している（https://www.thelancet.com/journals/lancet/article/PIIS0140-6736(21)01377-5/fulltext）。

◆**このＮＧＯは……指摘している**　［訳注］『ランセット』誌のサイトにアップされている声明では、共同署名者の名前をクリックすると、その所属が表示されるようになっているが、「エコヘルス・アライアランス」が記されているのは、ピーター・ダスザックだけである。また、本文では「直接関係がある」のは三名となっているが、ＵＲＫの記事によると四名である。著者の勘違いと思われる。

ペンタゴンからWHOへ

しかし、一つ確実なことがある。すなわち、アメリカの情報機関は、〈エコヘルス・アライアンス〉が武漢のウイルス研究所で行なった、きわめて不透明な作業を知っていたということだ。そうであるがゆえに、当時、〈中国製ウイルス〉と呼んで中国にかみついていたトランプ大統領は、これを知らされて激怒したのである。そして二〇二〇年四月二四日、トランプは、年間三七〇〇万ドルにのぼっていた（五年間継続していた）、アメリカ衛生研究所（ＮＩＨ）から〈エコヘルス・アライアンス〉への資金援助を打ち切ることを通達した。するとただちに、ＣＮＮをはじめとするアメリカの大メディアが果敢にピーター・ダスザックの擁護にまわった。「ウイルスとの戦いを、ワクチンや治療法を開発している人々に託すことによって、ウイルスがアメリカ人に被害をもたらすのを防がなくてはならない[11]」というわけである。

そして、それから四カ月後、資金援助は復活したが、これもまた情報機関の助言によるものだろう。というのは、非政府組織として自己規定している〈エコヘルス・アライアンス〉のウェブサイトでの主張とは逆に、ピーター・ダスザックと彼の仲間たちの仕事は、資金援助をアメリカ合衆国の公衆衛生機関だけから受けているのではなく、五〇％以上はペンタゴンから得ているからだ。これは『インデペンデント・サイエンス・ニュース[12]』誌が明らかにしているところである。そこには、軍事機関からの「補助金」や「契約」のリストが記載され、支給金額は二〇一三年から二〇年にかけて三九〇〇万ドルにのぼっている（合計すると六一〇〇万ドルが想定されている）。同誌のサム・フセッシーニの記事によると、〈エコヘルス・アライアンス〉の政治顧問は、生物戦争と生物安全保障を専門とする軍事機関〈フォート・デトリック〉（Fort Detrick）を取り仕切っているデイヴィッド・フランツ（David Franz）という人物である。かくしてわれわれは、本書の第1章に立ち返ることになる……。

しかしながらピーター・ダスザックは、軍事機関と親交を結んでいるにもかかわらず、〈ＤＲＡＳＴＩ

C〉◆というグループが明らかにしているように、これまで何度もヘマをしている。この団体は、SARS-CoV-2の起源を調査するために三〇人ほどの国際的研究者を結集したもので、二〇二〇年二月に発足した。〈エコヘルス・アライアンス〉からペンタゴンの研究機関〈先進的防衛研究プロジェクト機関〉（DARPA（第1章55頁参照））へ資金提供の要請がなされているという情報を、〈DRASTIC〉は入手することに成功した。武漢のウイルス研究所とともに進めたこの研究プロジェクトは、明らかに〈機能獲得〉の線に沿ったものだった。というのは、そのテーマは、実験施設で人類にとって重大な病原体となる新たなコロナウイルスをつくりだすこと以外の、何ものでもなかったからである（あらゆるタイプのコロナウイルスに対処できるワクチンをつくるため、と称して）。さらに〈DRASTIC〉の得た情報では、SARS-CoV-2は準備中のワクチンであることも示唆している。[13] しかしこのプロジェクトに〈DARPA〉は反論している……。ルーヴァン（ベルギー）の神経科学研究所の教授で〈DRASTIC〉のメンバーであるアンドレ・ゴフィネによると、武漢のP4実験施設でつくられた変異ウイルスが事故で流出したという仮説は、二〇二〇年初めから世界を混乱させているパンデミックについての「最も説得力のある」[14]説明である。

この間、ピーター・ダスザックの国際的名声は増し、主要な国際的な研究所のなかで重要なポストを占めるようになった。二〇二〇年七月、ダスザックは〈生物多様性及び生態系サービスに関する政府間科学・政策プラットフォーム〉（IPBES（第3章93頁参照））の設置した〈生物多様性とパンデミック〉についてのワークショップのコーディネーターに任命される。二〇二〇年一〇月に公表された彼のレポートは、実験施設の事故という仮説をあっさり退けている。二〇二〇年九月、『ランセット』誌は、ダスザックをパンデミックの起源の調査のために設置した委員会のトップに任命する。そして二〇二一年初め、

◆**DRASTIC** 新型コロナウイルスの起源を探索する活動を行なっている、アノニマスの国際的なインターネット・グループで、以下の団体名の略称。Decentralized Radical Autonomous Search Team Investigating Covid-19.

SARS-CoV-2の起源について武漢で〝調査〟するために、WHOと中国政府が指名した一〇人の専門家の一人となる。しかし、二〇二一年二月に結論を公表することになるこのミッションは、その公正性の欠如と活動範囲の狭さによって強く批判される。予想されたように、これらの専門家たちは実験施設の事故という仮説をあっさり退け、コロナウイルスは輸入された冷凍製品によって武漢に入り込んだという、中国の主張を支持したのである。しかし、この野心家のアメリカ在住イギリス人にとって、風向きは一変する。二〇二一年一〇月、ダスザックはコロナウイルスの起源についての『ランセット』誌の委員会から排除されたのである。科学ジャーナリストのポール・サッカーは、『ブリティッシュ・メディカル・ジャーナル』[15](イギリス医師会の機関誌)に寄せた論説で、ダスザックの排除は「武漢のウイルス研究所との関係で、研究的にも資金的にも公正ではない、という証拠が積み重なったから」だと説明している。そしてこう続けている。「彼(ダスザック)は現在、研究者、メディア、そしてアメリカ議会からの厳重な監視下に置かれている」。

〈ウイルスに対する戦争〉ではなく〈共通の家〉としての地球の生態系保全を

ステファン・モース(疫学・ウイルス学、コロンビア大学)
パトリック・ジルバーマン(保健衛生史、パリ公衆衛生高等研究院)

「まったくもって情けない話です」とセルジュ・モランは言った。二〇二一年一〇月、この〈ダスザック事件〉とも言うべきものになりつつあった事態について、ため息をついた。この健康生態学者はさらにこう続けた。「生物安全保障は袋小路に入ってしまい、真の解決からわれわれの目を遠ざけているのです。不幸なことに、もし武漢のP4実験施設からの流出という仮説が公式に確定されたら、これまでと変わることなく世界を動かし続けたい人々にとっては、天の恵みとなるでしょう」。

実際、P4実験施設における動物由来感染症ウイルスの研究に、お金を注ぎ込めば注ぎ込むほど、ウイルスが事故によって流出するリスクは高まる。そうなるとわれわれの政府は、生物多様性を保全する措置、したがって〈プラネタリー・ヘルス〉(第6章222頁参照)を効果的に守る措置を取るのに消極的になるだろう。

この見方は、私が二〇二一年九月にニューヨーク州の森でダニを採取している姿を撮影したリチャード・オストフェルトとフェリシア・キーシング（第4章137頁）も共有している。また二〇二一年三月に、私がフランス領ギアナのアマゾニアン・パーク◆に同行したロドルフ・ゴズラン（第2章75頁）も同様の見方をしている。彼らは口をそろえて「公衆衛生の危機に対する短期的な対策」を嘆く。こうした対応は、「感染症出現の生態系的ファクターを減らすことが重要なのに、ワクチン以外に提案するものがない」という隘路に陥るのだ。セルジュ・モランは二〇二一年一〇月、衛生パス（ワクチンパス）の義務化とワクチンの強制的接種を、生物安全保障からの逸脱であると述べた。動物と人間をコントロールすることを重視するのではなく、健康について全体的ヴィジョンと長期的展望に立つこと、そして〈ウイルスに対する戦争〉（第1章57頁参照）に邁進するのではなく、われわれの〈共通の家〉としての〝地球〟の生態系の安定に資する、あらゆる生物との協力関係の構築を推進しなくてはならない、ということである。

「このままだと、今後の世界も、以前の世界と変わりはないでしょう」と、私が二〇二二年の初めにエチオピアで撮影することになっているヤコブ・ジンスタッグ教授（第6章197頁参照）も嘆く。彼は、エチオピアで〈ワンヘルス〉計画を領導している。彼は「あなたの著書が、広範な市民や政治家の意識を覚醒させることを期待しています」と激励してくれた。私もそれを切に願うものである。

最後に、私の本書を読んだあと、手紙やEメールを送ってくださったすべての人々に感謝したい。一九九九年から二〇〇八年まで全国倫理諮問委員会の会長を務めた、コシャン病院の内科病理学の元主任ディディエ・シカール教授には、とくに感謝したい。二〇二一年二月一〇日付の彼からの手紙は、次のような言葉ではじまっていて、私の心を慰め励ましてくれた。

「最高ですよ！　私はあなたの著作（本書のこと）を読んで狂喜しました。私は一気に読みとおし、あな

◆**アマゾニアン・パーク**　［訳注］仏領ギアナ（南米）にあるフランス最大の国立公園で、同領の熱帯雨林の保護を目的としている。

たの考えを共有するだけでなく、その洞察に根拠があることを見出したのです。科学論文の多くは、往々にしてその複雑さゆえに読むのに骨が折れますが、それに比べてあなたの文章は簡潔明瞭かつ知的です。この本は、不安を感じさせるとともに胸を踊らせる未来へ向けた、まぎれもない人間的考察に満ちた画期的な著作です[16]」。

この手紙をきっかけに、私は彼と会うことになった。というのは、本書のドキュメンタリー映画版◆の制作への支援を求めるためのインターネット用の動画◆に、彼が出演することを承諾してくれたからである。そして彼は、ほかの多くの読者と同じように、私の父の病状を気にかけてくれた。父は二〇二一年二月末、天国の母のもとに旅立った。私はこの本書の新版を両親に捧げたい。

（二〇二一年一〇月末）

◆**本書のドキュメンタリー映画版** ［訳注］すでに映画版は完成し、二〇二二年四月二二日、パリのユネスコ本部で初の試写会が開かれたのを皮切りに、現在、欧州各国で試写会が行なわれている。そして五月二二日の〈国際生物多様性の日〉に、まず Ushuaïa TV（仏の衛星放送）で、次いで、五月二三日に France Télévision（仏の公共放送）で放映される予定である。

◆**インターネット用の動画** ［訳注］この動画は、制作会社のウェブサイトで見ることができる（https://m2rfilms.com/la-fabrique-des-pandemies）。また、フランスの国営放送（France 24）による、著者マリー＝モニク・ロバンへの、映画制作についてのインタヴュー動画がユーチューブ（https://www.youtube.com/watch?v=CRbFlnH9oE4）でも見ることができるほか、現在、本書および映画についてマリー＝モニク・ロバンにインタヴューしたさまざまな番組の動画がインターネットにアップされている。

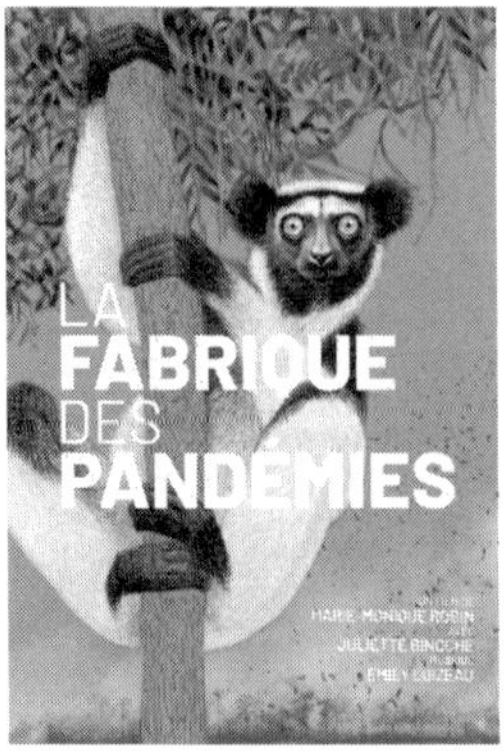

ドキュメンタリー映画のポスター

［訳者あとがき］

パンデミックと新自由主義について

杉村昌昭

本書は、以下の書物の全訳に、新版（ペーパーバック版）で追加された書き下ろしの「補章」を付加したものである。Marie-Monique Robin, *La Fabrique des Pandémies — Préserver la biodiversité, un impératif pour la santé planétaire*, La Découverte, 2021. 今年一月に刊行された新版の出版社は以下である。Editions Pocket (collection DOCUMENTS ET ESSAIS)。なお邦題は内容に鑑みて改題したことをお断わりしておきたい。

著者マリー＝モニク・ロバン

著者であるマリー＝モニク・ロバンについて、簡単に紹介をしておきたい。欧州九カ国で放映するテレビ局「ARTE《アルテ》」の看板ジャーナリストでもある彼女は、世界中を股にかけて取材を行なう国際的な映像ジャーナリストとして知られる。現代世界における人々の生存条件に関わるアクチュアルな社会的テーマに焦点をあて、多くの調査資料をもとに関係者との直接接触をはかりながら問題の核心に迫っていく。ドキュメンタリー映画は、どれも世界的な注目を浴び、数々の賞に輝いている。一九九五年、臓器売買をテーマにした『*Voleurs d'yeux*（眼球の泥棒たち）』で、「アルベール・ロンドゥル賞」を受賞。二〇〇三年、アルジェリア戦争でのフランス軍による拷問や虐殺を扱った『*Escadrons de la mort, l'école française*（テロリズム実行部隊：フランスの養成機関）』では、フランス上院議会から「年間最優秀政治ドキュメンタリー賞」を、さらに「FIGRA（社会ニュースレポート&ドキュメンタリー国際映画祭）」で「優秀研究賞」を受賞。また、『モンサントの不自然な食べもの』（邦題）も世界で数々の賞に輝いている（後述）。また映像作品だけでなく、さらに取材を加えて著書としても刊行し、世界各国で翻訳出版されている。

この『モンサントの不自然な食べもの』の書籍版『モンサント――世界の農業を支配する遺伝子組み替え企業』は、日本語版（村澤真保呂ほか訳、作品社）も刊行され高い評価を得た。著者についての説明は、この本に収録されている、アンベール－雨宮裕子氏の「マリー＝モニク・ロバンの活動について」という文章が詳しいのでご参照いただきたいが、一部を紹介しておこう。

マリー＝モニクは、テーマを決めると、事前に納得のいくまで調査をする。現場で様々な人々の声を聞き、資料にあたり、その上で製作に入る。フランス語に加えて、英語・ドイツ語・スペイン語と語学に堪能な彼女は、世界中を飛び回って、自分の目で事実を確かめる。

ジャーナリストの道を選んでから二五年〔当時の時点で〕、ドキュメンタリー作家として多くの賞を受けてきたが、彼女の名声を確かなものにしたのは、一九九三年に完成させた『眼球の泥棒たち』で獲得した「アルベール・ロンドゥル賞」である。この映画は、臓器売買を扱ったドキュメンタリーで、アルゼンチン、メキシコ、コロンビア、アメリカ、そしてヨーロッパで綿密な取材を重ねて製作した労作であった。しかし受賞後、アメリカのシークレットサービスに「やらせ」だと訴えられ、裁判沙汰になって、不快な思いをした。けれど、彼女はひるまない。「仕事の質が高いほど、あとから大きなパンチを喰らう」とは、アルベール・ロンドゥル自身の言葉だ。彼女は、不正義の告発に、自身のジャーナリストとしての職務を見ている。

また雨宮氏は、『モンサント――世界の農業を支配する遺伝子組み換え企業』については、次のように述べている。

本書は、分厚い研究書のような外見にもかかわらず、出版されるや世界的なベストセラーになり、すでに一六か国で翻訳されている。マリー＝モニックはこの本の中で、事実を積み上げながら、アメリカの巨大化学企業モンサントの、種子の独占による、世界の食の支配戦略を告発した。モンサントは政界と癒着し、財力で「目障りな」証言者や研究者に圧力をかける。除草剤ラウンドアップや、「遺伝子組み換え作物」の危険性を訴える研究者たちの声は、スポンサーに縛られるメディアには取り上げられず、当初、ドキュメンタリー映画が放映されたのは、スポンサーなしのARTEテレビだけだった。

ところが、この映画『モンサントの不自然な食べもの』は、その後、世界四二カ国で公開され、「レイチェル・カーソン賞（ノルウェー）」「環境メディア賞（ドイツ）」など数々の賞に輝いた。日本でも、二〇一二年に全国公開され（アップリンク配給）、現在DVDも販売されている（ビデオメーカー社発売）。また、書籍版も、スペイン語・ドイツ語・ポルトガル語・英語など一六カ国で出版され、世界的なベストセラーとなった。現在でも、モンサントの実態を詳細に明らかにした唯一に近い書として、農業・環境団体のみならず、各国の政府の農業・食糧政策にも影響を与えている。

「マリー＝モニクを突き動かすのは、ジャーナリストとしての正義感であり、命の糧を生みだす農業への深い思い入れでもある」と雨宮氏は書いているが、この農業への思い入れが、本書のテーマである自然や生態系への問題意識につながったのだろう。

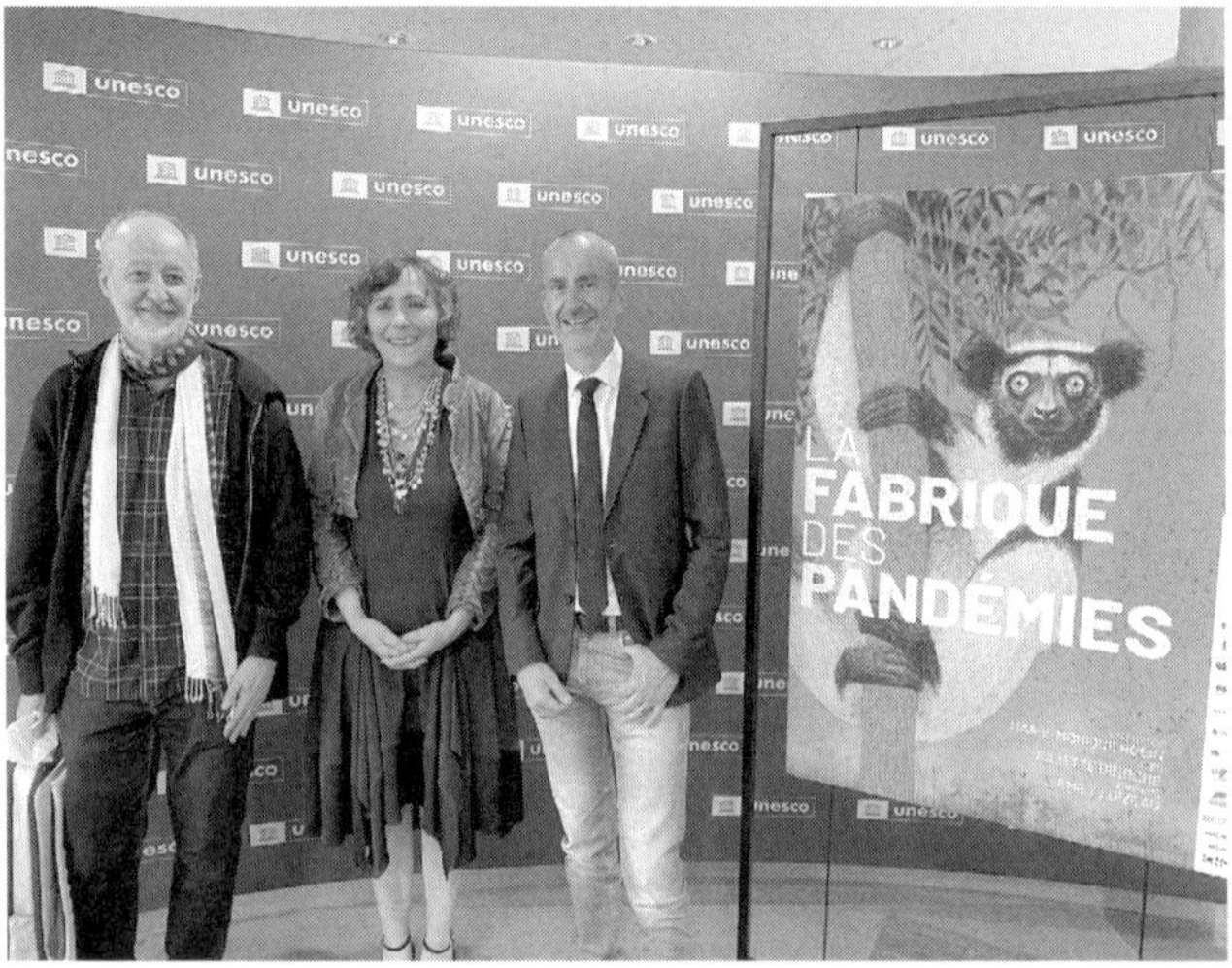

パリのユネスコ本部で開かれた初の試写会。中央の女性がマリー＝モニク・ロバン、左がセルジュ・モラン、右はこのドキュメンタリー映画版のポスター

これまでの著者のやり方だと、ドキュメンタリー映画を製作してから、追加取材を加えて書籍版を刊行するという順番だったのだが、今回は、新型コロナ・パンデミックのために世界を撮影して回ることができなかったために、本書の取材やインタヴューはインターネットをとおして行なわれた。そのため、本書の刊行後に、本書をもとにしたドキュメンタリー映画が制作された。

すでに映画版は完成し、二〇二二年四月二二日、パリのユネスコ本部で初の試写会が開かれたのを皮切りに、現在、欧州各国で試写会が行なわれている。そして五月二二日の〈国際生物多様性の日〉に、まずUshuaïa TV（仏の衛星放送）で、次いで、五月二三日にFrance Télévision（仏の公共放送）で放映される予定である。

また、この映画のPR動画が制作会社のウェブサイトに公開されている（https://m2rfilms.com/la-fabrique-des-pandemies）。また、フランスの国営放送（France 24）で放映された、マリー＝モニク・ロバンへの映画制作についてのインタヴュー動画がユーチューブ（https://www.youtube.com/watch?v=CRbFlnH9oE4）で見ることができるほか、現在、本書および映画についてマリー＝モニク・ロバンにインタヴューしたさまざまな番組の動画がインターネットにアップされている。

日本語版の公開が待たれるところだ。

本書の特色

さて表題の示すとおり、本書はこのたびの「新型コロナ・パンデミック」を念頭に置きながら、現在、地球上における人間と自然との関係で何が起きているかを明らかにするために、世界のとくに医学・生物学分野の多くの研究者へのインタヴューを収録したものである。研究者たちと直接会ってインタヴューすることがほとんど不可能という「新型コロナ・パンデミック」の引き起こした物理的条件の制約を逆に利用するかたちで、六二人にのぼる研究者へのインタヴューに成功した。

そして、本書をお読みいただければおわかりになるように、ここに紹介されているほとんどすべてのインタヴューにおいて、著者自身の「生物多様性」とウイルスとの関係をめぐる現状への強い関心が導きの糸になっている。

本書の原題は直訳すれば「パンデミック製造所——生物多様性を守ることが地球の健康《プラネタリー・ヘルス》にとって必要不可欠」とでもなろう。ここに本書における著者の主張が凝縮的に表明されている。すなわち、この主題と副題のつながりを逆の筋道から言い換えるなら、「人類が生物多様性を破壊する活動を続けてきたために、地球はパンデミックを生産する場所になっている」ということになるだろう。実際、本書の多くのインタヴューは、このことを証明する現場の声の集合体の様相を呈している。しかし、この大きな説得力を持った筋道は最初から著者によって設定されていたものではない。それは著者がインタヴューを重ねていく過程でしだいに明瞭に結像していく筋道である。他方、必ずしもすべての研究者や学者が、著者が見つけ出していく筋道にすんなりと沿った主張を展開するわけではない。インタヴューの途上で、研究者間の異論や軋轢も紹介される。そこには当然のごとく、科学研究に関わるさまざまな社会的・政治的問題も絡んでくる。そうした縺《もつ》れた糸を解きほぐしながら、著者は「人類が生物多様性を破壊する活動を続けてきたために、地球はパンデミックを生産する場所になっている」という見解に達しているのである。そして、そのような著者の「自己教育」の過程に同伴しながら、読者もさまざまなことを発見したり学んだりすることができる。いわば著者の「自己啓蒙」の過程と読者の「自己啓蒙」の過程とが相関的に共鳴するところが、本書の生きた書物としての魅力と言えるだろう。さらに言うなら、気候変動の悪影響など地球のエコロジー的現状を憂慮する人々が増加している今、本書は最先端の研究と知識を集積した「エコロジー科学」の必読の教科書としての性格を備えてもいる。

パンデミックの〈起源説〉について

ところで、今回の「パンデミック」の「起源」にこだわる著者は、新版に追加した「補章」のなかで興味深い資料的事実を提示している。すなわち、この「パンデミック」の発端となったと言われている武漢のウイルス研究所についての調査報告である。周知のごとく、新型コロナウイルスは武漢のP4実験施設から「事故」で「流出」したのではないかという疑惑が、当初から囁かれていた（現在は、なぜかこの〈武漢研究所起源論〉はほとんど下火になっているが、この問題は等閑視するわけにはいかない。なぜなら、新型コロナウイルスが〝自然発生したもの〟であるにせよ、〝人為的につくられたもの〟であるにせよ、そこには資本〔主義〕の活動が深く関わっているからである）。

前者については本書を読めば充分理解できるだろうし、後者についてはこの「補章」がヒントを与えてくれるだろう。著者はこの「補章」のなかで〈武漢研究所起源論〉を改めて取り上げ、これまでの論調とはひと味異なったきわめて興味深い事実を引き出している。すなわち、ともすると〈中国脅威論〉の一環として展開されてきた〈武漢研究所起源論〉に対して、そこにはアメリカも関わっているという〈アメリカ関与論〉を差し挟んでいるのである。このことは、「コロナ・パンデミック」の起源の問題にとどまらず、現在の世界の政治的・経済的支配状況を考える上でも、きわめて重要な視点と言えるだろう。

パンデミックと新自由主義グローバリゼーションについて

現在一般に、アメリカと中国の対抗関係を基軸として世界情勢を捉えることがあたかも常識のようになっているが、じつはアメリカと中国は、この数十年にわたるグローバル化の進展のなかで、双方が好むと好まざるとにかかわらず、さまざまな領域において一種の〝共謀関係〟に入り込んでいるのではないかということである。このことを考える上で重要なことは、世界的視野に立つなら、欧米諸国のみならず中国もまた〈新自由主義グローバリゼーション〉を実践しているという認識を持つことである。従来、「社会主義」もしくは「共産主義」という用語やその歴史的イメージ、あるいは政権の建前にとらわれて、中国と〈新自由主義〉を結びつけて考えることはほとんどなされてこなかった。しかしハイテク分野をはじめとするさまざまな産業分野において、アメリカとともに世界を席巻する中国の経済活動を考えれば、中国がある種の必然として〈新自由主義グローバリゼーション〉の実践的展開を行なっていることは明らかである（デヴィット・ハーヴェイも『新自由主義——その歴史的展開と現在』〔作品社〕で同じ見解を展開している）。

中国はこの間、建前はどうであれ、世界的に見たら、いわば多くの面で〈権威主義的新自由主義国家〉という様相を呈している。そして、国内における強権発動装置を備えた〈市場社会主義〉がこれを支えている。この中国国家の現状と、今回の〈新型コロナ・パンデミック〉に対する欧米諸国の行政権力の対応とを重ね合わせてみると、そこに興味深い共通性が浮かび上がってくる。すなわち、そこには似通った〝民衆管理〟の姿が立ち現われてくるのである。言い換えるなら、多くの欧米諸国が（もちろん日本も）、「コロナ対策」にかこつけた統治手法として——欧米諸国の行政権力がどこまで自覚しているかは別として——中国の強権的な民衆管理の手法を採用しているということである。感染が広がりはじめた初期に行なわれた「ロックダウン」（日本では「緊急事態宣言」）、さまざまな行動制限、最近ではワクチン接種の事実上の義務化など、マスメディアの報道によって醸成されたコロナウイルスに対する人々の恐怖心をテコとして採用された民衆統制は、欧米諸国がことあるごとに批判してきた中国政府の〝非民主主義的民衆管理〟そのものの様相を呈している。二年ほど前に執筆した拙稿「コロナ騒動はグローバル内戦を隠蔽する」（『福音と世界』二〇二〇年八月号）のなかで、私が〈新型ファッショ資本主義〉と命名した〝コロナ騒動〟にかこつけた欧米諸国の民衆に対する統制手法は、「新自由主義グローバリゼーションの国民的支柱としての強権的民衆管理」という中国モデルの模倣として捉えることができるのである。

コロナ対策をめぐる異論封殺

その最も典型的なケースが、本書の著者の母国フランスである。フランスのマクロン政権は当初から「ロックダウン」をはじめとする強制的措置をくり返し、コロナ禍をむしろ人為的に拡大した（もちろんこれはフランスだけの話ではなく、「ロックダウン」やそれに類した民衆管理が、欧米諸国の国内レベルでも、世界的次元（いわゆる「北」と「南」の関係）でも、いかに「不平等」や社会的混乱を増幅したかは、以下のイギリス人研究者の『コロナ・コンセンサス』と題された著作で明らかにされている（Toby Green, *The Covid Consensus — The New Politics of Global Inequality*, Hurst & Company, London, 2021）。そうした強権的民衆統制の手法は、現在も進行中であり、とりわけ人々の恐怖感と医療テクノロジーに対する信仰をテコとして、「ワクチン接種」の事実上の強制的義務化に突き進んでいる。これに対してはフランス国内でも、多くの異論（たとえばPCR検査の妥当性への疑問、陽性反応者を感染者と同一視することへの異論、あるいはワクチンの有効性に対する医学研究者や現場の医師からの多くの疑問）が提起されているが、フランスのマクロン政権はこれらの異論を弾圧・抑圧し続けている。TVをはじめとするマスメディアは、マクロン政権と一体となってこうした統制に加担しているため、異論はインターネットで表明するしかないが、この政権やマスメディアはネット上の異論をも〝削除〟という手法で押しつぶしている。

こうした異論封殺は、日本でも陰に陽に行なわれていることも喚起しておきたい。そもそも日本のマスメディアは海外のコロナ対策をめぐって発生している実態をほとんど報道せず、もっぱら国内外の感染者数とワクチン接種に焦点を当てている。たとえば、グローバル製薬企業がワクチン接種推進のモデル国としたイスラエルでは、接種率が高まっても〝感染者〟が増え続けていること（つまりワクチンを打っても感染するという事実）。あるいはまた、イギリスがオミクロン株によるPCR陽性反応者の増大に対応して（そのほとんどが無症状か軽症である）、〈自然感染〉による〈集団免疫〉の方向に舵を切り、マスク着用義務をはじめさまざまな規制を解除したこと。ずいぶん前にロベルト・コッホ研究所がドイツのオミクロン株感染者の七七・九％がワクチン接種者であると発表していること。また最近では、カナダのトルドー首相が三回目接種のあとに感染したことを公表していることなど。これらのワクチン接種推進にとって〝不都合な真実〟は、ほとんど報道しない。

しかも、こうした民衆管理の手法に、左派やリベラル勢力も追随していて、科学的根拠の希薄な〝コロナ対策としての過剰な統制〟に対して批判的立場から対応するのではなく、PCR検査やワクチン接種の推進など、むしろ〝統制管理〟のさらなる強化を求めているという状況にある（これは日本の左派やリベラル、議会の野党勢力にもあてはまる一種の世界的共通現象であり、そのためこうした多くの政権の過剰統制に科学的根拠を対置して批判している人々のなかには、〝コロナ騒動〟によって左派は完全に存在価値を失ったと指摘している者もいる。むべなるかなと言うべきであろう）。

このような趨勢の背景には、西洋における（もちろん日本も含む）一面的な進歩主義的科学信仰や医療テクノロジー信仰（これは左派においても顕著である）が存在するのであり、こうした近代主義イデオロギーこそが、まさに〈新自由主義資本主義〉が先進諸国の科学研究や医療体制をおのれの懐に抱き込むことを可能にした大きな要因の一つなのである。とりわけ先進諸国の医療体制は、この数十年、グローバル製薬企業や医療業界の活動（とくに医療テクノロジーの開発）を介して、新自由主義政策の網の目のなかに取り込まれてきた。さらに具合が悪いことに、そうした進歩主義的科学信仰に基づいて自然を搾取する近代資本主義を批判する勢力として登場してきた（はずの）〝エコロジスト〟勢力の主流が、今回のコロナ騒動に際して、ウィルスや微生物との〈共生〉（すなわち「生物多様性」の重視）に立脚してこの間の新自由主義資本主義による自然破壊に批判の目を向けるのでなく、むしろ逆に、コロナ禍として現出した新自由主義の欠陥に対して、新自由主義に支配された医学界（科学界）の路線に沿ったかたちで――したがって新自由主義勢力と同じやり方で――対応する方向に向かっていることである。これが、ロックダウンやワクチン接種の推進という各国政権の対応策への、左派やエコロジー派による欧米中心の事実上の翼賛行動を招いているのである。現在〝コロナ騒動〟にかこつけた新自由主義勢力による〝世界ファシズム体制〟の確立が進んでいる背景には、こうした多次元にわたって存在する社会全体を巻き込んだ政治的流れがあると見なければならない。

以上述べたような私見はもちろん本書には存在しない。本書はあくまでも、今回の新型コロナウイルス発生の〝エコロジー的起源〟を、世界の六二人もの専門家の見解を元にして究明しようとしたものである。したがって新自由主義の持つ問題性への直接的言及はほとんどなく、そもそも新自由主義という用語を使ってもいない。しかしながら、ここに登場する研究者たちの言葉の端々に、この間の人間の経済活動（すなわち新自由主義資本主義の展開）が、本来あってしかるべき自然と人間の〝共生形態〟をいかに損なってきたかを指摘する内容を読みとることができる。また新版の「補章」において著者が明らかにした米中の絡み合いは、まぎれもなく新自由主義グローバリゼーションが進展しなければありえなかった事態であり、とりわけ科学研究分野がグローバル化に巻き込まれ、しかもそこに軍事を含む政治的利害関係や、科学研究活動と結びついた新自由主義の経済的利害関係が濃密に絡みついていることを示すものである（たとえば医学研究やそれと結びついた業界や団体にとって〝ワクチン開発〟がいかに重要な課題であり、P４実験施設で〝ウィルス操作〟をしてまでも、それが追求されていた可能性があることが示唆されている)。さらに「補章」のなかでは、そうした新自由主義の経済政策と結びついた医療テクノロジー推進の流れが、「生物多様性」を重視して地球の「エコロジー的バランス」を回復するための政策にとって、大きな障害になることも示唆されている。

ワクチンに力点を置けば置くほど「生物多様性」への関心は薄れていくことを、著者も本書に協力を惜しまなかった生態学者セルジュ・モランも憂慮しているのである。こうしたことを踏まえて述べておくなら、現在の地球の状態は、「人新世」(anthropocene) という〝流行語〟よりも「資本新世」(capitalopocene) という表現の方がふさわしいと私には思われる。

新型コロナ・パンデミックの歴史的現在

今回の「コロナ騒動」の長期化の根元には、巨視的に見て資本主義の歴史的展開に関わる二つの大きな原因が潜んでいると見なくてはならない。一つは、本書で著者マリー＝モニク・ロバンが多くの研究者との対話をとおして明らかにした、長年にわたる〈資本主義的人間活動〉による〈自然破壊〉、そしてその結果としての〈生物多様性〉の破壊である。

そしてもう一つは、この数十年にわたる資本主義の〝過激化〟としての新自由主義政策による緊縮財政や福祉削減にともなう公衆衛生領域の軽視、とりわけ医学研究や病院(治療)体制の大きな変化である。すなわち先進諸国やWHOは、人々を分断統治する新自由主義に足並みをそろえるかたちで、もっぱら個人的身体を対象とした個別的治療(癌などの高度治療)に重点を置き、かつて第三世界(旧植民地＝南側諸国)の共同体で猛威を振るい、現在も存在し続けている感染症や伝染性疾患(疫病)が先進諸国で広がる可能性を軽視したのである。つまり、医療体制はハード面(病院の治療体制)においてもソフト面(医師や患者の認識)においても、感染症や伝染性疾患に対して脆弱になっていた。そのため、分断された個人の集合体としてではなく共同体的集合体として社会を捉えることを重視する感染症対策——これは〝自然感染〟による〈集団免疫〉の確立をめざしながら、それに沿った（主要には重症化を防止する）治療体制を整備するという一種のエコロジー的対応策で、〈生物多様性〉の重視にも通じるものである――が黙殺されて、医学界や医療業界は当然、営利目的もからんで〝ワクチン開発〟しか眼中にない方向に邁進してきた（感染症に対するワクチンは人為的に「集団免疫」をつくる手法であると言えるが、今回のパンデミックの場合、ワクチン自体の有効性が問われていることはすでに述べたとおりである。つまりワクチンで「集団免疫」を達成することは困難であるということだ）。そして人々もそうした経済界・政界・医療業界・マスメディアの設定した流れに巻き込まれてきたのである。この選択は新自由主義勢力にとって好都合なことは言うまでもないが――新自由主義がこの選択を推進してきたのだからそれも当然である――、現在、権力を握っている各国政権の現体制存続のための〝民衆統治〟にとっても好都合であり、かくして、われわれがさまざまなメディアをとおして世界的規模で日々目の当たりにしているような、医学（科学）と政治が不確実・不透明にからまりあった不条理な社会的生活形態が現出したのである。

このように考えてくると、著者が『モンサント』や本書で駆使した調査手法を活用して、今回の〝コロナ騒動〟と関連した新自由主義の新展開（とりわけ医学研究や医療業界との関わり）の核心に迫る第三弾に取り組むことを期待したくなる。

末尾になったが、本訳書も『戦争と資本』に引き続いて、内田眞人氏にたいへんお世話になった。記して謝意を表わしたい。

二〇二二年二月上旬記す

参照のこと。「武漢の P4 ラボラトリー——フランスとの関わり」(Philippe RELTIEN, « Le laboratoire P4 de Wuhan ; une histoire française », France Culture, 17 avril 2020, <s.42l.fr/8T6n12wi>)。

▶3 Peng ZHOU, Shi ZHENGLI *et al.*, « A pneumonia outbreak associated with a new coronavirus of probable bat origin », *Nature*, vol. 579, n° 7798, mars 2020, p. 270–273.

▶4 Frédéric KECK, « L'alarme d'Antigone », *Terrain*, vol. 64, 2015, p. 3–19.

▶5 Marc LIPSITCH et Alison GALVANI, « Ethical alternatives to experiments with novel potential pandemic pathogens », *PLoS medicine*, vol. 11, n° 5, 2014.

▶6 Charles CALISHER *et al.*, « Statement in support of the scientists, public health professionals, and medical professionals of China combatting covid-19 », *The Lancet*, 7 mars 2020 [以下のサイトに、全文がアップされている。https://www.thelancet.com/journals/lancet/article/PIIS0140-67362030418-9/fulltext]。

▶7 Sainath SURYANARAYANAN, « EcoHealth Alliance orchestrated key scientists' statement on "natural origin" of SARS-CoV-2 », *US Right to Know*, 18 novembre 2020, <s.42l.fr/-tkq1D6S>.

▶8 ピーター・ダスザックからリンダ・サイフへの 2020 年 6 月 6 日の E メール。<s.42l.fr/NNgPyxCh>.

▶9 Shannon MURRAY, « Scientists who authored article denying lab engineering of SARS-CoV-2 privately acknowledged possible lab origin, emails show », *US Right to Know*, 11 août 2021, <s.42l.fr/INa_zU_P>.

▶10 Shan-Lu LIUI *et al.*, « No credible evidence supporting claims of the laboratory engineering of SARS-CoV-2 », *Emerging Microbes & Infections*, 26 février 2020.

▶11 Kim HJELMGAARD, « What about covid-20 ? U.S. cuts funding to group studying bat coronaviruses in China », *USA Today*, 9 mai 2020.

▶12 Sam HUSSEINI, « Peter Daszak's EcoHealth Alliance has hidden almost $40 million in Pentagon funding and militarized pandemic science », Independent Science News, 16 décembre 2020; pour la liste de contrats, voir : « Spending by transaction », *USASpending.gov*, <s.42l.fr/hG-durY3>.

▶13 « How EcoHealth Alliance and the Wuhan Institute of Virology collaborated on a dangerous bat coronavirus project : "The DARPA DEFUSE Project" », DRASTIC Research, 20 septembre 2021, <s.42l.fr/vEQ1bZoP>.

▶14 以下の論文に引用されている表現。Manon AUBLAN, « Coronavirus : qu'est-ce que "DRASTIC", le collectif indépendant qui enquête sur l'origine de l'épidémie ? », *20 Minutes*, 29 mars 2021.

▶15 Paul THACKER, « Covid-19 : *Lancet* investigation into origin of pandemic shuts down over bias risk », *British Medical Journal*, 1er octobre 2021.

▶16 この手紙の全文は、私の以下のブログで読める。« Le soutien "inconditionnel" du prof. Didier Sicard à *La Fabrique des pandémies* », blog.m2rfilms.com, <s.42l.fr/vaftWfMF>.

disease surveillance », *Science*, vol. 369, n° 6500, 10 juillet 2020, p. 145–147.

▸5 Honglei SUN *et al.*, « Prevalent Eurasian avian-like H1N1 swine influenza virus with 2009 pandemic viral genes facilitating human infection », *Proceedings of the National Academy of Science*, vol. 117, n° 29, 21 juillet 2020, p. 17204–17210.

▸6 Monchai DUANGJINDA *et al.*, « Impacts of avian influenza outbreaks on indigenous chicken genetic resources in Thailand », *World's Poultry Science Journal*, vol. 68, n° 3, septembre 2012, p. 503–512.

▸7 Denis CARROLL, Peter DASZAC *et al.*, « The global virome project », *Science*, vol. 359, n° 6378, 23 février 2018, p. 872–874 ; Denis CARROLL, Peter DASZAC *et al.*, « Building a global atlas of zoonotic viruses », *Bulletin of the World Health Organization*, vol. 96, n° 4, 1er avril 2018, p. 292–294.

▸8 Edward HOLMES, Andrew RAMBAUT, Kristian ANDERSEN, « Pandemics : spend on surveillance, not prediction », *Nature*, vol. 558, n° 7709, juin 2018, p. 180–182.

▸9 Parviez HOSSEINI *et al.*, « Does the impact of biodiversity differ between emerging and endemic pathogens ? The need to separate the concepts of hazard and risk », *Philosophical Transactions of the Royal Society B*, vol. 372, n° 1722, juin 2017.

▸10 Sabrina KRIEF *et al.*, « Agricultural expansion as risk to endangered wildlife : pesticide exposure in wild chimpanzees and baboons displaying facial dysplasia », *The Science of the Total Environment*, novembre 2017, vol. 598, p. 647–656.

▸11 Petra SPIRHANZLOVA *et al.*, « Composition and endocrine effects of water collected in the Kibale National Park in Uganda », *Environmental Pollution*, vol. 251, août 2019, p. 460–468.

▸12 Raphaël MATHEVET, John THOMPSON, Serge MORAND, Didier BABIN, François BOUSQUET, Meriem BOUAMRANE, « Le temps de la solidarité écologique est venu », *Libération*, 7 mai 2020.

▸13 Safa MOTESHARREI *et al.*, « Modeling sustainability : population, inequality, consumption, and bidirectional coupling of the Earth and human systems », *National Science Review*, vol. 3, n° 4, décembre 2016, p. 470–494.

▸14 Serge MORAND, « Emerging diseases, livestock expansion and biodiversity loss are positively related at global », *Biological Conservation*, vol. 248, août 2020.

▸15 Une étude a montré que parmi les grandes cultures oléagineuses, la production d'huile de noix de coco était, avec celle de maïs, la plus néfaste pour la biodiversité animale et végétale : Erik MEIJAARD *et al.*, « Coconut oil, conservation and the conscientious consumer », *Current Biology*, vol. 30, n° 13, juillet 2020.

▸16 Vanessa EZENVA *et al.*, « Interdisciplinarity and infectious disease : an Ebola case study », *PloS Pathogens*, vol. 11, n° 8, 6 août 2015.

▸17 OECD, « Global science forum addressing societal challenges using transdisciplinary research », 15 juillet 2020［この作業部会の報告書は、以下に日本語訳がある。https://www.jst.go.jp/crds/report/CRDS-FY2020-XR-01.html］。

補章

▸1 Dan KEATING, « The pandemic marks another grim milestone : 1 in 500 Americans have died of covid-19 », *The Washington Post*, 15 septembre 2021.

▸2 フランス・キュルチュールのラジオ放送を

Marc COTTER *et al.*, « Biodiversity and ecosystem services. A case study for the assessment of multiple species and functional diversity levels in a cultural landscape », *Ecological Indicators*, vol. 75, avril 2017, p. 111–117.
▸16 David RAPPORT, « Sustainability science : an ecohealth perspective », *Sustainibility Science*, vol. 2, nº 1, 2007, p. 77–84.
▸17 Peter BIRD et David RAPPORT, *State of the Environment Report for Canada*, Canadian Government Pub Centre, Québec, 1986.
▸18 Les actes de la conférence ont été rassemblés dans un ouvrage qui a signé la naissance officielle du concept de « diversité bioculturelle » : Luisa MAFFI (dir.), *On Biocultural Diversity. Linking Language, Knowledge, and the Environment*, Smithsonian Institution Press, Washington, 2001 ; voir aussi Luisa MAFFI, « Cultural and biological diversity ? », *Annual Review of Anthropology*, nº 29, 2005, p. 599–617.
▸19 WWF INTERNATIONAL, TERRALINGUA ET UNEP, « Indigenous and traditional peoples in the world's terrestrial ecoregions », 2000, <frama.link/oBvdqSXC>.
▸20 Luisa MAFFI, « Language : a resource for nature », *Nature and Resources. The UNESCO Journal on the Environment and Natural Resources Research*, vol. 34, nº 4, juin 1998, p. 12–21.
▸21 Michael HUFFMAN *et al.*, « Current evidence of self-medication in primates : a multidisciplinary perspective », *Yearbook of Physical Anthropology*, nº 40, 1997, p. 171–200 ; et Michael HUFFMAN *et al.*, « Self-medicative behavior in the African Great Apes : an evolutionary perspective into the origins of human traditional medicine », *Bioscience*, nº 51, 2001, p. 651–661.
▸22 Sabrina KRIEF *et al.*, « Ethnomedicinal and bioactive properties of plants ingested by wild chimpanzees in Uganda », *Journal of Ethnopharmacology*, nº 101, 2005, p. 1–15 ; voir aussi Sabrina KRIEF, *Chimpanzés, mes frères de la forêt*, Actes Sud, Arles, 2019.
▸23 Jean-Marc DUBOST *et al.*, « From plant selection by elephants to human and veterinary pharmacopeia of mahouts in Laos », *Journal of Ethnopharmacology*, vol. 244, 15 novembre 2019.
▸24 Sabrina KRIEF et Florence BRUNOIS-PASINA, « L'interspécificité du *pharmakôn* dans le parc Kibale (Ouganda) : savoirs partagés entre humains et chimpanzés ? », *Cahiers d'anthropologie sociale*, vol. 1, nº 14, 2017, p. 112–134.
▸25 Gilbert COCHET et Béatrice KREMER-COCHET, *L'Europe réensauvagée. Vers un nouveau monde*, Actes Sud, Arles, 2020.
▸26 Edgar MORIN, *Connaissance, ignorance, mystère*, *op. cit.*

おわりに

▸1 Safa MOTESHARREI *et al.*, « Human and nature dynamics (HANDY) : modeling inequality and use of resources in the collapse or sustainability of societies », *Ecological Economics*, nº 101, 2014, p. 90–102.
▸2 James BRANDER et Scott TAYLOR, « The simple economics of Easter Island : a Ricardo-Malthus model of renewable resource use », *The American Economic Review*, vol. 88, nº 1, mars 1998, p. 119–138.
▸3 Safa MOTESHARREI, Jorge RIVAS, Eugenia KALNAY, « A novel approach to carrying capacity », *Annual Review on Earth and Planetary Sciences*, vol. 48, 2020, p. 657–683.
▸4 Mrinalini WATSA, « Rigorous wildlife

microenvironment promotes emergence of virulent influenza virus strains », *mBio*, vol. 11, nº 2, mars 2020.

▸41 Patricia SHERIDAN *et al.*, « Obesity is associated with impaired immune response to influenza vaccination in humans », *International Journal of Obesity*, vol. 36, nº 8, août 2012, p. 1072–1077.

第7章

▸1 Shahid NAEEM *et al.*, « Empirical evidence that declining species diversity may alter the performance of terrestrial ecosystems », *Philosophical Transactions of the Royal Society B*, vol. 347, nº 1321, 28 février 1995, p. 249–262.

▸2 David TILMAN et John DOWNING, « Biodiversity and stability in grasslands », *Nature*, vol. 367, 27 janvier 1994, p. 363–365.

▸3 Shahid NAEEM *et al.*, « Biodiversity and human well-being : an essential link for sustainable development », *Proceedings of the Royal Society B*, 14 décembre 2016.

▸4 Philip WEINSTEIN, « Can human health outcomes be used as bioindicators of ecosystem function ? », *Medical Hypotheses*, vol. 74, nº 2, février 2010, p. 268–269.

▸5 Bonnie DERNE *et al.*, « Ciguatera fish poisoning and environmental change : a case for strengthening health surveillance in the Pacific ? », *Pacific Health Dialog*, vol. 16, nº 2, septembre 2010, p. 99–108.

▸6 Peter SPELDEWINDE *et al.*, « The hidden health burden of environmental degradation : disease comorbidities and dryland salinity », *EcoHealth*, vol. 8, mars 2011, p. 82–92.

▸7 Emily FLIES *et al.*, « Another emerging mosquito-borne disease ? Endemic Ross River virus transmission in the absence of marsupial reservoirs », *BioScience*, vol. 68, nº 4, avril 2018, p. 288–293.

▸8 Lara O'SULLIVAN *et al.*, « Deforestation, mosquitoes, and ancient Rome : lessons for today », *BioScience*, vol. 58, nº 8, septembre 2008, p. 756–760.

▸9 Voir Serge MORAND et Claire LAJAUNIE, *Biodiversité et Santé*, *op. cit.*, p. 173.

▸10 Fay JOHNSTON *et al.*, « Estimated global mortality attributable to smoke from landscape fires », *Environmental Health Perspective*, vol. 120, nº 5, 2012, p. 695–701.

▸11 Geoffrey DONOVAN *et al.*, « The relationship between trees and human health : evidence from the spread of the Emerald ash borer », *American Journal of Preventive Medicine*, vol. 44, nº 2, février 2013, p. 139–145.

▸12 Valentine SEYMOUR, « The human-nature relationship and its impact on health : a critical review », *Frontiers in Public Health*, vol. 4, nº 260, novembre 2016. Du grec « bio » (la vie) et « phile » (qui aime), la biophilie désigne le fait d'aimer le vivant. L'hypothèse de la biophilie a été proposée par le biologiste et entomologiste Edward Osborne Wilson, dans son livre *Biophilia*, Harvard University Press, Cambridge, 1984.

▸13 Thomas PIENKOWSKI *et al.*, « Empirical evidence of the public health benefits of tropical forest conservation in Cambodia : a generalised linear mixed-effects model analysis », *The Lancet Planetary Health*, vol. 1, nº 5, août 2017, p. 180–187.

▸14 Luis R. CARRASCO *et al.*, « Global economic trade-offs between wild nature and tropical agriculture », *PLoS Biology*, 21 juillet 2017.

▸15 Rong LANG *et al.*, « Converting natural forest to rubber plantations affects soil CO_2 and CH_4 fluxes », *Land Degradation and Development*, vol. 30, nº 18, juillet 2019 ;

Phylogeny, Ecology and Behaviour, The University of Chicago Press, Chicago, 1991.

▸22 Eric Hoberg et Daniel Brooks, « Evolution in action : climate change, biodiversity dynamics and emerging infectious disease », *Philosophical Transactions B. The Royal Society Publishing*, vol. 370, n° 1665, 5 avril 2015.

▸23 Anna Omazic *et al.*, « Identifying climatesensitive infectious diseases in animals and humans in Northern regions », *Acta Veterinaria Scandinavica*, vol. 61, n° 53, 2019.

▸24 Giulo Grandi *et al.*, « First records of adult *Hyalomma marginatum* and *H. rufipes* ticks (Acari : Ixodidae) in Sweden », *Ticks and Tick-born Diseases*, vol. 11, n° 3, mai 2020.

▸25 Gretta Pecl *et al.*., « Biodiversity redistribution under climate change : impacts on ecosystems and human well-being », *Science*, vol. 355, n° 63332, 31 mars 2017.

▸26 « New report calls for urgent action to avert antimicrobial resistance crisis », OMS, 29 avril 2019.

▸27 Rodolphe Gozlan et Marine Combe, « L'aquaculture, le réchauffement climatique et l'antibiorésistance », *Asie Pacific News*, 28 avril 2020.

▸28 Miriam Reverter *et al.*, « Aquaculture at the crossroads of global warming and antimicrobial resistance », *Nature communications*, vol. 11, n° 1870, avril 2020.

▸29 Sarah Whitmee *et al.*, « Safeguarding human health in the Anthropocene epoch : report of the Rockefeller Foundation-*Lancet* Commission on planetary health », *The Lancet*, vol. 386, 14 novembre 2015.

▸30 The Global Climate and Health Alliance, « Over 40 million health professionals urge G20 leaders to put public health at the core of Covid-19 recovery », 20 mai 2020, <frama.link/gLbRob_o>.

▸31 Anthony McMichael, *Planetary Overload. Global Environmental Change and Human Health*, Cambridge University Press, New York, 1993.

▸32 Anthony Costello *et al.*, « Managing the effects of climate change. The UCL Lancet commission », <thelancet.com/climate-and-health/2009>, mai 2009.

▸33 Johan Rockström *et al.*, « Planetary boundaries : exploring the safe operating space for humanity », *Nature*, vol. 461, 2009, p. 472–475.

▸34 Samuel Myers, « Planetary health : protecting human health on a rapidly changing planet », *The Lancet*, vol. 390, n° 10114, 13 novembre 2017.

▸35 Will Steffen *et al.*, « The trajectory of the Anthropocene : the great acceleration », *The Anthropocene Review*, vol. 2, n° 1, 2015.

▸36 Justin Brashares *et al.*, « Bushmeat hunting, wildlife declines, and fish supply in West Africa », *Science*, vol. 306, n° 5699, 12 novembre 2004, p. 1180–1183.

▸37 Samuel Myers *et al.*, « Effect of increased concentrations of atmospheric carbon dioxide on the global threat of zinc deficiency : a modelling study », *Lancet Global Health*, vol. 3, n° 10, octobre 2015.

▸38 Matthew Ryan Smith *et al.*, « Effects of decreases of animal pollinators on human nutrition and global health : a modelling analysis », *The Lancet*, vol. 386, juillet 2015, p. 1964–1972.

▸39 Pauline Scheelbeek *et al.*, « Drinking water salinity and raised blood pressure : evidence from a cohort study in coastal Bangladesh », *Environmental Health Perspective*, vol. 125, n° 5, 30 mai 2017.

▸40 Rebecca Honce *et al.*, « Obesity-related

dynamics and economics of rabies control in dogs and humans in an African city », *Proceedings of the National Academy of Sciences of the United States of America*, vol. 106, n° 35, 2009, p. 14996–15001 ; Monique LECHENNE *et al.*, « The importance of a participatory and integrated One Health approach for rabies control : the case of N'Djamena, Chad », *Tropical Medecine and Infectious Diseases*, vol. 2, n° 3, août 2017, p. 43.

▶7 UN INTERAGENCY COORDINATION GROUP (IACG) ON ANTIMICROBIAL RESISTANCE, *No Time to Wait. Securing the Future from Drug-resistant Infections. Report to the Secretary-General of the United Nations*, Genève, OMS, 2019.

▶8 Andrea MEISSER, Esther SCHELLING, Jakob ZINSSTAG, « One Health in Switzerland : a visionary concept at a crossroads ? », *Swiss Medical Weekly*, 13 mai 2011.

▶9 Jakob ZINSSTAG *et al.*, « Biological threats from a "One Health" perspective », *Revue scientifique et technique*, vol. 36, n° 2, août 2017, p. 671–680.

▶10 ANONYMOUS, « The FAO-OIE-WHO collaboration : sharing responsibilities and coordinating global activities to address health risks at the animal-human-ecosystems interfaces. A tripartite concept note », avril 2010.

▶11 Stéphane DE LA ROCQUE, Serge MORAND et Guy HENDRICKX (dir.), *Changement climatique. Impact sur l'épidémiologie et les stratégies de contrôle des maladies animales*, OIE, Paris, 2008.

▶12 Marie MCINTYRE *et al.*, « Systematic assessment of the climate sensitivity of important human and domestic animals pathogens in Europe », *Scientific Reports*, vol. 7, n° 1, décembre 2017.

▶13 Matthew BAYLIS *et al.*, « The role of climate change in a developing threat : the case of bluetonque in Europe », *Revue scientifique et technique (International Office of Epizootics)*, vol. 36, n° 2, août 2017, p. 467–478.

▶14 Cyril CAMINADE *et al.*, « Global risk model for vector-borne transmission of zika virus reveals the role of El Niño 2015 », *Proceedings of the National Academy of Science USA*, vol. 114, n° 1, janvier 2017, p. 119–124.

▶15 Kenneth LINTHICUM *et al.*, « Climate and satellite indicators to forecast Rift Valley fever epidemics in Kenya », *Science*, vol. 285, n° 5426, 16 juillet 1999, p. 397–400.

▶16 Assaf ANYAMBA *et al.*, « Climate teleconnections and recent patterns of human and animal disease outbreaks », *PLoS Neglected Tropical Diseases*, vol. 6, n° 1, janvier 2012.

▶17 Assaf ANYAMBA *et al.*, « Global disease outbreaks associated with the 20152016 El Niño event », *Scientific Report*, vol. 1, n° 9, 13 février 2019.

▶18 Serge MORAND, Matthew BAYLIS *et al.*, « Climate variability and outbreaks of infectious diseases in Europe », *Scientific Reports*, vol. 3, n° 1774, 2013.

▶19 Ricardi CAVICCHIOLLI *et al.*, « Scientists' warning to humanity : microorganisms and climate change », *Nature Reviews Microbiology*, vol. 17, n° 9, 17 septembre 2019, p. 569–586.

▶20 Charles ELTON, *The Ecology of Invasions by Animals and Plants*, Methuen & Co, Londres, 1958, p. 31［チャールズ・S・エルトン『侵略の生態学』川那部浩哉ほか訳、思索社、1988年］。

▶21 Daniel BROOKS et Deborah MCLENNAN,

therapy or elimination : epidemiological, immunological, and clinical considerations », *Lancet Infectious Disease*, vol. 11, novembre 2014, p. 1150–1162.

►21 Kristjana ÁSBJÖRNSDÓTTIR *et al.*, « Assessing the feasibility of interrupting the transmission of soil-transmitted helminths through mass drug administration : the DeWorm3 cluster randomized trial protocol », *PLoS Neglected Tropical Diseases*, vol. 12, n° 1, 18 janvier 2018.

►22 Smaïla OUÉDRAOGO *et al.*, « Maternal anemia at first antenatal visit : prevalence and risk factors in a malaria-endemic area in Benin », *American Journal of Tropical Medicine and Hygiene*, vol. 87, n° 3, septembre 2012, p. 418–424.

►23 Michael MIREKU *et al.*, « Impact of helminth infection during pregnancy on cognitive and motor functions of one-year-old children », *PloS Neglected Tropical Diseases*, vol. 9, n° 3, 10 mars 2015.

►24 Harriet MPAIRWE, « Anthelminthic treatment during pregnancy is associated with increased risk of infantile eczema : randomised-controlled trial results », *Pediatric Allergy and Immunology*, vol. 22, 2011, p. 305–312.

►25 Moustapha MBOW *et al.*, « Covid-19 in Africa : dampening the storm ? », *Science*, vol. 369, n° 6504, 7 août 2020, p. 624–626.

►26 Voir <https://ourworldindata. org/coronavirus>.

►27 Geoffrey DONAVAN *et al.*, « Vegetation diversity protects against childhood asthma : results from a large New Zealand birth cohort », *Nature Plants*, vol. 4, juin 2018, p. 358–364.

►28 Geoffrey DONAVAN *et al.*, « Association between exposure to the natural environment, rurality, and attention-deficit hyperactivity disorder in children in New Zealand : a linkage study », *The Lancet Planetary Health*, vol. 3, n° 5, mai 2019.

►29 Geoffrey DONOVAN *et al.*, «An empirical test of the biodiversity hypothesis : exposure to plant diversity is associated with a reduced risk of childhood acute lymphoblastic leukemia », *Social Science Research Network*, janvier 2020.

►30 Geoffrey DONAVAN *et al.*, « Relationship between exposure to the natural environment and recovery from hip or knee arthroplasty : a New Zealand retrospective cohort study », *British Medical Journal Open*, vol. 9, 2019.

►31 フランスに関する感染者のデータは、<https://coronavirus.jhu. edu/region/france>.

第6章

►1 Abigail WOODS, Michael BRESALIER, Angela CASSIDY, *Animals and the Shaping of Modern Medicine. One Health and its Histories*, Palgrave Macmillan, Cham, 2018.

►2 Calvin SCHWABE, *Veterinary Medicine and Human Health*, Williams & Wilkins, Baltimore, 1964.

►3 Jakob ZINSSTAG *et al.*, « Mainstreaming One Health », *Ecohealth*, vol. 9, 2012, p. 107–110.

►4 Esther SCHELLING *et al.*, « Seroprevalences of zoonotic diseases in nomads and their livestock in Chari-Baguirmi, Chad », *Médecine tropicale*, vol. 64, n° 5, mars 2004, p. 474–477.

►5 Jakob ZINSSTAG, « Cost-effective control strategies for animal and zoonotic diseases in pastoralist populations », *Revue scientifique et technique*, vol. 35, n° 2, novembre 2016, p. 673–681.

►6 Jakob ZINSSTAG *et al.*, « Transmission

►5 Leena VON HERTZEN *et al.*, « Growing disparities in atopy between the Finns and the Russians : a comparison of 2 generations », *Journal of Allergy and Clinical Immunology*, vol. 117, 2006, p. 151-157.

►6 Tiina LAATIKAINEN *et al.*, « Allergy gap between Finnish and Russian Karelia on increase », *Allergy*, vol. 66, nº 7, juillet 2011, p. 886-892.

►7 Lena VON HERTZEN *et al.*, « Microbial content of drinking water in Finnish and Russian Karelia implications for atopy prevalence », *Allergy*, vol. 62, nº 3, mars 2007, p. 288-292.

►8 Graham ROOK, « Regulation of the immune system by biodiversity from the natural environment : an ecosystem service essential to health », *Proceedings of the National Academy of Sciences*, vol. 110, 2013, p. 18360-18367.

►9 Tari HAAHTELA *et al.*, « The biodiversity hypothesis and allergic disease : world allergy organization position statement », *World Allergy Organization Journal*, vol. 6, nº 3, 2013.

►10 Ylva M. SJÖGREN *et al.*, « Altered early infant gut microbiota in children developing allergy up to 5 years of age », *Clinical and Experimental Allergy*, vol. 39, nº 4, avril 2009, p. 518-526.

►11 Ilkka HANSKI *et al.*, « Environmental biodiversity, human microbiota, and allergy are interrelated », *Proceedings of National Academy of Sciences*, vol. 109, nº 21, 22 mai 2012, p. 8334-8339.

►12 Erika VON MUTIUS et Donata VERCELLI, « Farm living : effects on childhood asthma and allergy », *Nature Reviews Immunology*, vol. 10, nº 12, décembre 2010, p. 861-868.

►13 Gabriela WLASIUK et Donata VERCELLI, « The farm effect, or : when, what and how a farming environment protects from asthma and allergic disease », *Current Opinion in Allergy and Clinical Immunology*, vol. 12, nº 5, octobre 2012, p. 461-466 ; Bianca SCHAUB et Donata VERCELLI, « Environmental protection from allergic diseases : from humans to mice and back », *Current Opinion in Immunology*, vol. 36, octobre 2015, p. 88-93.

►14 Donata VERCELLI, « Discovering susceptibility genes for asthma and allergy », *Nature Reviews, Immunology*, vol. 8, nº 3, mars 2008, p. 169-182.

►15 Rick MAIZELS, « Regulation of immunity and allergy by helminth parasites », *European Journal of Allergy and Clinical Immunology*, 12 juin 2019.

►16 Rick MAIZELS, « Parasitic helminth infections and the control of human allergic and autoimmune disorders », *Clinical Microbiology and Infection*, vol. 22, nº 6, juin 2016, p. 481-486 ; Rick MAIZELS *et al.*, « Regulation of the host immune system by helminth parasites », *Journal of Allergy and Clinical Immunology*, nº 138, 2016, p. 666-675.

►17 Serge MORAND et Claire LAJAUNIE, *Biodiversité et Santé. Les liens entre le vivant, les écosystèmes et les sociétés*, ISTE Éditions, Londres, 2018.

►18 John FLEMING et Thomas COOK, « Multiple sclerosis and the hygiene hypothesis », *Neurology*, vol. 67, nº 11, 12 décembre 2006, p. 2085-2086.

►19 Yvonne MARIN *et al.*, « Dynamic changes in human-gut microbiome in relation to a placebo-controlled anthelminthic trial in Indonesia », *PLoS Neglected Tropical Diseases*, vol. 12, nº 8, 9 août 2018.

►20 Linda WAMMES *et al.*, « Helminth

human West Nile infection : observation of the dilution effect », *PloS One*, nº 6, 25 juin 2008.

►18 Scott CARVER *et al.*, « A temporal dilution effect : hantavirus infection in deer mice and the intermittent presence of voles in Montana », *Oecologia*, vol. 166, nº 3, juillet 2011, p. 713–721.

►19 John ORROCK, « Biogeographic and ecological regulation of disease : prevalence of *Sin nombre* virus in island mice is related to island area, precipitation, and predator richness », *American Nature*, vol. 177, nº 5, mai 2011, p. 691–697.

►20 Taal LEVI *et al.*, « Deer, predators, and the emergence of Lyme disease », *Proceedings of the National Academy of Sciences*, vol. 109, nº 27, 3 juillet 2012, p. 10942–10947.

►21 Cayla King, « Does genetic diversity limit disease spread in natural host populations ? », *Heredity*, vol. 109, nº 4, juin 2012, p. 199–203.

►22 Daniel SALKELD *et al.*, «A meta-analysis suggesting that the relationship between biodiversity and risk of zoonotic pathogen transmission is idiosyncratic », *Ecology Letters*, nº 16, 2013, p. 679–686.

►23 Peter JOHNSON, Richard OSTFELD et Felicia KEESING, « Frontiers in research on biodiversity and disease », *Trends in Ecology and Evolution*, vol. 18, 2015, p. 1119–1133.

►24 Simon LEVIN, « The problem of pattern and scale in ecology : the Robert H. MacArthur award lecture », *Ecology*, 1er décembre 1992.

►25 Richard OSTFELD et Felicia KEESING, « Effects of host diversity on infectious disease, annuals reviews », *Annual Review of Ecology, Evolution and Systematics*, vol. 43, 2012, p. 157–182.

►26 Felicia KEESING, Robert HOLT et Richard OSTFELD, « Effects of species diversity on disease risk », *Ecology Letters*, vol. 9, 2006, p. 485–498.

►27 Angela LUIS, Amy KUENZI et James MILLS, « Species diversity concurrently dilutes and amplifies transmission in a zoonotic hostpathogen system through competing mechanisms », *Proceedings of the National Academy of Sciences*, vol. 15, nº 31, 31 juillet 2018, p. 7979–7984.

►28 Gerardo SUZÁN *et al.*, « The effect of habitat fragmentation and species diversity loss on hantavirus prevalence in Panama », *Annals of the New York Academy of Sciences*, vol. 1149, nº 1, décembre 2008, p. 80–83.

►29 Gerardo SUZÁN *et al.*, « Experimental evidence for reduced rodent diversity causing increased hantavirus prevalence », *Plos One*, vol. 4, nº 5, février 2009, e5461.

第5章

►1 Joshua LEDERBERG et Alexa MCCRAY, « Ome sweet'omics. A genealogical treasury of words », *The Scientist*, vol. 15, nº 8, 2001.

►2 Tari HAAHTELA, « Why medical community should take biodiversity loss seriously ? », *Porto Biomedical Journal*, vol. 2, nº 1, 2017, p. 4–5.

►3 Tari HAAHTELA, « A biodiversity hypothesis », *Allergy*, vol. 74, nº 8, août 2019, p. 1445–1456.

►4 Erky VARTIAINEN *et al.*, « Allergic diseases, skin prick test responses, and IgE levels in North Karelia, Finland, and the Republic of Karelia, Russia », *Journal of Allergy and Clinical Immunoly*, vol. 109, 2002, p. 643–648.

dynamics, distribution, and diversity of Nipah virus », *Molecular Ecology*, 25 octobre 2019.

►20 Nguyen QUYNH HUONG *et al.*, « Coronavirus testing indicates transmission risk increases along wildlife supply chains for human consumption in Viet Nam », Preprint, 2013–2014.

第4章

►1 Leslie LINTHICUM, « Cracking a deadly "mystery flu" », *Albuquerque Journal*, 12 mai 2013 [https://www.abqjournal.com/198247/cracking-a-deadly-mystery-flu.htmlにも掲載]。

►2 James MILLS, « Biodiversity loss and emerging infectious disease : an example from the rodent-borne hemorrhagic fevers », *Biodiversity*, vol. 7, nº 1, février 2006, p. 9–17.

►3 Richard OSTFELD et Felicia KEESING, « Biodiversity and disease risk : the case of Lyme disease », *Conservation Biology*, vol. 14, juin 2000, p. 722–728.

►4 Mark JANNOT, « Meet the tick hunters », *Elemental*, 24 juin 2019.

►5 Richard OSTFELD, *Lyme Disease. The Ecology of a Complex System*, Oxford University Press, Oxford, 2011.

►6 Brian ALLAN, Felicia KESSING et Richard OSTFELD, « Effects of habitat fragmentation on Lyme disease risk », *Conservation Biology*, vol. 17, 2003, p. 267–272.

►7 Richard Ostfeld et Robert Holt, « Are predators good for your health ? Evaluating evidence for top-down regulation of zoonotic disease reservoirs », *Frontiers in Ecology and the Environment*, vol. 2, nº 1, février 2004, p. 13–20.

►8 Andy DOBSON *et al.*, « Sacred cows and sympathetic squirrels : the importance of biological diversity to human health », *PloS Med*, vol. 3, nº 6, juin 2006.

►9 Kathleen LOGIUDICE *et al.*, « The ecology of infectious disease : effects of host diversity and community composition on Lyme disease risk », *Proceedings of the National Academy of Science*, vol. 100, nº 2, 21 janvier 2003, p. 567–571.

►10 Felicia KEESING *et al.*, « Impacts of biodiversity on the emergence and transmission of infectious diseases », *Nature*, vol. 468, 2010, p. 647–652.

►11 Qinfeng GUO *et al.*, « Tree diversity regulates forest pest invasion », *Proceedings of National Academy Science*, vol. 116, nº 15, 9 avril 2019, p. 7382–7386.

►12 James ROHR *et al.*, « Emerging human infectious diseases and the links to global food production », *Nature Sustainability*, vol. 2, 2019, p. 445–456.

►13 Neal HALSTEAD *et al.*, « Agrochemicals increase risk of human schistosomiasis by supporting higher densities of intermediate hosts », *Nature Communications*, vol. 9, nº 83, 2018.

►14 Matthew MALISHEV et David CIVITELLO, « Modelling how resource competition among snail hosts affects the mollusciciding frequency and intensity needed to control human schistosomes », *Functional Ecology*, vol. 34, nº 8, août 2020.

►15 David CIVITELLO *et al.*, « Biodiversity inhibits parasites : broad evidence for the dilution effect », *Proceedings of the National Academy of Sciences*, vol. 112, 2015, p. 8667–8671.

►16 Peter JOHNSON *et al.*, « Biodiversity decreases disease through predictable changes in host community competence », *Nature*, vol. 494, février 2013, p. 230–234.

►17 John SWADDLE, « Increased avian diversity is associated with lower incidence of

▸2 Michael Soulé et Bruce Wilcox (dir.), *Conservation Biology. An Evolutionary-Ecological Perspective*, Sinauer Associated Inc, Sunderland, 1980.

▸3 Eugene Odum, *The Fundamentals of Ecology*, Saunders, Philadelphie, 1953［E・P・オダム『生態学の基礎』上下巻、三島次郎訳、朝倉書店、1974–5 年］。

▸4 Bruce Wilcox,« *In situ* conservation of genetic resources : determinants of minimum area requirements », *in* J. A. McNeely et K. R. Miller (dir.), *National Parks, Conservation and Development. Proceedings of the World Congress on National Parks*, Smithsonian Institution Press, 1984, p. 18–30.

▸5 Bruce Wilcox et Rita Colwell, « Emerging and reemerging infectious diseases : biocomplexity as an interdisciplinary paradigm », *EcoHealth*, vol. 2, n° 244, 2005.

▸6 Kris Murray *et al.*, « Pathogeography : leveraging the biogeography of human infectious diseases for global health management », *Ecography*, février 2018.

▸7 Robert Dunn, Jonathan Davies, Nyeema Harris et Michael Gavin, « Global drivers of human pathogen richness and prevalence », *Proceedings of the Royal Society B*, n° 277, 2010, p. 2587–2597.

▸8 Serge Morand *et al.*, « Infectious diseases and their outbreaks in AsiaPacific : biodiversity and its regulation loss matter », *PLoS One*, 25 février 2014.

▸9 Éric Leroy et Gaël Maganga, « Diversité des modalités de transmission du virus Ébola à l'homme », *Bulletin de l'Académie vétérinaire de France*, vol. 171, n° 2, 2018.

▸10 Éric Leroy *et al.*, « Ebola in West Africa : the outbreak able to change many things », *Clinical Microbiology and Infection*, vol. 20, n° 10, septembre 2014.

▸11 Christine Johnson *et al.*, « Global shifts in mammalian population trends reveal key predictors of virus spillover risk », *Proceedings of the Royal Society B*, 8 avril 2020.

▸12 Raina Plowright, « Reproduction and nutritional stress are risk factors for Hendra virus infection in little red flying foxes (*Pteropus scapulatus*) », *Proceedings Biological Sciences*, 7 avril 2008.

▸13 Raina Plowright *et al.*, « Urban habituation, ecological connectivity and epidemic dampening : the emergence of Hendra virus from flying foxes (*Pteropus spp.*) », *The Proceedings of Royal Society B*, 11 mai 2011.

▸14 Devlin Kuyek, « De nouvelles recherches suggèrent que l'élevage industriel, et non les marchés de produits frais, pourrait être à l'origine du covid-19 », *GRAIN*, <grain. org/e/6441>, 1er avril 2020.

▸15 Kristian Andersen *et al.*, « The proximal origin of SARS-CoV-2 », *Nature Medicine*, n° 26, 17 mars 2020, p. 450–452.

▸16 Ye Qiu *et al.*, « Predicting the angiotensin converting enzyme 2 (ACE2) utilizing capability as the receptor of SARS-CoV-2 », *Microbes and Infection*, vol. 22, n° 4–5, mai–juin 2020, 221225.

▸17 Alice Latinne *et al.*, « Origin and cross-species transmission of bat corona-viruses in China », Preprint, 31 mai 2020.

▸18 Alice Latinne *et al.*, « Characterizing and quantifying the wildlife trade network in Sulawesi, Indonesia », *Global Ecology and Conservation*, vol. 21, mars 2020.

▸19 Kevin Olival *et al.*, « Population genetics of fruit bat reservoir informs the

▶14 Michael OSTERHOLM, « Preparing for the next pandemic », *Foreign Affairs*, juillet–août 2005.

▶15 Patrick ZYLBERMAN, *Tempêtes microbiennes*, *op. cit.*, p. 183.

▶16 Lorna WEIR, Eric MYKHALOVSKIY, *Global Public Health Vigilance. Creating a World on Alert*, Routledge, Londres, 2012.

第2章

▶1 Kate JONES *et al.*, « Global trends in emerging infectious diseases », *Nature*, vol. 451, 21 février 2008.

▶2 Créé en 1904 par l'Infectious Diseases Society of America, *The Journal of Infectious Diseases* n'a rien à voir avec la revue *Emerging Infectious Diseases*, fondée comme nous l'avons vu en 1995, par le Center for Disease Control d'Atlanta.

▶3 Jan SCHIPPER *et al.*, « The status of the world's land and marine mammals : diversity, threat, and knowledge », *Science*, nº 322, 10 octobre 2008.

▶4 Nicole GOTTDENKER *et al.*, « Anthropogenic land use change and infectious diseases : a review of the evidence », *EcoHealth*, vol. 11, 2014, p. 619–632.

▶5 Nicole GOTTDENKER *et al.*, « Association of anthropogenic land use change and increased abundance of the Chagas disease vector *Rhodnius Pallescens* in a rural landscape of Panama », *American Journal of Tropical Medicine and Hygiene*, vol. 84, nº 1, 5 janvier 2011, p. 70–77.

▶6 Christina FAUST *et al.*, « Pathogen spillover during land conversion », *Ecology Letters*, vol. 21, nº 4, avril 2018, p. 471–483.

▶7 Jean-François GUÉGAN, « Emerging infectious diseases : complex, unpredictable processes », *Biologie aujourd'hui*, vol. 210, nº 4, 2016, p. 205–209.

▶8 Jesus OLIVERO *et al.*, « Recent loss of closed forests is associated with Ebola virus disease outbreaks », *Scientific Reports*, vol. 7, nº 1, 2017.

▶9 Aaron MORRIS *et al.*, « Deforestation-driven food-web collapse linked to emerging tropical infectious disease, *Mycobacterium ulcerans* », *Science Advances*, vol. 2, nº 12, décembre 2016.

▶10 Soushieta JAGADESH *et al.*, « Emerging human infectious diseases of aquatic origin : a comparative biogeographic approach using Bayesian spatial modelling », *International Journal of Health Geographics*, vol. 18, nº 23, 2019.

▶11 Aaron MORRIS *et al.*, « Complex temporal climate signals drive the emergence of human water-borne disease », *Emerging Microbes Infections*, vol. 3, nº 8, août 2014.

▶12 Soushieta JADAGESH *et al.*, «In search for the hotspots of disease X : a biogeographic approach to mapping the predictive risk of WHO s Blueprint priority diseases », *British Medical Journal*, 30 mars 2020.

▶13 Pierre IBISCH *et al.*, « A global map of roadless areas and their conservation status », *Science*, nº 354, 2016, p. 1423–1427.

▶14 Serge MORAND, Marie MCINTYRE et Matthew BAYLIS, « Domesticated animals and human infectious diseases of zoonotic origins : domestication time matters », *Infection Genetics Evolution*, vol. 24, juin 2014, p. 76–81.

▶15 Malik PEIRIS *et al.*, « Interventions to reduce zoonotic and pandemic risks from avian influenza in Asia », *Lancet Infectious Diseases*, vol. 16, nº 2, février 2016.

第3章

▶1 Raymond DASSMANN, *A Different Kind of Country*, Macmillan, New York, 1968.

出典注

序

▸1 Luc FERRY, *Le Nouvel Ordre écologique. L'arbre, l'animal et l'homme*, Grasset, Paris, 1992［リュック・フェリ『エコロジーの新秩序——樹木、動物、人間』加藤宏幸訳、法政大学出版、1994年］。

▸2 Edgar MORIN, *Connaissance, ignorance, mystère*, Fayard, Paris, 2017, p. 11.

第1章

▸1 Frank MACFARLANE BURNET, « Viruses », *Scientific American*, vol. 184, nº 5, 1951, p. 51.

▸2 Frank MACFARLANE BURNET, *Natural History of Infectious Disease*, Cambridge University Press, Cambridge, 1962, p. 18［F・M・バーネット『伝染病の生態学』新井浩訳、紀伊国屋書店、1966年］。

▸3 Cité par Patrick ZYLBERMAN, *Tempêtes microbiennes. Essai sur la politique de sécurité sanitaire dans le monde transatlantique*, Gallimard, Paris, 2013, p. 41.

▸4 Mirko GRMEK, *L'Histoire du sida. Début et origine d'une pandémie actuelle*, Payot, Paris, 1989［ミルコ・D・グルメク『エイズの歴史』中島ひかる・中山健夫訳、藤原書店、1993年］。

▸5 « *Pneumocystis* pneumonia, Los Angeles », *Morbidity and Mortality Weekly Report*, vol. 30, nº 21, 1981, <frama.link/oeY-zwT65>.

▸6 Marie-Monique ROBIN, *Les Cent Photos du siècle*, Éditions du Chêne, Paris, 1999, p. 85.

▸7 Lawrence ALTMAN, « Fearful of outbreaks, doctors pay new heed to emerging viruses », *The New York Times*, 9 mai 1989.

▸8 INSTITUTE OF MEDICINE, *Emerging Infections. Microbial Threats to Health in the United States*, National Academy Press, Washington, 1992.

▸9 Le roman a été publié en français sous le titre *La Variété Andromède* (Robert Laffont, 1970)［マイクル・クライトン『アンドロメダ病原体』浅倉久志訳、ハヤカワ文庫、2012年］。

▸10 Laurie GARRETT, *The Coming Plague. Newly Emerging Diseases in a World out of Balance*, Farrar, Straus and Giroux, New York, 1995［ローリー・ギャレット『カミング・プレイグ——迫りくる病原体の恐怖』山内一也監訳、河出書房新社、2000年］。

▸11 Stephen S. MORSE (dir.), *Emerging Viruses*, Oxford University Press, Oxford, 1993.

▸12 Cité par Patrick ZYLBERMAN, *Tempêtes microbiennes*, *op. cit.*, p. 92.

▸13 Kenneth ALIBEK, *Biohazard. The Chilling True Story of the Largest Covert Biological Weapons Program in the World. Told from the Inside by the Man who Ran it*, Hutchinson, Londres, 1999 (trad. fr. : *La Guerre des germes*, Presses de la Cité, Paris, 2000)［ケン・アリベック『バイオハザード』山本光伸訳、二見書房、1999年／文庫版は『生物兵器——なぜ造ってしまったのか？』二見書房、2001年］。

●や～わ行

●A～Z

●ま行

●な行

●は行

●た行

●さ行

索引（感染症・ウイルス・生態学ほか事項）

●ら行

●A～Z

索引（研究機関・団体・プロジェクト・文献・雑誌など）

索引（人名）

[訳者紹介]

杉村昌昭（すぎむら・まさあき）

1945年、静岡県生まれ。龍谷大学名誉教授。フランス文学・思想専攻。

主な著書に、『漂流する戦後』『資本主義と横断性』（ともに、インパクト出版会）、『分裂共生論』（人文書院）、『フェリックス・ガタリと現代世界』（共著、ナカニシヤ出版）ほか。

主な訳書に、マウリツィオ・ラッツァラート『〈借金人間〉製造工場――“負債”の政治経済学』、（作品社）、同『資本はすべての人間を嫌悪する』（法政大学出版局）、同ほか『戦争と資本――統合された世界資本主義とグローバルな内戦』（共訳、作品社）、フランコ・ベラルディ（ビフォ）『大量殺人の“ダークヒーロー”――なぜ若者は、銃乱射や自爆テロに走るのか？』（作品社）、同『フューチャビリティ――不能の時代と可能性の地平』（法政大学出版局）、フレデリック・ロルドン『私たちの“感情”と“欲望”は、いかに資本主義に偽造されているか？』（作品社）、同『なぜ私たちは、喜んで“資本主義の奴隷”になるのか？』（作品社）、フェリックス・ガタリ『分子革命』（法政大学出版局）、同『三つのエコロジー』（平凡社ライブラリー）、同『人はなぜ記号に従属するのか』（青土社）、同『エコゾフィーとは何か』（青土社）、同『精神分析と横断性――制度分析の試み』（法政大学出版局）、ギャリー・ジェノスコ『フェリックス・ガタリ――危機の世紀を予見した思想家』（法政大学出版局）、フランソワ・ドス『ドゥルーズとガタリ 交差的評伝』（河出書房新社）、アントニオ・ネグリ『構成的権力』（共訳、松籟社）、同『ネグリ 生政治的自伝』（作品社）、同『野生のアノマリー――スピノザにおける力能と権力』（共訳、作品社）、同『さらば“近代民主主義”』（作品社）、スーザン・ジョージ『WTO徹底批判！』（作品社）、同『オルター・グローバリゼーション宣言』（共訳、作品社）、クリスチャン・シャヴァニューほか『タックスヘイブン』（作品社）、ジャン＝クレ・マルタン『フェルメールとスピノザ――〈永遠〉の公式』（以文社）、ミシェル・テヴォー『アール・ブリュット』（人文書院）、同『誤解としての芸術――アール・ブリュットと現代アート』（ミネルヴァ書房）、ジャン・デュビュッフェ『文化は人を窒息させる――デュビュッフェ式〈反文化宣言〉』（人文書院）、エリック・アザン『パリ大全』（以文社）ほか。

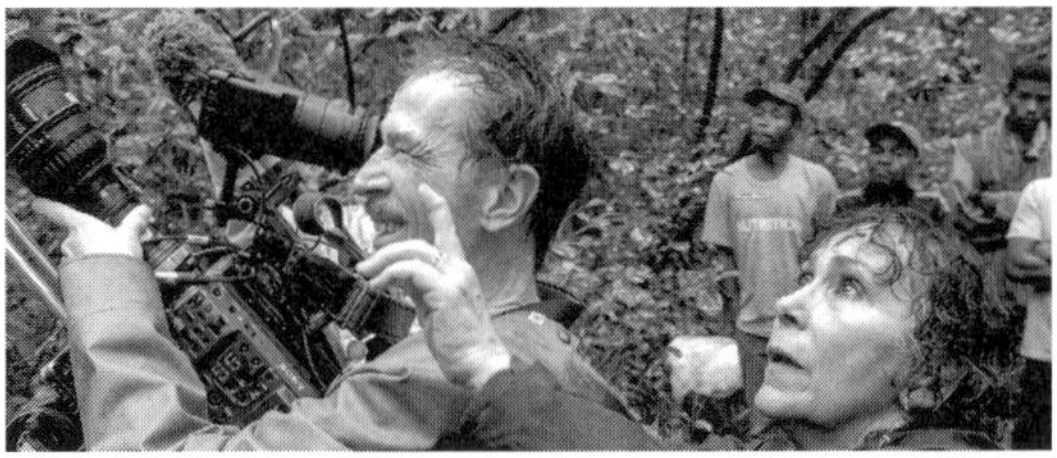

本書のドキュメンター映画版を撮影中の著者（右）

[著者紹介]

マリー＝モニク・ロバン（Marie-Monique ROBIN）

フランス人のジャーナリスト、ドキュメンタリー映像作家。1960年、フランスのポワトゥー＝シャラント地方の農家に生まれる。「ARTE」（欧州9カ国で放映するTV局）の看板ジャーナリストでもあり、世界を股にかけて活躍する。鋭く社会や政治の矛盾や暗部に切り込む作品は、常に世界で話題を集め、これまで20を超える賞を獲得している。

本書の刊行後、本書をもとにしたドキュメンタリー映画（*La Fabrique des Pandémies*）が制作され、2022年4月22日にパリのユネスコ本部で初の試写会が開かれ、大反響を得たのを皮切りに、現在、欧州各国で試写会が行なわれている。5月にフランスの公共TV局で放送されたあと、世界で放映・上映されていく予定。

主な作品としては、以下がある。1995年、臓器売買をテーマにした『*Voleurs d'yeux*（眼球の泥棒たち）』で、「アルベール・ロンドゥル賞」受賞。2003年、アルジェリア戦争でのフランス軍による拷問や虐殺を扱った『*Escadrons de la mort, l'école française*（テロリズム実行部隊：フランスの養成機関）』では、フランス上院議会から「年間最優秀政治ドキュメンタリー賞」を、「FIGRA（社会ニュースレポート＆ドキュメンタリー国際映画祭）」で「優秀研究賞」ほかを受賞。また、2008年、『モンサントの不自然な食べもの』（邦題）は世界42カ国で公開され、「レイチェル・カーソン賞（ノルウェー）」「環境メディア賞（ドイツ）」などに輝き、日本でも全国公開され（アップリンク配給）、DVDも販売されている（ビデオメーカー社発売）。また、その書籍版の『モンサント――世界の農業を支配する遺伝子組み替え企業』（作品社刊）も16カ国で出版され、世界的ベストセラーとなった。

Marie-Monique ROBIN,
avec la collaboration de Serge MORAND:
La Fabrique des Pandémies.
Préserver la biodiversité, un impératif pour la santé planétaire.
Préface de Serge MORAND.

なぜ新型ウイルスが、次々と世界を襲うのか？

――パンデミックの生態学

2022年 6 月10日 第 1 刷印刷
2022年 6 月15日 第 1 刷発行

著　者――マリー＝モニク・ロバン
訳　者――杉村昌昭

発行者――福田隆雄
発行所――株式会社作品社
102-0072 東京都千代田区飯田橋 2-7-4
Tel 03-3262-9753　Fax 03-3262-9757
振替口座 00160-3-27183
https://www.sakuhinsha.com

編集担当――内田眞人
装丁――小川惟久
本文組版――ことふね企画
印刷・製本――シナノ印刷(株)

ISBN978-4-86182-921-5 C0040